LA
MÉDECINE CURAT[IVE]

OU

LA PURG[ATIVE]

DIRIGÉE CONTRE LA *CAU[SE] [D]ES* MALADIES,

Reconnue et analisée dans cet Ouvrage ;

QUATORZIÈME ÉDITION,

REVUE, CORRIGÉE :

PAR LE ROY, ANCIEN CHIRURGIEN-CONSULTANT.

. . . . *Avec sa* Curative
On peut avoir son Médecin chez soi.
Paroles extraites de Couplets adressés
à l'Auteur.

SE TROUVE A PARIS,

EN SA MAISON, RUE DE SEINE-SAINT-GERMAIN, N° 49.

Prix : 3 fr., et par la poste 4 fr.

L'ON Y TROUVE AUSSI LA MÉDECINE CURATIVE, PROUVÉE
ET JUSTIFIÉE PAR LES FAITS.

=

1827.

LA
MÉDECINE CURATIVE,

ou

LA PURGATION

DIRIGÉE CONTRE LA *CAUSE* DES MALADIES.

IMPRIMERIE DE CARPENTIER-MÉRICOURT,
Rue Traînée-St-Eustache, n° 15.

LA
MÉDECINE CURATIVE;

OU

LA PURGATION

DIRIGÉE CONTRE LA *CAUSE* DES MALADIES,

Reconnue et analisée dans cet Ouvrage ;

QUATORZIÈME ÉDITION,

REVUE, CORRIGÉE :

PAR LE ROY, ANCIEN CHIRURGIEN-CONSULTANT.

. . . . Avec sa Curative
On peut avoir son Médecin chez soi.
Paroles extraites de Couplets adressés
à l'Auteur.

SE TROUVE A PARIS,

EN SA MAISON, RUE DE SEINE-SAINT-GERMAIN, N° 49.

Prix : 3 fr., et par la poste 4 fr.

L'ON Y TROUVE AUSSI LA MÉDECINE CURATIVE, PROUVÉE
ET JUSTIFIÉE PAR LES FAITS.

=

1827.

PRÉFACE.

L'ART de guérir est ramené, dans cette Méthode, à un seul et unique principe. La Nature semble en avoir fait la révélation. Il fallait le reconnaître et l'approfondir.

PELGAS, ancien maître en Chirurgie, décédé à Nantes en l'an 1804, et qui, pendant plus de quarante ans, s'est donné tout entier à la pratique de son art, peut incontestablement être regardé comme l'auteur de la découverte de la Cause prochaine ou intrinsèque des maladies.

C'est lui qui, le premier, a reconnu les moyens les plus efficaces pour détruire les infirmités humaines, quels qu'en soient les dénominations, et le caractère, s'il n'est devenu mortel, et pour prévenir les maladies graves, objet principal de la sollicitude de tout médecin qui joint la probité à la science de son état.

C'est encore à ce praticien qu'on est redevable de

la solution des problèmes les plus importans et les plus compliqués sur l'objet de la purgation et sur ses effets, ignorés presqu'entièrement jusqu'à lui.

Par *PELGAS* rappelé à la vie, et devenu le gendre de ce praticien, j'ai adopté les vérités qu'il a mises au jour, et j'ai cru devoir donner à sa découverte tout le développement dont elle était susceptible. En élevant sur ses principes une méthode de traitement, et guidé par le pur amour de mes semblables, j'ai voulu la mettre à la portée de tous les malades, en la rendant si simple et si claire, que tout homme qui sait lire puisse toujours la comprendre pour lui-même, et souvent en multiplier les bienfaits envers ses pareils dont l'éducation se trouverait inférieure à la sienne.

Cette prétention de ma part, ces assertions si hardies, pourront paraître téméraires à tout lecteur, au premier aperçu ; mais la lecture attentive et réfléchie de cette Méthode et de ses accessoires, en fixant des idées flottantes dans le vague de l'incertitude, convaincra tout homme impartial, tout homme dégagé des préjugés de l'enfance ou d'éducation, tels que j'ai pu moi-même en être imbu, que ces assertions ne sont que l'expression franche et naïve de la Vérité.

L'expérience que m'avait donnée quarante ans de

la pratique de *PELGAS*, et ses succès envers moi-
même, étaient, lors des débuts de ma Méthode, le
sûr garant de tout ce qu'elle renferme. Trente ans
de ma propre pratique, succédant à celle de mon
honorable prédécesseur, ont confirmé ce qui n'avait
pas besoin de l'être. Les faits les plus incontestables
et si nombreux, qu'a certifiés de tous côtés l'accla-
mation publique, parlent encore tous les jours aux
incrédules, comme aux hommes qui ne le sont pas.

Depuis, s'est élevé le volumineux Recueil de faits
de pratique dont ont été formés les quatre autres
volumes in-12 de ma Méthode, plus, la Gazette des
Malades et son Appendice, que j'ai réunis en un seul
volume, format in-4°, ou ma treizième édition. Ce
Recueil prouve au-delà même de tout ce que j'ai
avancé, et pour l'humanité souffrante, il sera toujours un vrai trait de lumière, ou bien il n'en pourrait jamais être aucun. Je dois, ce me semble, espérer
que ce Recueil sera lu avec intérêt par tous les
hommes curieux de savoir de quel côté se trouve la
Vérité, dans la lutte engagée en son nom et à son
sujet.

Ces mêmes hommes reconnaîtront mes vues, et
ils apprécieront mes intentions. Ils doivent voir que,
par suite de mon Appel aux amis de l'espèce humaine, sur une vérité qui était aux prises avec l'er-

reur, et par ce recueil de lettres détaillées, je mets tous les êtres souffrans comme en présence d'un grand nombre de ci-devant malades ; et ils sentiront que par ce moyen je supplée à l'impossibilité d'une réunion de ces mêmes individus sur un seul point, où tous les malades, si elle avait lieu, pourraient demander aux individus qui se sont trouvés dans le même cas qu'eux, comment ils ont fait, les difficultés qu'ils ont éprouvées, les obstacles qu'ils ont eus à vaincre, enfin tout ce qu'il leur a fallu faire pour en sortir. Ces renseignemens, les instructions que les malades pourraient se procurer dans une réunion, ils les trouveront, à peu de chose près, dans ce Recueil.

Certes, des hommes rendus à la santé lorsqu'ils ne croyaient plus y avoir de droit, apprendront à tout malade, mieux que je ne pourrais le faire moi-même, la manière de se conduire pour sortir d'un état de maladie quelconque, et surtout dans les cas les plus difficiles ou désespérés.

La science des faits, sans contredit, est la plus parfaite et la plus profitable de toutes les sciences, particulièrement en matière de Médecine. La science des faits détruit les fausses idées en renversant les faux systèmes ; elle rétrécit, efface même du sol commun le champ des conjectures. Mettre cette science au grand jour, c'est, je crois, l'entreprise la plus glorieuse et qui porte avec soi le plus haut degré d'élévation que l'homme de bien puisse ambitionner.

Pour dernier avis à mes frères, que leur opinion porterait à recourir aux moyens prescrits dans ma Méthode, je leur donne celui de l'étudier préalablement, de se meubler l'esprit des détails relatifs à sa marche, afin de ne pouvoir se trouver au dépourvu de ressources, arrivant quelques cas compliqués ou embarrassans. Je donne pareillement à la personne qui n'aurait point eu le loisir de faire cette étude et qui serait pressée par la maladie, le conseil que voici : Lire provisoirement, au moins les quatre premiers chapitres de cette Méthode, puis, le XXe, qui est l'objet d'une attention toute particulière, et de faire quelque exploration dans les faits de pratique relatifs à sa position, indiqués par la Table des guérisons, placée à la suite de cette Préface.

Pourrait-il jamais être trop tard de porter la lumière dans les ténèbres, de substituer la vérité à l'erreur, l'instruction à l'ignorance, la pratique à l'inexpérience ! Il ne peut être, ce semble, plus de prescription contre d'utiles documens que contre la vérité. Si des hommes croient vivre mieux en retenant captives des vérités d'intérêt général, et il se peut que la dissimulation à leur égard produise quelques avantages particuliers, toute l'humanité gagne à ce que les vérités du premier ordre soient universellement connues; et c'est à cette fin que j'en publie une qui n'est pas moins importante que toutes les autres. J'ai visé au bonheur général; et si, pour atteindre à mon but, il me faut essuyer de nouveaux déboires, je tâcherai de trouver la force de les supporter dans l'exemple de ces hommes qui ont souffert pour avoir attaqué vigoureusement l'erreur; je chercherai à tout utiliser, à tout mettre à profit pour le triomphe d'une si belle cause.

Dois-je passer sous silence le souvenir d'une formidable cabale et celui de ses voies de fait contre moi? non.

Malgré elle, depuis certain nombre d'années, les moyens de guérir ont incontestablement fait d'importantes conquêtes sur l'ignorance et les préjugés. Le rapide épuisement de douze éditions de ma Méthode, tirées, la plupart, à dix et douze mille exemplaires; les contrefaçons de cet Ouvrage, dans deux Etats voisins; sa traduction dans les langues espagnole et italienne, et si je ne me trompe, en langue anglaise : tous ces faits me semblent être une recommandation puissante pour l'écoulement de cette quatorzième édition, ainsi que de ma treizième, plus parfaite, plus riche que toutes ses sœurs.

Au milieu de ce succès ma satisfaction est grande, sans doute ; mais elle est altérée par des hommes qui ne me pardonneront jamais d'avoir mis aux mains des peuples un moyen de s'affranchir du joug dominateur de pygmées qui semblent spéculer sur la durée des infirmités humaines. Dans l'excès de leur désespoir, qu'on pourrait appeler une rage, ils m'ont fait accuser, poursuivre devant les tribunaux, sous le spécieux prétexte de secret de ma part ; mes Ouvrages les confondent à cet égard comme à tous autres : tant pis pour eux. Ils ont trouvé dans le Pouvoir et parmi les organes des lois, des hommes qui leur ont accordé confiance et crédit ; tant pis encore pour ceux-ci, à qui l'on pourrait dire, sans qu'ils eussent le droit de le trouver mauvais : Si pour vous la Vérité n'est pas faite, foulez-là aux pieds, vous en êtes les maîtres ; mais, au moins, laissez-en jouir les hommes qui savent la reconnaître, et qui ont bien le droit d'en faire leur profit.

Je termine en déclarant laisser ma Méthode sous la sauve-garde des hommes sensés et sincèrement amis du bien-être de leur prochain. J'ai eu la constante envie de produire ce bien. Je me défends de toute prétention déplacée, ou plutôt je n'élève aucune prétention. Mais tant de gens m'ont si hautement prisé, que sans me laisser enivrer de leur encens, et ne reportant rien de ma réputation à moi-même, je dois me croire valoir quelque chose, ou, tout au moins, avoir mérité d'être lu. Du reste, je confie ma Méthode à la divine Providence, qui m'a toujours paru en prendre un soin tout particulier; car seul, sans son aide, je n'aurais pu résister à un corps puissant, ni à tant d'écueils que j'ai eus à vaincre pour arriver où je suis enfin parvenu.

LeRoy

APPEL

AUX AMIS DE L'ESPÈCE HUMAINE,

EN FAVEUR D'UNE VÉRITÉ UTILE, DEPUIS LONG-TEMPS AUX PRISES AVEC L'ERREUR;

PAR LE ROY,

Chirurgien-consultant, auteur de la Médecine curative.

1820.

La vérité ne se démontre que par des faits palpables, notoires, avérés, incontestables. Les faits se prouvent par leur propre manifestation, et sont constatés par le témoignage libre ou dégagé de toute influence, que les hommes animés de principes judicieux, doivent en rendre toutes les fois qu'ils en sont requis.

Depuis longues années, la *Médecine curative* dont je suis l'auteur, produit beaucoup de bien; la notoriété publique, sur la surface de la France, et en différentes contrées du globe, en fait foi. Ses antagonistes en disent et lui attribuent beaucoup de mal.

Il y a un terme à tout ici-bas.

L'homme qui n'a eu d'autres vues que d'alléger le poids des maladies, d'épargner des maux à ses semblables, d'éloigner la mort prématurée du plus grand nombre d'entre eux, et qui, po ur avoir tant de fois réalisé ces mêmes vues, a éprouvé toutes sortes de troubles, et jusqu'à la persécution, par suite des instigations des ennemis de la Vérité, ne peut, s'il est le véritable défenseur de cette vérité, l'abandonner à leur discrétion; ou bien il ne serait pas ce qu'il se dit être.

Persuadé, comme je le suis, que cet Appel trouvera autant d'amis de la Vérité que de lecteurs, j'interpelle, et si je puis m'exprimer ainsi, je somme, au nom de la Justice, au nom de l'humanité, au nom des saines idées qui inspirent l'homme de bien, toutes les personnes qui doivent à ma Méthode et aux médicamens qu'elle indique, soit un notable soulagement, soit leur guérison radicale, de se donner la peine, pour l'amour du bien public, de rédiger un PRÉCIS des faits qui sont à leur connaissance, et tels qu'ils se sont passés; de noter l'état de la maladie, son origine, les traitemens antérieur, le nombre des doses évacuantes qui ont été prises, les accidens survenus, et toutes les circonstances relatives au traitement, le succès et même le non succès qui s'en sont suivis.

Elles voudront bien m'adresser leur travail aussitôt qu'il sera terminé, travail que j'ai le droit d'attendre de la reconnaissance des uns, de la justice des autres, et de l'impartialité de tous.

Le but que je me propose, par le moyen de pièces authentiques, c'est de mettre la vérité dans tout son jour, ou l'erreur à sa plus haute évidence. Je projette donc un Recueil de déclarations, attestations, lettres ou titres quelconques ; lequel, livré à l'impression, pourra faire un *Colosse* de preuves, un volume des plus intéressans pour la génération présente et celles qui la suivront.

Toutes ces pièces devront être signées, et, autant qu'il sera possible, les signatures seront légalisées.

Que les personnes qui se feront un devoir de répondre à cet Appel, veuillent bien recevoir, par anticipation, l'expression de toute ma gratitude. C'est plutôt au nom de l'humanité, qu'elles auront bien servie, qu'au mien en particulier, que je leur fais ici mes sincères remercîmens, parce que je les considère comme des collaborateurs dans l'œuvre utile que j'ai entrepris, et qu'elles m'auront aidé à réaliser. Je les prie de compter sur mes sentimens particulièrement dévoués.

Que ceux des partisans zélés de la *Médecine curative*, qui m'ont tant de fois blamé de ce que je ne livrais pas à l'impression les faits de pratique qui m'étaient certifiés ; ceux qui m'ont fait des reproches de les abandonner à leurs seules assertions devant les contradicteurs de ma Méthode, soient tous satisfaits.

Pour arriver à l'accomplissement de mes vues d'utilité générale, j'en appelle à la reconnaissance des uns, à la justice des autres, et à l'impartialité de tous.

De la *reconnaissance*. Pour qui ! Pour moi ? Non. Je n'en demande point ; il ne m'en est pas dû ; je n'ai assigné de capitation sur aucun de mes malades. Ceux qui ont été guéris par ma Méthode doivent tout à leur sage jugement, à leur persévérance, à leur courage ; je les félicite de n'avoir point manqué de ces choses essentielles, notamment dans les cas difficiles. Je triomphe avec eux ; voilà toute ma récompense, plus belle que les trésors de tous les potentats !

Mais la reconnaissance ne reste pas moins due, et c'est la Vérité qui la réclame au nom de l'humanité souffrante et pour son soulagement.

De la *justice*. Y en aurait-il dans la circonstance où la Vérité n'a point reçu le témoignage qui lui est dû, qu'elle attend, qu'elle demande avec tout l'accent de la supplique, si ce témoignage lui était refusé ?

De *l'impartialité*. Elle caractérise indubitablement la juste répartition de droits, d'éloges et de blâmes. Je demande qu'elle préside à la rédaction du récit des faits tels qu'ils ont eu lieu.

Parmi les personnes qui tarderont de produire leur déclaration, les unes allégueront, peut-être, que n'étant point lettrées ou suffisamment instruites, elles ne sont pas capables de faire une lettre qui puisse remplir l'objet. Les autres, en cédant à la crainte de blesser certaines convenances, ou plutôt certaines personnes, garderont le silence. Il en est aussi pour lesquelles l'insouciance, l'indolence sont, sans parler de leur égoïsme, le suprême bonheur.

Les premiers voudront bien reconnaître, en réfléchissant, que la Vérité n'a point besoin de parure. Son langage n'en exige point ; il suffit qu'elle soit racontée avec toute l'exactitude qui la caractérise. Qu'ils la disent donc, *tant bien que mal !* puisqu'ils la doivent à celui qui la leur demande au nom de tout ce qu'il invoque dans son Appel.

Que les autres daignent rentrer en eux-mêmes, et en appeler à leur conscience. Elle leur dira, j'en suis sûr, qu'il ne faut jamais retenir captives les vérités utiles. Peut-être même un jour, lorsque rencontrant sur leur chemin la chétive dépouille de malades allant au dernier asile, cette même conscience, leur faisant de vifs reproches, leur dira que ces victimes de la mort n'attendaient que leur témoignage pour user des moyens de se sauver ; car, enfin, n'existe-t-il pas des êtres à qui il faut, pour se résoudre à croire, non-seulement mille preuves, mais encore une de plus ? et ce sera le défaut de ce témoignage qui sera pour ces mêmes individus, la cause de leur mort, parce qu'ils ne l'auront point trouvé dans le recueil parmi les autres, qui en auraient été corroborés s'il y eût été.... Hommes sourds à la voix de la Vérité, de la Justice, de l'Impartialité, réfléchissez ; l'honneur vous y convie. Encore un mot. N'avez-vous pas été bien satisfaits de ce qu'on vous a fait connaître le moyen de qui vous tenez la conservation de votre vie et la santé dont vous jouissez, sans lequel vous seriez grabataires, sans lequel il serait fait de vous, sans lequel des enfans, des épouses seraient dans la douleur, et, peut-être les anxiétés *du besoin...*

Par l'effet de l'indifférence des uns, de l'ingratitude des autres, de la négligence de ceux-ci, de toutes les allégations de ceux-là, les préjugés, l'ignorance, la cupidité, la mauvaise foi, bien d'accord dans cette grande affaire, triompheraient infailliblement ; et les maux divers rentreraient dans la boîte de Pandore pour en sortir de nouveau, et plus nombreux, plus meurtriers que jamais....

La *Médecine curative* est le bien de tous. Je l'ai donnée à l'humanité entière, et c'est sa propriété. Mais, par l'indifférence de ceux-ci, par la manie des systèmes dans ceux-là, par les calculs de l'égoïste esprit de métier, elle peut être ravie aux hommes qui en ont tant besoin. Il est donc de l'intérêt de tous de la défendre. Et comment la défendre? C'est en faisant parler les faits, c'est en proclamant toutes les vérités qui s'y rattachent; c'est enfin en déployant une activité qui surpasse celle de ses détracteurs; non pas en en faisant retentir les papiers publics, mais en les consignant dans le Recueil qui leur est destiné. Il faut laisser à ses ennemis l'ignoble ressource des journaux dont les auteurs ne craindront point de compromettre les bienséances, en accueillant des diatribes et de fausses imputations, et toutes productions également nuisibles au bien général.

Lisez les espèces d'imprécations de ceux qui ont bien voulu les accueillir, ces diatribes, et vous verrez comme ils s'établissent les délateurs du bien, après l'avoir habillé à leur manière. Remarquez que jamais on n'a trouvé, à côté de leurs mensongères assertions, ce seul aveu qu'un grand nombre de malades, traités inutilement par les amis de ces détracteurs, et pendant des années entières, ont été guéris, quelquefois même en peu de temps, par la *Médecine curative*. Cependant le fait est vrai; il est prouvé, et dix mille fois prouvé dans le Recueil que je donne au public. Vous trouverez au contraire dans ces tissus d'impostures et de calomnies, un appel à l'Autorité.

L'Autorité!...Comme bon citoyen je la respecte. Que veut-elle? le bien public, le bien-être de ses administrés. Eh! qui plus que moi veut ce bien-être? J'ai tout fait pour qu'il se réalisât. J'ai tout abandonné. Je n'ai rien réservé. Je n'ai rien demandé à l'Autorité pour avoir donné le moyen de guérir des milliers de malades, incurables jusqu'à ma Méthode! Je n'ai rien reçu pour avoir fait connaître le moyen de prévenir les maladies chroniques qui couvrent la terre entière d'une peuplade d'infirmes! Et je prouve que je ne me sers point d'assertions vagues, puisque je mets les faits à l'appui; de plus ils sont nombreux, nul ne peut marcher qu'il n'en rencontre sur son passage. Ai-je fait un secret? moins encore j'ai tenté de le vendre, ni d'obtenir un privilége en ma faveur, ou en faveur de mes enfans, comme ont fait tant d'autres.... Fallait-il, pour ne pas déplaire à certains spéculateurs, faire de ma chose ce que l'on appelle un *spécifique?* dissimuler que, par les révélations de la Nature, ma Méthode est applicable à tous les genres de maladies curables? J'en étais incapable....

Que les vérités que j'ai fait connaître, soient triomphantes, et ma belle Patrie sera plus belle encore !!!

TABLE SOMMAIRE

PAR ORDRE ALPHABÉTIQUE,

DES PRINCIPALES MATIÈRES

CONTENUES DANS LA MÉDECINE CURATIVE,

ET D'UN GRAND NOMBRE DE GUÉRISONS OPÉRÉES PAR CE MODE
DE TRAITEMENT.

Cette table indique d'abord la page de la Méthode, puis le numéro sous lequel les lettres ou attestations de guérisons ont été insérées, soit dans l'unique volume *format* in-4°, soit dans les volumes même format que celui-ci, formant, les uns et les autres, la *Médecine curative prouvée et justifiée par les faits*. On fait observer que, par rapport à quelques erreurs existantes dans l'ordre de ces numéros et qui peuvent empêcher de trouver ce que l'on doit chercher au numéro que la Table indique, il faudra alors le dépasser de quelques numéros, ou rétrograder de même; mais il est à remarquer que jusqu'au numéro 730 l'ordre a été pratiqué exactement.

A.

*

C.

D.

Q, R.

S.

U, V, Y,

FIN DE LA TABLE.

LA

MÉDECINE CURATIVE,

ou

LA PURGATION

DIRIGÉE CONTRE LA CAUSE DES MALADIES.

++

CHAPITRE PREMIER.

Exposé de la CAUSE *des maladies, et de la* CAUSE
de la mort prématurée.

CAUSE DES MALADIES.

L'ANIMATION est le principe de l'homme. Elle est
définie par l'union ou la jonction de l'âme au corps.
L'animation est l'œuvre du Créateur, et cet œuvre
est, sans contredit, l'un des plus impénétrables
secrets du Tout-Puissant.

Mais, dans son ineffable bonté, le Créateur a,
ce semble, permis à l'homme de connaître le moteur de la vie, et l'a conduit, comme avec la main,
pour lui indiquer la voie par où il peut parvenir à
la connaissance de la CAUSE de ses infirmités, et de
celle de la mort qui en peut être la suite inévitable.

Une fois la cause reconnue, ne peut-il pas devenir possible de l'anéantir ? c'est le point que nous
examinerons en le discutant.

Au titre de ses innombrables bienfaits, quels
droits le Créateur n'a-t-il pas à la reconnaissance
et aux hommages de l'être qu'il a daigné créer à
son image et ressemblance !

L'auteur de la Nature a donné aux êtres vivans qu'il a créés, la faculté de se reproduire. Pour ce qui concerne l'espèce humaine, serait-ce une indiscrétion, serait-ce une inconvenance de dire que, sans la prévoyance divine, cette faculté aurait été suivie d'un excès de population ?

Après avoir, dans sa profonde sagesse, déterminé le nombre ou la quantité d'individus qui devaient habiter le globe, proportionnellement à sa dimension et à sa superficie, l'Être des êtres a dû, ou limiter la durée de la vie de chaque individu, ou mettre des bornes à la faculté de se reproduire.

Une Autorité puissante nous fait connaître la destination secondaire de l'homme, après être déchu de sa primitive constitution. Elle nous démontre que, par suite de sa dégradation, l'homme apporte avec lui, en naissant, un germe de corruption et de corruptibilité transmissible comme le principe de son existence.

En effet, l'enfant reçoit des auteurs de ses jours le principe de sa vie, de même que le principe de sa fin ; et parvenu à l'âge viril, il les transmet ainsi qu'il les a reçus.

En portant l'attention que mérite le sujet, sur les parties motrices et organiques que la Nature a préposées, comme pièces mécaniques, à la reproduction de l'espèce animale, et fixant particulièrement cette attention sur le siège ou la région que ces parties occupent dans les individus de cette espèce, tout lecteur, sans qu'il soit ici besoin d'un plus ample développement, ne trouvera-t-il pas là une preuve manifeste de la présence et de l'action d'un fonds de corruptibilité qui s'attache à la conception même comme à la constitution physique de l'homme, et peut agir plus ou moins promptement contre la durée de sa vie ?......

Voilà les causes qui font que l'homme n'est point immortel, et qu'il est sujet à la maladie et aux infirmités.

Par suite de son infinie bonté, le Créateur a permis que ces causes fussent palpables, pour être plus faciles à reconnaître; et n'est-il pas évident que la corruption, qui finit par tout détruire, termine aussi l'existence de tous les êtres ou de tout ce qui a reçu la vie? cette Vérité fondamentale est inattaquable.

Rien n'existe et ne peut exister avec deux caractères opposés. Ce qui est bon est essentiellement tel; ce qui est mauvais conserve sa nature de manière à n'admettre aucune espèce d'alliage, ni de mélange avec ce qui est bon.

Le principe de la vie, qui est bon par son essence, ne renferme donc point en soi la cause de sa propre destruction. Ce principe et cette cause sont concentrés dans le même corps; et de leur concentration est résulté un point de contact, sans cesse militant pour que l'un fût atteint par l'autre, et que l'agent de destruction usât ou brisât les ressorts *de la vie* : c'est ainsi que tout individu finit par *cesser de vivre*.

Pour que l'homme arrive avec le bienfait de la santé, à ce période de la vie appelé vieillesse, il faut un parfait et durable équilibre dans son être physique. Cette heureuse situation ne peut être que le résultat d'un état stable, fixe, invariable de la corruption innée, ou telle qu'elle est survenue au premier homme ; c'est-à-dire de la corruption sans accroissement.

La détermination de la vieillesse nous paraissant en quelque sorte arbitraire, nous la fixons à partir de l'âge de cinquante à soixante ans, et chaque lustre de la vie humaine, passé cet âge, nous semble être, à juste titre, un degré ajouté à la vieillesse. S'il est si peu d'individus qui parviennent à un âge avancé, c'est par ce que la corruption innée, germe naturel de destruction de la vie, se trouve plus ou moins passible de l'influence des causes corruptrices ou occasionnelles qui existent, et dont nous parlerons dans le chapitre suivant.

Si, par l'effet de cette influence, ce germe acquiert de l'accroissement, ainsi que dans beaucoup de cas il est exposé à en recevoir ; si la marche en est accélérée ; si la fermentation putride peut en résulter, la maladie se déclare avec plus ou moins de malignité ; et, par suite de ses progrès, la mort arrive avant le terme auquel l'individu qui succombe aurait pu atteindre, d'après le principe de vie qui était en lui.

De là naît la distinction entre la mort naturelle et la mort prématurée ou contre Nature. La première est l'apanage de la vieillesse, ou la conséquence d'une durée de vie suffisante, c'est-à-dire relative à ce même principe vital ; et la seconde détruit la vie à toute époque de la carrière, par l'effet progressif de la maladie survenue.

Tous les êtres créés ont donc en eux-mêmes une portion de cet agent destructeur, puisque la mort n'en épargne aucun, et que tous sont forcés de subir sa loi. L'homme, celui de tous les êtres qui jouit de la vie la plus longue, porte également en soi la cause de sa fin. Il la porte même sans qu'il en connaisse la malignité, ni les dispositions prochainement hostiles, jusqu'au moment de la manifestation de la maladie, à laquelle il est plus généralement assujéti que les autres créatures. C'est alors que l'homme est malade qu'il doit avoir le bon esprit de reconnaître, dans la cause de sa fin naturelle, la cause de ses souffrances, pour y porter remède.

Il est à remarquer, et le commun des hommes voit avec surprise, que des jeunes gens dans la force et la vigueur de l'âge, et dont la carnation semble annoncer le tempérament le plus robuste, sont souvent plus exposés aux atteintes de la maladie que beaucoup de personnes toujours pâles, notoirement faibles, même débiles.

Certains individus naissent avec une plus forte portion de corruptibilité que d'autres, et ce sont ceux qui sont le plus exposés aux atteintes de la maladie ; ils vivent rarement jusqu'à un âge avancé, à moins que leur constitution ne s'améliore dans le cours de leur carrière.

Certains autres naissent vraiment dans un état d'exception, qu'on pourrait appeler privilége : une santé constante est leur apanage. A leur égard, la cause de la destruction emploie cent ans et plus pour produire son effet, tandis que, sur le plus grand nombre, elle agit au contraire avec une rapidité étonnante ; et souvent même, envers plusieurs, elle a terminé son action avant qu'ils aient vu le jour : tels les enfans qui meurent au sein de leur mère.

Pour différer dans sa marche, cette cause de la fin des êtres ne change pas de nature ; elle est sûrement toùjours la même, ou telle qu'elle s'est établie dans le premier homme, et qu'elle se transmet.

Nul ne peut contester que les parties charnues, tendineuses, nerveuses, cartilagineuses et osseuses du corps humain, qu'on appelle les solides, soient subordonnées à l'autre partie appelée les fluides, auxquels les solides doivent leur formation, leur substance et leur accroissement ; car tout, relativement à la formation de l'homme, émane d'un fluide comme unique principe. Chacun sait que ces deux parties, solides et fluides, constituent l'être matériel.

Il convient de distinguer, parmi les fluides, l'espèce qui est destinée à l'entretien de la vie, et l'espèce qui peut devenir l'instrument de la destruction, comme étant la plus corruptible par son essence.

En donnant la vie à ses créatures, l'Être des êtres les a assujétis à prendre des alimens pour fournir à l'entretien de leur existence.

Il est bien essentiel d'examiner l'emploi que la Nature fait des alimens, et comme ils sont divisés ou élaborés par les organes et le travail de la digestion.

La première partie des alimens qu'un être vivant a pris pour sa nourriture, c'est-à-dire l'huile ou quintessence des alimens, sert à former ce qu'on appelle chyle. Le chyle, de la manière qu'il sera dit, chapitre VII, se filtre dans la circulation, pour entretenir la quantité de sang nécessaire à la substance de toutes les parties solides de l'individu, et pour réparer les pertes que fait continuellement ce fluide, le grand, l'unique moteur de la vie.

La seconde partie des alimens, trop grossière pour être convertie en chyle, forme la bile, le flegme, le fluide humoral, de sa première portion; et de sa deuxième il en résulte une matière visqueuse ou la glaire. Celle-ci demeure attachée ou collée aux parois internes du tube intestinal, autrement appelé l'estomac et les intestins, tandis que la première portion peut se filtrer dans la circulation.

La troisième partie des alimens, résidu de la digestion, et qui n'est propre à rien d'utile, s'évacue sous le nom donné aux déjections journalières.

Dans tout corps humain, les humeurs ne sont pas moins naturelles que le sang. Ce n'est donc pas comme le dit le vulgaire, parce que l'on a des humeurs qu'on est malade; car on ne perd la santé qu'après qu'elles sont corrompues, ou, en d'autres termes, après que la fermentation acide ou putride s'est établie parmi elles.

Les humeurs se corrompent plus tôt que tout autre fluide, par la raison que c'est en elles que repose le germe de corruptibilité qui, du moment où l'homme a eu perdu le précieux avantage de sa primitive destination, s'est introduit dans sa constitution, à l'effet de limiter son existence comme celle de tout être créé.

Après que ce germe de destruction a reçu un développement et un accroissement suffisans, par l'effet des causes corruptrices dont il a déjà été parlé, et qui vont être indiquées dans le chapitre prochain, la durée de la vie humaine peut en être plus ou moins notablement abrégée.

L'expérience vient à l'appui de cette Vérité, et se trouve complétement appuyée par les observations qu'on peut faire dans l'état de la maladie même ; car l'infection, signe incontestable de l'altération des matières corruptibles, n'attend pas que la mort soit arrivée pour s'exhaler. Toujours l'infection la précède, comme presque toujours elle présage l'inévitable trépas. Mais s'il restait quelque doute à cet égard, pourrait-il être levé plus sûrement et d'une manière plus sensible qu'après la mort du malade ? C'est alors, et surtout si le cadavre est soumis à une inspection anatomique, qu'on peut voir que la corruption a été la cause de la cessation de la vie.

On se convaincra aisément que les humeurs sont les parties les plus corruptibles du corps humain, par la raison qu'elles sont excrémentielles. Si elles ne l'étaient pas, elles ne s'évacueraient point par les voies des déjections, soit naturellement, soit qu'elles aient été provoquées.

Leur corruptibilité comme leur corruption, ne sont-elles pas la cause de l'infection qu'on leur trouve toujours relative aux progrès de leur dégénération, quand elles sortent du corps ?

C'est parce qu'il en est ainsi que les évacuations quotidiennes portent en elles l'exhalaison plus ou moins infecte qu'on leur remarque toujours, et que, dans le cas de maladie, les déjections par les grosses voies, la sueur et même la simple transpiration, entraînent des matières chargées de miasmes fétides, et que leur odeur est si souvent de nature à incommoder le malade lui-même, et beaucoup plus encore les personnes qui lui prodiguent leurs soins.

Ces vérités, qui se rattachent à d'autres non moins importantes, et dont on trouvera la démonstration en différents points de cette Méthode, ne peuvent être méconnues, à moins de faire trève avec le sens commun, ou de nier ce qui est clair jusqu'à l'évidence.

Les humeurs sont saines ou présumées telles, tant que l'individu qui les renferme en ses entrailles est dans l'état de santé. Cependant il faut reconnaître ce qui est vrai, et ne jamais oublier que si, quoique déjà gâtées, les humeurs ne font point encore souffrir, elles sont toujours plus ou moins avancées en corruption dès l'instant où l'on ressent la douleur, ou qu'on n'est plus dans une situation en tout conforme au TABLEAU DE LA SANTÉ que nous présentons dans le chapitre XX, et qu'il importe aux malades et aussi aux personnes qui se portent bien, de consulter souvent pour leur utilité.

Il est incontestable que la cause précède toujours l'effet : vérité qui repose sur une loi fondamentale de la Nature. Si donc quelques fonctions naturelles viennent à être interrompues ou supprimées; si l'on passe de l'état de santé à l'état de souffrance ou maladie caractérisée, c'est indubitablement parce qu'en se corrompant, les humeurs perdent ou ont perdu entièrement, par la dépravation qu'elles ont alors éprouvée, tout ou une partie de leur nature douce et bienfaisante qui est la cause principale ou unique d'un bon état sanitaire.

Certes, on ne peut recouvrer la santé sans que

cette même nature des humeurs soit parfaitement rétablie.

Ces matières, en se corrompant, ou après qu'elles sont corrompues, prennent le caractère d'âcreté, de chaleur brûlante, et même corrosif qu'on leur remarque, au point de faire ressentir aux parties charnues, tendineuses et nerveuses qui les contiennent ou qui en sont affectées, une sensation plus ou moins douloureuse et difficile à endurer et parfois insupportable.

Très-souvent les humeurs dégénérées le sont au point d'être devenues pourrissantes. Moins souvent leur dégénération est portée jusqu'à ce point; mais rarement, par leur dépravation, les humeurs sont sans chaleur ou sans acrimonie sensibles dans le sujet qu'elles affectent; et, dans un cas comme dans l'autre, les humeurs sont susceptibles d'acquérir par la suite le plus haut degré de malignité.

C'est dans cet état de dégénération, et par leur action mordicante, que les humeurs produisent tous les maux, toutes les douleurs, toutes les souffrances ou toutes les maladies de cause interne, quels que soient leur espèce et leur caractère. C'est dans cet état, et à cause de cet état, que ces matières ont résisté aux efforts de la Nature, qui n'a pu s'en délivrer par rapport au genre de ténacité qu'elles ont reçue de la corruption, et que la maladie s'est déclarée.

Telle est ce que nous appelons ici la source, l'unique source des maladies.

Il reste à signaler de cette source unique les émanations, à l'effet de compléter la description de la seule cause des maladies du corps humain.

Et, par cause, on a vu qu'il faut entendre la ma-

tière qui fait ressentir prochainement ou immédiatement la douleur ou souffrance qui caractérise la
maladie, et qui tranche les jours du malade en
mettant fin plus ou moins promptement à son existence.

Cette âcreté, cette chaleur brûlante ou corrosive,
cet instrument enfin qui se forme de soi-même dans
la corruption pour produire toutes les souffrances ou
les maladies en général ; et même la mort, se compose d'une partie de la masse des humeurs : partie
exprimée du tout.

Nous donnerons à cette partie exprimée, le nom
de SÉROSITÉ.

Si nous n'écrivions pas pour la classe la plus nombreuse des malades, pour les personnes du peuple,
qui connaissent moins les mots et leur étymologie,
qu'elles jugent bien les faits, nous tâcherions de
donner à cette matière une dénomination avouée des
auteurs classiques. Mais nous sommes forcés de nous
circonscrire dans le cercle des lecteurs auxquels
nous destinons notre Ouvrage, et peut-être aussi
dans les bornes étroites de nos facultés ; car si nous
nous sommes captivés, ça été pour comprendre la
Nature dans ce qu'elle a de rapport à notre sujet,
et non pour faire de la science des mots une étude
qui nous eût détourné de notre objet.

Si les néologistes comprennent bien la sérosité
humorale avec sa nature, s'il la reconnaissent comme
cause efficiente de toutes douleurs ou souffrances
internes, cause jusqu'à ce jour attribuée au moteur
de la vie, contre toute raison, ainsi qu'on espère
le démontrer chapitre IV ; alors, tout étant satisfait,
quant au but d'utilité, il leur sera bien permis de

lui donner un nom à leur convenance. Qu'ils l'appellent matière *alkaline*, *alkalescente*, ou bien, en analisant tous les *gaz*, tous les *acides*, les *sulfates* et toutes les *sulfures*, etc., qui relèvent du domaine de la chimie, ils assimileront la *sérosité* à l'espèce qu'il leur plaira : tout cela sera fort égal à la chose en elle-même.

Nous appellerons encore la *sérosité* FLUXION, parce que, très-limpide ou extrêmement subtile, cette matière est susceptible de fluer, comme en effet elle a flué sur la partie où la douleur est ressentie. Elle flue, puisqu'elle se filtre comme le chyle dans les vaisseaux, qu'elle y existe comme le sang, et y circule comme lui et avec lui, et qu'elle peut se répandre comme les esprits animaux dans les parties les plus déliées de la machine animale.

La sérosité humorale existe, primitivement comme la rosée qui est encore suspendue dans l'air, et dont les parties subdivisées à l'infini sont imperceptibles à l'œil; et secondairement, elle prend forme comme les parties de la rosée qui, se rassemblant peu à peu, deviennent plus palpables à mesure qu'elles se posent, en se réunissant, sur un point quelconque.

Ce n'est rien hasarder d'admettre que si la *sérosité* ne prend point la place de la lymphe, de la synovie, des sucs nourriciers, et autres émanations du sang, au moins elle les altère notablement, ainsi qu'il est sensible par tout ce qui caractérise les diverses affections d'un sujet malade.

La *fluxion*, avec la masse générale des humeurs, d'où elle tire sa consistance et sa nature, et où elle prend sa source, forme le complément de la *cause*, de l'unique *cause* de la maladie du corps humain, ou, si l'on veut, de toutes les maladies soumises à l'art de guérir.

Cette assertion sera corroborée, si elle a besoin de l'être, lorsque nous parlerons du sang et de la circulation en général des fluides.

CAUSE DE LA MORT PRÉMATURÉE.

Par suite d'une trop longue durée de la maladie, ou par leur trop long séjour dans les cavités, les humeurs corrompues ou en putréfaction, empoisonnent, vulgairement parlant, les entrailles, les viscères qui les contiennent ou renferment; et la *sérosité*, cause efficiente de la douleur ressentie et de tout désordre, venant à l'appui, durcit, crispe, brûle, corrode les parties qu'elle attaque, détruit l'économie animale, et, avec elle, le principe moteur de la vie. Alors, le malade trouve le terme de la durée de son existence.

Telle est la CAUSE de la mort prématurée, et que nous appellerons contre Nature.

L'inspection anatomique des cadavres prouve démonstrativement que la mort est toujours produite par corruption, pourriture, gangrène, lésion des parties qui ont été le principal siége de la maladie ; ou par desséchement, engorgement des fluides, compression des vaisseaux, ralentissement et cessation totale de la circulation du sang.

Cette vérité est palpable. Cependant, comment expliquer cette contradiction des grands anatomistes , dont les Ouvrages servent de guide à la plupart des praticiens de nos jours ?.... Ils disent qu'ils ont vu, par l'inspection anatomique, les viscères et les en-

... les des cadavres soumis à leur inspection, obs-
trués, abcédés, gangrénés, pourris, desséchés, cris-
pés, racornis, et la plupart des vaisseaux dans le
même état; et ils affirment en même temps, que les
causes prochaines et immédiates des maladies, seront
toujours très-cachées, que la recherche de ces causes
est plus propre à induire en erreur qu'à éclairer, et
qu'on ne peut parler que des causes antécédentes et
éloignées.

Eh! quelle autre cause que celle que nous venons
d'assigner, a fait aux viscères les lésions ou blessu-
sures mortelles qu'on y trouve, et que ces maîtres
de l'art y ont eux-mêmes observées?... Est-ce de leur
part une réticence? on ne doit pas le croire; la bonne
foi, la franchise ne peuvent être méconnues par des
hommes qui exercent une profession honorable : autrement ils ne seraient pas ce qu'ils doivent être. Est-
ce faute d'avoir approfondi? dans cette hypothèse,
notre Méthode peut fournir un supplément de connaissance, et la classe malade doit s'en trouver mieux.

Hommes de bonne foi et de bon sens, réfléchissez. Il est incontestable que la généralité des praticiens ne s'est encore occupée que du superficiel; ou,
ce qui revient au même, on ne parle jamais du fond,
c'est-à-dire de la cause interne des maladies; de
cette *cause* qui fait ressentir le mal ou la douleur
dont peut se plaindre un être souffrant, et qui produit en lui les ravages ou désordres qui amènent la
mort à un âge où il a les plus grands droits à la vie.
Il est également vrai que les traitemens usuels ne
reposent pas sur des principes, et qu'ils sont insuffisans ou attentatoires à la vie. Il n'en peut être autrement, et on espère le démontrer de la manière la

plus lumineuse et la plus sûre, dans le cours de
cet Ouvrage.

CHAPITRE II.

Causes de la Corruption des Humeurs.

Tous les effets ont leur cause, c'est un principe
d'éternelle existence. Nul donc ne peut nier que ce
soit d'après ce principe qu'il faille se diriger pour
la recherche de toutes les vérités.

Différentes causes importantes à connaître ont été
recherchées et trouvées. La mort naturelle a sa
cause qui, comme nous l'avons dit, chapitre précédent, est l'effet du germe de corruption innée, se
développant ou exerçant lentement son action; ou,
en d'autres termes, la mort naturelle est la conséquence d'une suffisante durée de la vie, d'après
son principe et la volonté du Créateur.

La mort prématurée et les maladies qui l'ont précédée, ont aussi leur *cause*; elle est, et elle n'est
autre que la corruption auxiliaire, ayant exercé son
action sur ce même germe de corruptibilité, ainsi
que déjà il a été dit.

La corruption des humeurs a pareillement ses causes, mais des causes occasionelles, comme la maladie a aussi les siennes. Nous allons tâcher d'expliquer la plus grande partie des causes de cette corruption.

Une des causes corruptrices des humeurs, la plus
ordinaire ou la plus générale, c'est infailliblement
l'air chargé d'exhalaisons infectes et corruptrices,

telles qu'elles peuvent sortir de souterrains empoisonnés, de fosses et cloaques où il y a eu pourriture
ou décomposition de parties animales, et telles que
les corpuscules en peuvent exister dans l'air respirable.

On remarque qu'il y a beaucoup de maladies après
une longue sécheresse et des chaleurs extrêmement
prolongées. Cela doit être, puisque, dans ces circonstances, l'atmosphère pompe et absorbe les exhalaisons malsaines que produisent généralement les
lieux humides, aquatiques et infects.

Le voisinage trop rapproché des marais, des lacs,
des étangs, et de tous autres lieux où l'eau est va-
seuse et stagnante, est à redouter comme pouvant
porter la corruption dans les humeurs par la même
absorption.

Les brouillards épais, chargés de mauvaises
odeurs, sont souvent très-nuisibles, ainsi que le
prouve journellement l'expérience.

On a remarqué que, dans les campagnes où il
se formait, à certaines époques, une quantité extraordinaire de chenilles, il y avait beaucoup de
malades. Il est donc sensible que l'air qui favorise
le développement de ces insectes est très-impur.

Les environs des forêts, les contrées couvertes de
bois, de haies ou de futaies, et les bords des rivières, comptent souvent plus de malades que les
plaines, où l'air est ordinairement plus sain que
dans les pays humides et peu aérés.

L'approche d'une personne malade, dont on as-
pire l'haleine, peut devenir nuisible à la santé. Heureusement, le préservatif s'indique de lui-même,
puisqu'il suffit, pour qu'il soit ce qu'il peut être,

de détourner la voie immédiatement aspirante de la direction que peut suivre l'haleine du malade.

Le séjour des hôpitaux et la fréquentation des grandes réunions seraient très-préjudiciables, si la salubrité des lieux qui la renferment était négligée.

Une habitation humide ou privée de courant d'air, le repos pris sur une terre boueuse ou malsaine, peuvent être autant de causes corruptrices.

Toutes les fois enfin que l'air libre ou concentré, se trouve chargé de miasmes corrupteurs, il peut porter la corruption, et même la corruption contagieuse, dans les humeurs de tous les individus qui l'aspirent en assez grande quantité pour en subir l'inflence nuisible.

Il est sensible aussi que les alimens altérés ou corrompus sont, comme ce qui précède et comme ce qui suit, des causes corruptrices des humeurs.

Le contact est suivi d'une cause corruptrice en raison de l'infection de l'un des corps qui se touchent, et relativement à la disposition de celui qui s'en trouve atteint. Dans ce cas, la corruption s'exsude du corps qui en est imprégné, tant celui qui est animé que celui qui ne l'est pas. L'être ou l'objet infecté la communique par la peau ou les pores exhalans, et la contagion s'effectue par les mêmes voies ou les pores absorbans. Par l'action du toucher, tous les virus, tels que les galeux, dartreux, scrofuleux, vénériens, hydrophobiques, la peste, peuvent être communiqués ; plus sûrement si les pores sont ouverts ; plus infailliblement s'il y a plaie à la partie qui se trouve en contact. La corruption ou le vice corrupteur, dans ce cas, se porte successiment dans les cavités comme dans les voies de la cir-

culation, entre lesquelles des ramifications s'établissent avec une plus ou moins grande célérité, et
il exerce la contagion sur les matières les plus susceptibles de corruptibilité, c'est-à-dire les humeurs.

Nous répétons ici ce que nous avons dit ailleurs,
que nous écrivons pour le peuple, ou spécialement
pour les malades qui peuvent ignorer la quantité et
les espèces de gaz qui entrent dans la composition de
l'air respirable. Nous ne doutons pas qu'il leur soit
indifférent qu'on appelle azote, air méphitique, ou
mofette atmosphérique, les parties corruptrices que
l'air peut tenir en dissolution pour occasionner les
maladies par les voies de la respiration.

Du reste il serait superflu, à l'égard des causes
d'altération des humeurs, d'entrer dans plus de détails ; car, en tous cas, il est bien moins essentiel
de savoir comment ou par quelle voie les humeurs
d'un malade ont été corrompues, qu'il peut être de
la plus haute importance de diriger les secours de
l'art contre la maladie d'après un principe vrai.

Donc, il importe de reconnaître que la santé
n'aurait pas été troublée sans dépravation, corruption ou putréfaction des humeurs, et qu'elles peuvent, étant gâtées, causer toutes sortes d'accidens,
même la mort, ainsi qu'il a été suffisamment expliqué, chapitre précédent.

CHAPITRE III.

Causes occasionelles des Maladies.

A L'ÉGARD DES MALADIES DITES INTERNES.

D'APRÈS la manière ordinaire de disserter sur le

dérangement de la santé, toujours les causes occasionelles des maladies sont confondues avec leur cause efficiente ; c'est-à-dire avec la matière qui fait ressentir la douleur ou l'espèce de souffrance qui caractérise la maladie d'un individu, et dont on ne parle jamais. C'est un vide dans le raisonnement, c'est une erreur extrêmement préjudiciable. Que conclure de cette confusion des termes et des choses; que dire de ce silence des médecins envers leurs malades, si ce n'est qu'ils méconnaissent ou ignorent la véritable cause des maladies?

Sont indiqués communément, comme causes de maladies, les divers accidens, les différens événemens qui sont arrivés au malade, soit avant sa maladie, soit pendant sa durée. Nous pourrions citer dans ce cas un grand nombre d'exemples; mais un seul que voici peut suffire. On dit que le passage subit du chaud au froid est la cause d'une maladie. Sans doute que cette espèce de transition peut avoir produit une répercussion de la matière de la transpiration.

Mais c'est cette matière qui est la cause de la maladie, appelée sueur rentrée chez les uns, ou autrement dénommée à l'égard des autres. Sa cause occasionelle, qui, dans ce cas, est le froid survenu après le chaud, a tout au plus amené l'accident. Si le même malade n'avait point été en ce moment dans un état de plénitude humorale plus ou moins dépravée; il ne lui en serait rien arrivé. Si on en appelle à lui-même, il dira que plusieurs fois il s'est autant exposé, sans que sa santé en ait été altérée.

L'observateur attentif remarque dans mille circonstances, que les malades et autres personnes recherchent des causes que toujours l'on prend dans les causes occasionelles, et que, comme si l'on s'était fait une loi de nier ou de ne jamais reconnaître la véritable, chacun, se faisant illusion, en établit au gré de l'erreur et de l'ignorance, qui le font divaguer et lui font suivre une fausse route.

Par une suite de cette méprise, il est aussi beaucoup trop donné d'attributions aux affections morales, quel qu'en ait été ou soit le sujet. Nous ne disconviendrons pas que nombre de ces affections, entre autres celles qui ont pris leur source dans la peine, dans les chagrins, dans de vifs regrets, ou qui dérivent de la frayeur, ne soient capables d'occasioner des maux diversement caractérisés, et même incurables, surtout si ces affections se prolongent, ou si elles n'ont point cessé en temps utile ; car on remarque fréquemment les tristes suites d'une vive impression sur le moral, et l'on sait combien celui-ci peut agir désavantageusement sur le physique.

Certes, nous n'avons jamais prétendu que parmi les causes occasionelles il n'en soit pas de très-préjudiciables, même pouvant causer la mort. Les excès dans l'exercice de tout ce qu'un homme peut faire, les différens accidens ou contre-temps qu'il peut éprouver, peuvent être redoutables par leurs conséquences et leurs suites, et l'homme devrait être assez sage, assez raisonnable pour s'en préserver autant qu'il peut dépendre de lui. Mais combien d'êtres souffrans attribuent leurs maux à diverses sortes de causes, sans réfléchir qu'elles ne sont qu'occasionelles, provoquant alors l'action de la matière qui produit la douleur et menace leurs jours ! Il est donc bien utile, pour cette classe de malades, de mettre

sous ses yeux des faits de pratique qui l'éclairent.
A cet effet un grand nombre de faits analogues sont
rapportés dans le long contenu de cet Ouvrage.

A L'ÉGARD DES MALADIES DITES EXTERNES.

Combien de malades ou infirmes sont aujourd'hui
encore dans la ferme croyance que leur affection n'a
pour cause, et pour unique cause, que l'action ou la
suite d'action des causes externes qui ont agi sur
eux; telles qu'une chute que les uns ont faite, un
coup que les autres ont reçu, une blessure plus ou
moins grave qui en est résultée, ou bien un effort
éprouvé dans une circonstance quelconque.

Bien que l'on doive à ces causes, comme à toutes
les causes occasionelles, accorder la part qu'elles ont
dans les maux provoqués; mais il importe beaucoup
plus qu'on ne le pense au soulagement ou à la guérison des malades, de reconnaître particulièrement la
cause intrinsèque ou humorale qui, dans ce cas, est
venue compliquer et aggraver les lésions de la première cause, ou les effets des accidens primitifs.

Supposons parmi un nombre quelconque d'individus qui ont fait une chute, ou qui ont été blessés par
un instrument tranchant, piquant ou contondant,
que le quart de ce nombre ne soit point guéri par les
secours qui lui ont été portés comme aux autres blessés, incontestablement les non guéris renferment en
eux-mêmes la cause aggravante de leurs maux; alors
le même accident qui, à l'égard des premiers, a été
cause prochaine, n'est plus envers ceux-ci qu'une
cause occasionelle; et la cause prochaine, ce sont
les humeurs dépravées qui agissent.

A l'appui de cette assertion, le lecteur trouvera

dans le recueil des faits de pratique des exemples propres à fixer son opinion.

Ici je citerai un fait qui m'est personnel, et qui, pour avoir été oublié dans mes premières éditions, n'en est pas moins de la plus grande exactitude, parce qu'il est encore présent à ma mémoire. Marchant un jour dans la rue, d'un pas accéléré, je voulus devancer une personne âgée qui cheminait lentement devant moi. Je ne sais quel corps ou quelle substance grasse se trouva sur le pavé, déclive, où je posai le pied, et l'avait tellement rendu glissant, que je tombai, avec la rapidité de l'éclair, sur le côté gauche. Le bras et la main, étendus par un mouvement involontaire et toutefois naturel en pareil cas, reçurent le poids de mon corps; le poignet, violemment renversé, éprouva une douleur extrêmement difficile à supporter. Cette douleur continua pendant l'espace d'une heure environ; au bout de ce temps, elle cessa et je me crus guéri.

Peu de temps après, une douleur au même poignet survint avec une telle violence, que, me pénétrant jusqu'au centre de mon être, elle me faisait craindre de tomber en syncope : alors le moindre mouvement m'aurait produit une terrible angoisse. Enfin, cette circonstance me fut si fâcheuse que je me vis contraint de placer ma main et l'avant-bras sur une table, près de laquelle je m'assis, et d'observer la plus parfaite immobilité, afin d'éviter jusqu'au plus petit mouvement, qui eût produit l'effet d'une forte secousse, et, par suite, les accidens de la syncope dont je m'étais vu menacé.

Il m'importait essentiellement de reconnaître la vraie cause d'une aussi violente douleur. Je me ressouvins d'avoir traité, long-temps avant cette chute, un chargeur de roulage qui, en levant une malle, éprouva dans la région lombaire un accident d'une espèce toute particulière. Il le dépeignait lui-même comme un déchirement, accompagné d'un bruit qu'il disait avoir entendu dans les reins. Aussitôt, cet homme fut pris, dans cette partie, d'une douleur dont la violence serait difficile à rendre. Réduit à l'impuissance de se mouvoir, on eut beaucoup de peine à le mettre au lit, et dans la position que ses besoins exigeaient; le moindre attouchement, la plus petite secousse donnée à son corps, étaient pour lui le sujet de cris aigus.

L'opinion des alentours de cet homme était unanime; écho de ce qui se dit ordinairement dans ces cas, le malade, selon eux, s'était donné un effort : de là, la prétendue cause de ses souffrances. Je fus seul pendant quelque temps de mon avis; mais une personne, amie de la maison où le malade exerçait son état, arriva comme tout exprès pour se ranger de mon côté. Cette personne me rappela les bons effets de mon traitement, dont elle avait été témoin dans un cas à peu près semblable à celui qui nous occupait. Je représentai aux assistans, et au malade lui-même, que, nombre de fois, depuis qu'il exerçait sa profession, il avait soulevé ou porté de pesans fardeaux, sans qu'il lui fût rien arrivé, et que cette malle, du poids d'environ cinquante livres, n'avait point été, pour un homme de sa force, capable de produire en lui un déplacement de partie solide, et encore moins les souffrances qu'il endurait; et que celles-ci ne tiraient leur cause que de la mauvaise disposition, ou autrement dire de la corruption de ses humeurs. Déjà je savais, par sa propre déclaration, qu'il était sujet à des douleurs périodiques et ambulantes, dites rhumatismales. Pénétré par une salutaire lumière, le malade consentit à user de la purgation, et il en usa comme il convenait de le faire en pareil cas. Il fut soulagé dès le jour même, et délivré de ses souffrances dans l'espace d'environ une semaine.

Je reviens au second fait de pratique, à celui qui m'est personnel. Je me dis alors : Pour que la douleur que je ressens en ce moment fût l'effet de la blessure que je me suis faite en tombant, il faudrait que cette douleur n'eût pas cessé de se faire ressentir ; car toute cause produit son effet, de même que tout effet a sa cause. Mais, au contraire, me suis-je dit, la douleur de ma chute a disparu pendant un intervalle de temps : donc c'est une autre cause qui est survenue pour produire une nouvelle douleur. La cause première, ou la cause externe, avait pu provoquer la cause secondaire par la secousse que des fluides, d'une mauvaise nature sans doute, avaient éprouvé de l'ébranlement, et cet ébranlement avait pu déterminer la seconde cause à se fixer à la place de la première ; ou, autrement dire, forcer la *fluxion*, plus ou moins mordicante qui existait dans mes fluides, à prendre siége sur cette partie lésée et affaiblie.

Par le résultat du traitement que j'ai employé, j'ai été doublement convaincu que les causes externes ne sont, dans beaucoup de cas qu'il importe essentiellement de reconnaître, que des causes occasionelles, et qu'il faut s'occuper de détruire la cause interne, unique objet du grand art de guérir. Dans l'espace de trois jours, seulement, je pris quatre doses purgatives, qui évacuèrent des humeurs fort brûlantes, et je fus guéri.

Si je m'étais confié uniquement aux traitemens ordinaires, au système des topiques usités en pareil cas, j'aurais infailliblement fixé sur la partie blessée l'humeur ou la *fluxion* qui s'y était portée. Sans un traitement analogue, basé sur ce principe que l'action ou l'effet de toute cause interne, dite cause éloignée ou antécédente, est d'amener sur ses traces, sur les parties qu'elle a lésées, la cause prochaine, interne ou immédiate des maladies, j'aurais pu rester infirme : nombre d'exemples viennent à l'appui de cette assertion.

CHAPITRE IV.

Erreurs sur la cause des Maladies.

L'objet de ce chapitre n'est nécessairement qu'une suite de l'objet du chapitre précédent, par rapport à l'erreur dans laquelle on est généralement sur la *cause* des maladies, en confondant toujours leurs causes occasionelles avec leur cause prochaine ou efficiente, si souvent méconnue ou ignorée.

A l'exemple des Anciens, les Modernes pensent encore que le sang peut être la cause des maladies, ou de beaucoup de maladies. Si l'on concevait mieux qu'on ne le conçoit, que la subsistance des corps animés dérive médiatement du premier besoin d'alimens qu'ils éprouvent, et après qu'il est satisfait, on serait pleinement et parfaitement convaincu que si

tous les animaux mangent, c'est pour faire du sang.
Il faut donc reconnaître, sous peine de nier une vérité importante, que toutes les fois qu'un individu
ressent la faim, c'est la Nature en lui qui demande
des alimens produetifs de cette même subsistance,
parce qu'elle n'en a plus assez pour se maintenir.
Quand il sera reconnu que le sang est le seul fluide
qui reçoit cette subsistance, pour en nourrir ensuite
immédiatement toutes les parties qui composent le
corps animal, on ne doutera plus que ce soit de ce
même fluide que ces parties tiennent la vie ; car c'est
parce qu'il en est ainsi que le mouvement circulaire
du sang l'entretient ; car, aussi, lorsqu'il est arrêté,
il n'y a plus d'animation.

Le sang est le moteur de la vie, et comme tel il
est chargé par la Nature de l'entretenir ; il donne
la santé, il est la force même, il produit le véritable
embonpoint, il rend joyeux. Faute de reconnaître
ces vérités, ou de comprendre que c'est à son abondance que tous ces avantages sont dus, on le sus-
pecte de superfluité.

Si le sang était susceptible d'une nuisible surabondance, la Nature aurait pratiqué des voies pour
expulser cette surabondance, sinon continuellement
au moins périodiquement ; et c'est ce qui n'existe
point. A l'égard des humeurs, au contraire, des
voies excrétoires sont établies par la Nature elle-
même pour délivrer les corps de leur superfluité
comme de leur impureté : tels sont les pores de la
peau pour la transpiration, le canal nazal pour décharger le cerveau, la poitrine pour expectorer, l'estomac pour vomir, le tube intestinal pour le dévoiement, la vessie pour l'excrétion des fluides, etc. etc.

27

Le sang est renfermé dans les vaisseaux ; il n'en peut sortir que par une ouverture pratiquée exprès. La cause de cette ouverture, autre que celle qui résulte de la volonté de l'homme, sera expliquée en traitant de l'hémorrhagie, en parlant de la femme enceinte, du saignement du nez, des hémorrhoïdes.

Eh! quel est le mortel assez aveugle, assez déraisonnable pour croire qu'en portant une main téméraire sur ce que la vie a de plus précieux, il sera supérieur à la Nature, ou qu'il ne la contredira pas? Pour abréger sur cette grave question, reportons-nous à ce que l'estimable auteur de l'introduction du volume in-4° de cette Méthode, nous fait si bien connaître à la page 42, seconde colonne, dernier alinéa.

Il ne faut qu'ouvrir les yeux pour être convaincu que l'évacuation totale du sang donne à l'instant le coup de la mort; et on ne voudrait pas reconnaître, quoique le fait soit sensible, que la diminution du volume de ce fluide cause la faiblesse du sujet, sa tristesse, sa maigreur, et le réduit à l'extrémité! ce serait la chose la plus incompréhensible qui fût jamais....

Quand donc, enfin, saura-t-on que le sang ne fait qu'un avec les esprits animaux et les *différens fluides* destinés par la Nature à favoriser les mouvemens des parties multipliées dont se compose l'ensemble de l'économie animale? Il faut espérer que l'illusion se dissipera un jour.

Mais ne peut-on pas dire que ce jour, loin de s'approcher, s'éloigne au contraire? L'on était beaucoup revenu de cette pratique abominable, d'après laquelle on répandait le sang des malades sans au-

ménagement, la saignée, jusqu'à défaillance,
avait peut-être détruit plus d'hommes que toutes les
guerres et toutes les épidémies. Toutefois, on semble toujours croire que le sang peut causer des
maladies, et l'on peut dire qu'on n'a fait que changer d'instrument en employant des sangsues pour le
répandre.

Le sang est le fluide épuré par la Nature. Toujours il tend à son épuration, par cela seul qu'il est
le moteur de la vie. Ce principe circulant n'est ni
ne peut être par conséquent la cause d'aucune souffrance, et encore moins de la mort prématurée.
Seulement, et à proprement parler, il peut être,
relativement à ce qu'on lui impute à tort, le voi-
turier des matières qui causent les maladies et la
mort, parce qu'il les entraîne avec lui dans le torrent de la circulation.

D'après l'incontestable *cause* des maladies dont
on vient de voir l'exposé fidèle, est-il possible de ne
pas reconnaître que leur source et leur principe sont
concentrés dans l'estomac et les intestins, et que
c'est de là, comme d'un foyer d'où provient la fumée
qui s'élève, que partent les humeurs et la *sérosité*
qu'elles ont produite, pour filtrer avec le sang dans
les vaisseaux ? qui pourrait nier, avec quelque apparence de fondement, que le sang tire également
son origine de l'estomac, puisque c'est dans ce viscère que la Nature a placé tout ce qui peut fournir
à l'entretien des fonctions des corps animés ? Ainsi
qu'il a été dit précédemment, le sang tend toujours
à son épuration ; jamais il ne s'allie avec rien d'im-
pur qu'il n'y soit forcé, et il est hors de doute qu'il
fait de continuels efforts pour rejeter les matières

qui se sont filtrées avec lui. C'est à coup sûr, parce qu'elles le gênent, ou qu'il les a déposées sur quel-que point, que le corps humain tombe dans l'état de maladie.

On peut dire que le sang choisit la partie du corps qui lui est la plus convenable pour se dégager de ce qui l'opprime, et une cavité de préférence, confor-mément aux lois de la circulation. Et, en effet, du lieu où le dépôt de la matière hétérogène s'est fixé, et du nom qu'on est convenu d'accorder à chacune des parties du corps humain, dérivent les noms qu'on a jugé nécessaire de donner aux maladies. Mais lorsque la corruption est suffisamment active, et la sérosité humorale assez maligne pour arrêter tout à coup le cours du sang dès le début de la maladie, en crispant les vaisseaux (ce qui arrive souvent), le malade meurt sans qu'on ait eu le temps de donner un nom à l'affection morbide dont il a été la victime.

Qu'il est bien plus important d'apporter de prompts secours que de se fatiguer la tête à trouver de vaines dénominations qui n'empêchent pas le malade de périr! Or, les moyens que cette Méthode indique ne peuvent manquer leur effet, parce qu'ils peu-vent attaquer et détruire promptement la cause qui produit la maladie : ils ne peuvent faillir qu'autant qu'ils seraient trop tardivement employés.

Nous devons, d'après notre conviction, signaler comme une méprise, non-seulement préjudiciable, mais encore extrêmement funeste, l'espèce d'identité supposée des humeurs avec le sang, de même que cette division en partie rouge et en partie blanche qu'on lui suppose aussi et qui n'existe pas, vu l'unité de sa couleur. La raison appuyée de l'expérience se refuse à admettre cette distinction, ainsi que toute croyance à ce que les humeurs soient l'origine ou la cause première de ce fluide, mal connu de tout temps. Autant et mieux vaudrait entreprendre de prouver que la lie est la cause productrice du vin, que l'eau en est l'esprit, et qu'il y a identité entre ces trois parties si distinctes.

Nous trouvons un objet de comparaison bien juste et bien frappant dans la conduite du vigneron au temps des vendanges. La simple Nature lui a appris que le vin est la quintessence du raisin. Aussi bien que le premier académicien du monde, il sait que ce qui sort du tonneau, après que le vin nouveau y a été entonné, est une excrétion qui n'est propre à faire ni du vin ni de la lie. L'expérience journalière lui a fait savoir que la lie tombe toujours au fond du tonneau, que la partie spiritueuse en remplit en même temps le surplus de la capacité, et que si quelquefois, ainsi que cela peut arriver par suite de causes qu'il serait difficile d'expliquer, le vin *monte en lie* (expression consacrée parmi les hommes qui opèrent sur les vins), cette liqueur perd sa transparence en prenant une couleur sombre et louche. Si dans cet état on l'enfermait dans des bouteilles, bientôt elles seraient brisées en éclats par la fermentation qui surviendrait infailliblement. C'est lorsque le vin est entièrement dépuré de sa lie qu'il ne se passe rien de contraire à l'ordre naturel dans les vaisseaux destinés à le contenir.

L'objet de comparaison que voici, puisé dans les objets familiers et à la portée des hommes les plus simples, mais qui ont reçu en partage une certaine dose de bon sens naturel, nous a paru extrêmement propre au développement de notre pensée :

De même que le vin est la quintessence du raisin, de même aussi le sang est la quintessence des alimens dont l'homme fait usage pour réparer en lui la déperdition de substance qu'il est sujet à éprouver.

De même qu'on ne dépouille pas la vigne de ses grappes pourprées pour obtenir de la lie ou des raisins écrasés, de même aussi l'homme ne fait pas usage des alimens qui lui sont propres, pour obtenir des fécalités qui ne peuvent servir ni à faire du sang ni des humeurs.

De même que le vin, lorsque la lie se mêle avec lui, et qu'il entre dans un état de fermentation, pourrait rompre les parois des vaisseaux dans lesquels on essaierait de le contenir, et même gâter ou donner un mauvais goût aux futailles, de même aussi le sang, surchargé d'humeurs dépravées et de la *sérosité* qui en émane, fait continuellement des efforts pour se délivrer de cette matière hétérogène qui, à défaut d'écoulement excrémentitiel, occasionne dans la circulation tous les désordres qu'on y remarque, cause des lésions aux viscères, comme le vin gâté altère la pureté de la futaille.

Ainsi qu'il ne se passe rien de contraire à l'ordre naturel dans le vaisseau qui contient le vin, lorsqu'il est entièrement délivré de sa lie, de même aussi, toutes les fois que le sang conserve sa pureté naturelle, et que les vaisseaux qui le contiennent ne renferment que des parties homogènes, son cours n'est ni gêné ni retardé, et tout est dans un parfait équilibre.

Cependant, de même qu'on ne peut faire du vin sans lie, de même aussi le sang ne peut se reproduire

ou s'entretenir sans qu'il se reproduise aussi des humeurs en même temps.

Nous pensons donc que la lie est utile jusqu'à un
certain point, et nous jugeons de même à l'égard
des humeurs, tant qu'elles n'ont pas perdu cette pureté naturelle dont nous venons de parler. Mais on
peut toujours soutenir avec raison, que ces matières,
objets d'excrétion comme la lie est excrémentitielle,
sont capables de nuire comme la lie, et qu'étant en
état de putréfaction, bien loin d'être utiles, elles
sont alors destructives des causes motrices de la vie.

On peut soutenir également avec une ferme conviction, que le sang, d'une égale incorruptibilité
que le vin, n'est corrompu qu'au moment où la vie
s'échappe, ou après que l'existence est terminée.

Donc il ne faut jamais évacuer le sang ; toujours
il faut expulser les humeurs, tant qu'elles sont gâtées, ou durant le temps que l'on est malade. Cette
pratique est fondée sur celle qui rejette la lie et fait
conserver le vin pour le besoin.

Si, pour sa santé, si pour la prolongation de ses
jours, chacun voulait faire ce que fait le vigneron,
il n'y a pas de doute que la Médecine dès lors serait
la plus utile et la plus bienfaisante des institutions,
la santé étant le plus précieux de tous les biens ; mais
le vigneron lui-même ne s'écarte-t-il pas de la Vérité, lorsqu'il est malade ?.... Triste sujet à dé-
plorer !

La prévention contre tout ce qui est simple, et
contre les vérités dictées par la Nature, dirige le plus
grand nombre des hommes ; un orgueil mal placé
dans les uns ; dans les autres un respect peu raisonné pour les préjugés en vigueur, détournent l'at-

tention de tous, et empêchent qu'elle ne se fixe sur les objets les plus propres à prolonger l'existence humaine. Voilà la cause des plus grands malheurs.

CHAPITRE V.

Systèmes des Traitemens ordinaires.

Jusqu'à ce jour la Médecine n'a reposé que sur des systèmes, et des systèmes ne sont pas la preuve démonstrative de la Vérité. On a toujours entendu, et on entendra toujours par système, un ARRANGEMENT DE PRINCIPES ET DE CONCLUSIONS, DONT TOUTES LES PARTIES SONT TELLEMENT LIÉES ENSEMBLE QU'ELLES DÉPENDENT LES UNES DES AUTRES.

Les hommes ont bien pu arranger leurs conclusions avec ce qu'ils ont pu appeler des principes, comme il leur a été loisible de se créer des idiomes ; tout cela est de convention ainsi que l'ordre social établi pour eux et par eux. Mais la Nature ne reçoit pas la loi, elle nous la donne, au contraire, et il nous faut être assez sages pour comprendre les décrets de son auteur.

La Médecine, sans une base prise dans la Nature, ne peut être une science utile. C'est le malheur public en réalité que le génie systématique en lui-même ; car c'est lui qui enfante ces subtilités de l'esprit humain qui se succèdent avec une rapidité étonnante pour l'imagination, et vraiment effrayante pour les malades qui en sont presque toujours les victimes. Nous soutiendrons donc qu'aucun de ces vains systèmes n'aurait vu le jour, si leurs auteurs,

que nous supposons avoir été tous de bonne foi , ne
se fussent point écartés de la Nature ; car il est impossible , avec quelque rectitude dans le jugement ,
de ne pas reconnaître le genre de secours qu'elle détermine elle-même d'après les besoins qu'elle éprouve.

SUR LA SAIGNÉE.

Pleins de respect pour l'instinct du cheval marin ,
inventeur, dit-on de la saignée , nombre de médecins ont cru devoir imiter cet animal. Telle est la
force des préjugés , que beaucoup de praticiens ne
peuvent abandonner l'évacuation du sang , quoique
bien pénétrés de ses désastres. L'erreur ou la méprise
des uns , l'incertitude ou l'irrésolution des autres ,
insultent également à la vie des malades , parce
qu'aucun de ces praticiens n'a reconnu la *cause* des
maladies ; aucun non plus ne semble comprendre la
cause qui porte l'hippopotame à se saigner en se déchirant la peau sur les roseaux aigus du Nil qu'il habite. Cet animal ne veut pas se saigner , comme on
l'a dit ; cela est si vrai, ou au moins si présumable ,
qu'on le voit , se sentant affaibli , et comme effrayé
de la perte de son sang , se rouler dans le sable afin
de l'étancher.

Beaucoup de personnes sont dans l'habitude de
dire qu'elles ont du mauvais sang , lorsqu'elles éprouvent des démangeaisons vives , insupportables , à la
peau. Alors elles se grattent , comme le fait l'hippopotame, jusqu'à excoriation et effusion de sang. D'autres attribuent ce genre d'incommodité à la trop
grande abondance de ce fluide. Ces jugemens hasardés tiennent à l'ignorance où l'on est de la *cause* des
maladies. On ne se rend pas compte de la matière

qui se mêle avec le sang, et qui cause en général toutes les maladies ou incommodités auxquelles l'homme est sujet. Non, jamais l'homme n'a trop de sang. Les arbres sèchent-ils pour avoir trop de sève?... Ce fluide qui leur donne la vie les fait-il périr?... L'erreur à cet égard est dans presque tous les esprits, et les procédés, qui s'en ressentent, mettent dans toute son évidence la faiblesse des connaissances acquises jusqu'à présent en Médecine.

Malgré tout ce que l'on pourra dire de plus raisonnable contre la saignée, nous n'en pensons pas moins qu'il y aura, pendant long-temps encore, des personnes qui se laisseront séduire par le soulagement trompeur, conséquemment préjudiciable, qu'elle donne assez souvent, au risque de le payer cher dans la suite. Pour un soulagement de vingt-quatre heures, si tant est qu'il ait lieu, on abrège ses jours de dix ans, ou l'on s'expose à passer débilement le reste de sa vie, ou à mourir prochainement.

Il est incontestable que la sortie du sang des vaisseaux est accompagnée d'une portion de la *sérosité* ou fluide humoral qui circule avec lui. C'est à l'évacuation de cette portion de matières, *causes efficientes* de la douleur et de tous les désordres dans la circulation, que l'on doit le soulagement momentané que la saignée ou les sangsues semblent procurer. C'est cette partie fluide des humeurs qui, selon le degré de leur dépravation, donne au sang le défavorable aspect qu'il présente après une saignée. C'est la nature viciée des humeurs, leur consistance, leur couleur, qui l'ont rendu dans l'état de dépravation apparente où on le remarque. C'est donc d'après une grave méprise que l'on dit que le sang est gâté ;

mauvais, échauffé, brûlé, glaireux, âcre, épais, noir, etc.

Toutes cés assertions devraient perdre leur appui, rien qu'au seul aperçu du produit de cette saignée, après qu'il est refroidi; car on voit distinctement, dans le vase qui l'a reçu, la partie sanguine et la partie humorale, alors séparées l'une de l'autre. A-t-on jamais remarqué au sang cette odeur infecte qui est le signe manifeste de la corruption ou de la cor_ruptibilité, que l'on trouverait seulement dans les humeurs, si, en semblable occurence, on les évacuait de préférence au sang? Répondez à cette interpellation, hommes qui vous targuez de savoir, et qui éblouissez vos victimes en vous aveuglant vous-mêmes à la lueur trompeuse du sophisme! Donc le sang est la partie la plus saine, la moins corruptible et la moins altérée. Il peut être chargé de matières gâtées, qui peuvent le gâter aussi; mais les ressources de l'art sont inutiles ou sans efficacité, quand le moteur de la vie est corrompu, puisqu'au moment où le sang est arrivé en cet état, il ne peut plus y avoir d'existence à espérer.

LES SANGSUES.

Oh! quelle fâcheuse nouvelle à annoncer aux riverains des étangs fangeux où se fait la pêche des sangsues! Une branche de commerce, qui n'est pas moins qu'extrêmement productive, se trouve coupée par la découverte que vient de faire l'inventeur de certain instrument nommé BDÉLOMÈTRE, qui vaudra incontestablement à son auteur un brevet d'invention. Au moyen d'une pompe armée de piquans, nos malades ou valétudinaires pourront se *sangsuer* tout à leur aise; ils ne seront plus effrayés par l'aspect de ces hideux reptiles, et n'auront plus l'incertitude de savoir si telle sangsue est venimeuse ou non : le *Bdélomètre* suppléera à tout. Quelle économie pour nos hospices d'humanité! Combien de millions vont rester dans les caisses de nos administrations hospitalières! Mais le *Bdélomètre*, s'il a des succès, ne tuera pas moins les pauvres malades que l'aquatique reptile trop connu sous le nom de sangsue.

Les sangsues remplacent la saignée, et beaucoup de gens les croient moins meurtrières que la lancette. Au dire de certains praticiens, elles sucent le mauvais sang. Plaisante assertion!... Qui leur a fait cette confidence? qui a pu leur prouver que les sangsues ont le goût dépravé au point de s'abreuver, de préférence, de ce sang mauvais qu'ils admettent, ou du sang caillé ou corrompu, quand il en existe en quelques parties? N'est-ce pas débiter des inepties? Et quel homme de bon sens, et tant soit peu réfléchi, ne fait pas prompte justice de ces risibles assertions? Ne vaudrait-il pas mieux convenir franchement que l'usage des sangsues est la plus pernicieuse de toutes les inventions? Est-ce donc un léger inconvénient d'avoir mis dans les mains de tous un instrument d'autant plus meurtrier, que chacun en use sans discernement ni mesure, ainsi qu'on en remarque tous les jours les plus désastreux effets.

Oui, c'est une vraie désolation pour l'homme qui réfléchit, que de voir cette malheureuse portion du peuple s'épuiser, s'éxterminer avec les sangsues, tout en croyant bien faire. Eh! l'on s'étonne de la mort prématurée qui journellement enlève une si grande quantité de jeunes individus! oh! plutôt on

n'en est plus étonné par le passage de l'événement
en habitude ! De même on cessera de s'apitoyer sur
l'état des langoureux ou valétudinaires, tant le nombre en est considérable, et le même spectacle reproduit souvent aux cœurs qu'il endurcit. Quand ré-
réfléchira-t-on ? Quand saura-t-on voir le danger,
le péril là où ils sont ?....

Non-seulement l'effet des sangsues est le même
que celui de la saignée, par rapport à l'évacuation
du sang, évacuation qui occasionne toujours une
perte de substance extrêmement préjudiciable ; mais
les fréquens exemples qu'on pourrait citer à cette
occasion, ne laissent pas subsister le plus léger doute
sur leur action doublement nuisible. Ce à quoi on
fait malheureusement le moins d'attention, c'est
qu'elles fixent sûrement la *fluxion*, qu'elles peuvent
attirer des parties éloignées, sur la partie affectée ;
et ainsi elles rendent la maladie presque toujours
incurable. Combien d'ulcères de différens genres
n'ont pas succédé à la piqûre de la sangsue ? On
dira peut-être que cette sangsue était venimeuse.
Admettons pour un instant la vérité de la supposi-
tion. Il y a donc des sangsues venimeuses? mais à
quel signe, à quel caractère les reconnaître et les
distinguer, autres que ceux d'après lesquels on se
tient en garde contre ces sortes de sangsues? On
aime mieux dire des absurdités que de rester court,
et avouer ingénúment que les accidens divers amenés
par les sangsues sont le résultat naturel de la lésion
faite à la partie du corps qui a subi leurs morsures.
Cette sorte de lésion doit être comparée à celle qui
résulte de toutes causes externes, telles que coups,
chutes, blessures quelconques, puisque, dans ces

cas, on voit la fluxion humorale se porter sur la partie qui a souffert, ainsi que nous en avons rendu compte, chapitre III, en parlant des maladies de cause externe.

Ainsi que dans toutes circonstances où le sang d'un individu est surchargé d'humeurs corrompues, il peut les déposer sur une partie quelconque, surtout celle qui a enduré quelque lésion, de même il arrive que le sang saisit l'occasion d'une issue pratiquée dans le tissu des chairs ou à la peau, pour expulser ces matières. A la faveur du débouché qui lui est donné, la Nature établit une espèce de ruisseau comme elle peut faire dépôt sur la partie blessée ou lésée. Pour tarir ce même ruisseau, et pour éviter les accidens que sa source peut causer dans les parties où elle est située, comme aussi pour prévenir, dans l'autre cas, toutes suites fâcheuses, il faut employer les moyens curatifs que nous indiquons, chapitre XVIII, contre les tumeurs, dépôts et ulcères..

EFFUSION DE SANG EN CAS DE BLESSURE.

Par suite de ce que nous avons dit précédemment, nous soutiendrons ici qu'à l'occasion des chutes, coups, blessures de toutes espèces, où l'on pratique l'évacuation du sang, soit par la lancette, soit avec des sangsues, dans l'espoir de remédier à ces accidens, ou d'en éviter de subséquens, l'on n'est pas plus fondé en raison d'en agir ainsi, que de répandre le même fluide dans le cas de maladies internes ; car tuer pour faire vivre, cela ne se peut. Donc, par une suite de cette vérité, on ne peut admettre qu'il y ait des circonstances où il soit possible de prolonger la vie en en affaiblissant le moteur ; ou bien ce ne serait point abréger la durée de la clarté de la lampe en réduisant le volume d'huile destiné à l'entretenir. Il y aura toujours contradiction et danger dans cette pratique, et plus particulièrement au moment où l'existence du malade est déjà menacée par ces mêmes accidens de cause externe.

On objectera peut-être que la saignée a fait revenir à la connaissance celui qui dans ce cas l'avait perdue, et qu'elle modère les douleurs qui résultent de l'impression de la cause externe. Nous répondrons que pour remplacer ce procédé, et pour obtenir des effets meilleurs, on peut, quant à la perte de connaissance, ou syncope, employer les alkalis ou acides en aspiration, qui produisent, comme on le sait, de bons effets ; quelques liquoreux spiritueux, donnés intérieurement, relèvent la circulation de son abattement ; le blessé ou l'évanoui, mis chaudement dans un lit, le corps entouré, s'il en est besoin, de quelques bouteilles remplies d'eau chaude, pour le réchauffer plus sûrement, éprouve un rétablissement de transpiration, ou une transsudation accélérée, qui, en désemplissant les vaisseaux, favorise le rétablissement d'une libre circulation. Tous ces moyens, ou autres analogues, employés ensemble, produisent l'effet que l'on désire. Pour le second cas, c'est-à-dire quant à l'excitation des douleurs, la même transpiration, par les mêmes moyens, dégage la circulation gênée, et soulage en diminuant la tension des parties membraneuses ou nerveuses ; si les déjections journalières sont en retard, il est bon d'en provoquer la sortie avec des lavemens émolliens ; la purgation, ainsi que nous la prescrivons dans l'ordre de traitement, peut être nécessaire pour expulser les humeurs plus ou moins corrompues qui, ébranlées et déplacées par l'action de la cause externe, sont souvent la cause d'inflammation, d'accroissement de douleurs, de redoublemens, ou autres accidens plus ou moins graves, et pour prévenir tout dépôt ou engorgement.

On dira que le vide opéré dans les vaisseaux, au moyen du sang que l'on a tiré, soit par la lancette, soit avec des sangsues, favorise la circulation interceptée par l'action de la même cause externe. On sait bien que ce qui a donné faveur à l'effusion du sang, et ce qui la maintient, contre toute justesse de raisonnement, ça été, et c'est encore le grand vide que la saignée peut faire, à l'instant même, qui favorise le rapprochement des parties trop distendues. Mais nous dirons avec conviction, que l'effet le plus certain d'après l'évacuation du sang, c'est que le fluide humoral, ou la *sérosité*, plus ou moins acrimonieuse ou mordicante, dont les cavités se déchargent alors, vont remplir le vide des vaisseaux et remplacer le sang qui en est sorti ; et voilà comme le sang, de pur qu'il était, vient à s'altérer. Certes, l'homme serait trop malheureux s'il ne pouvait obtenir de soulagement qu'aux dépens de sa propre existence, et s'il n'éprouvait de calme en ses douleurs, qu'en perdant la faculté de les ressentir.

Beaucoup de personnes croient que les saignées délivrent du sang meurtri ou caillé. Qu'on veuille bien ouvrir les yeux, et l'on verra que, sur ce point, l'erreur est portée à son plus haut degré. Il est sûr que c'est un sang très-limpide qui sort par l'ouverture de la veine, et que le sang caillé, s'il y en a, reste dans les vaisseaux qui ont été plus ou moins

lésés. Il est également certain que l'affaiblissement
de la circulation, opéré par la saignée, ou par la
cause externe elle-même, s'oppose à ce que le mouvement circulaire raréfie ce même sang, et l'expulse
par les voies des excrétions. Dans ce cas, une tasse
de bon vin vieux, coupé avec une petite partie d'eau,
dans laquelle on a fait bouillir un peu de cannelle,
avec quantité suffisante de sucre, est un breuvage
qui donne du ton ou de l'action aux vaisseaux, et
produit sûrement des excrétions, à la faveur desquelles le sang se dépure : autrement il peut être
forcé de déposer.

Cependant si le blessé vient à éprouver une fièvre
intense, la purgation est sans doute à préférer à ce
breuvage tonique, qui ne peut convenir qu'après
cessation de l'accès. Mais il est presque toujours possible de faire usage de ce tonique dans ces cas,
comme dans les cas généraux de maladies purement
internes, où ce même breuvage est recommandé
pour relever les forces de l'abattement causé par
la maladie, ou la violence d'une crise quelconque ;
alors on le donne à la quantité de quelques cuillerées, à des distances assez rapprochées, selon que
l'intelligence peut facilement en régler l'usage, pour
fortifier le malade.

On est persuadé que l'ouverture de la veine, ou
l'usage des sangsues, sont un préservatif contre tous
engorgemens ou dépôts à l'intérieur, qui, par suite
d'accidens de cause externe, auraient, dit-on, lieu
sans cette précaution.... Mais le seul bon sens n'in-
dique-t-il pas que, pour prévenir sûrement un dépôt, il faut d'avance évacuer les matières qui pourraient être employées à le former ? Or, la saignée

n'ayant point le pouvoir d'expulser ces matières et ne faisant qu'un vide qui se trouve bientôt comblé par elles, ne peut que favoriser l'établissement de ce dépôt ; c'est donc dans ce cas, comme dans tous les autres, par erreur qu'on la pratique, et qu'on la remplace par les sangsues.

L'évacuation du sang est indubitablement un fléau introduit par la Médecine ancienne et moderne, et rien n'annonce la fin de son règne sur la malheureuse espèce humaine. Combien de victimes de l'effusion du sang ne se sont pas offertes à nos regards, et, en nous contristant, n'ont-elles pas excité notre pitié ! Les vaisseaux vides de sang, et remplis de la corruption qui s'est infiltrée au fur et à mesure que les veines ouvertes ont versé le principe de la vie.... L'enveloppe du corps imprégnée de bile corrompue, ou autres fluides non moins débilitans, et ne présentant plus qu'une livide couleur.... Les lèvres pâles... Les yeux mourans.... L'affaiblissement total, une fin prochaine.... Comment à l'aspect d'un tel désastre, celui qui en connaît bien la cause, et qui l'indique si charitablement, pourrait-il se contenir, et ne pas traiter de barbares jusqu'à ceux-là mêmes qui, par leur insouciance, s'en rendent tous les jours encore, à peu de chose près, les complices....

LE MERCURE ET LE QUINQUINA.

Il est encore d'autres fléaux que l'effusion du sang, qui ne sont guère moins à redouter ; notre devoir est de les signaler.

Le mercure, quelque motif que l'on ait pour l'administrer, et quelle que soit la manière d'en déterminer l'emploi, est toujours, par sa nature, un des

plus grands ennemis de l'espèce humaine ; il en
sera parlé plus amplement en dissertant sur les maladies contre lesquelles ce minéral est spécialement
employé.

Le quinquina peut être regardé comme la cause
d'une infinité d'accidens, trop souvent irrémédia-
bles, dont il sera cité plusieurs exemples, en parlant des fièvres intermittentes et autres maladies
dénommées en cet Ouvrage. Cette espèce de tonique
ne peut prendre faveur que dans la pensée de ceux
qui ne trouvent pas la cause de l'atonie, ou le défaut de ton, dans la *cause* des maladies, qu'ils sont
encore loin d'avoir reconnue.

BAINS EN GÉNÉRAL.

Les bains sont presque toujours pernicieux ; si
leurs mauvais effets étaient bien connus, on ne se
permettrait que le bain de propreté. Disons mieux,
on se laverait au besoin, et on ne se baignerait jamais selon ce que nous entendons par ce mot, ou
qu'il est abusé du bain proprement dit. C'est une
erreur de croire que l'on puisse, sans danger, mettre le corps humain infuser, soit à chaud, soit à
froid, pendant long-temps ; autant vaudrait nier la
détérioration évidente des corps infusés, ou bien
encore, ranger l'homme parmi l'espèce des animaux
amphibies, au risque de faire une grossière bévue.

BAIN CHAUD.

Il est incontestable qu'un instant après l'immersion dans le bain chaud, les veines deviennent plus
saillantes, et que cet état, par rapport à elles, se
manifeste d'une manière extrêmement prompte : c'est

alors que commencent les dangers du bain. Les vaisseaux qu'on ne voit pas se gonflent comme ceux
qui sont apparens, et les gros comme les petits subissent la même loi. Pourquoi cette augmentation
de volume des vaisseaux, si ce n'est d'abord parce
que la chaleur de l'eau les dilate ; qu'ensuite de
cette dilatation ils peuvent contenir une plus grande
quantité de fluide que celle qu'ils renfermaient auparavant, et parce que le diamètre en est agrandi.
L'évanouissement qui arrive à beaucoup de personnes dans le bain chaud, ne peut avoir d'autre cause
qu'un excessif relâchement des vaisseaux par la présence d'une trop grande quantité de fluide humoral,
venue des cavités, et qui gêne la circulation du sang,
comme elle menace de l'intercepter.

Un docteur qui, vraisemblablement, ne se croyait
pas moins que très-habile dans l'art de guérir, nous
a écrit sous le voile de l'anonime pour critiquer notre opinion à ce sujet, ou, ce qui est mieux dit, insul-
ter la Vérité dans notre Méthode, et pour nous apprendre, peut-être, que le calorique produit la dilatation des vaisseaux : dilatation que, dit-il, nous
voulons bien prendre pour un surcroît de fluide dans
ces mêmes vaisseaux. Nous n'en soutiendrons pas
moins que cette surabondance que nous signalons,
provient de la masse des humeurs fluides, concen-
trées dans les cavités, qui la déchargent dans les
voies de la circulation, au fur et à mesure que se
fait la dilatation par la chaleur du bain. Le même
savant nous a demandé où se trouve la source de
ce même fluide, et par quelle voie il s'introduit dans
la circulation ? Nous lui disons que cette source tient
à celle du sang, ainsi que nous l'avons déjà annoncé

dans le chapitre IV, et nous désirons que ce docteur, pour le bien de ses malades, se trouve satisfait du compte que nous rendrons, chapitre VII, de la manière dont le fluide humoral est distribué à toutes les parties du corps.

On remarque à l'égard de la personne sortie du bain, que les vaisseaux reprennent peu à peu leur état naturel, et que les gros comme les petits se rétablissent dans leur dimension ordinaire. Il n'est pas douteux que l'absence de la chaleur fait cesser la dilatation ; une température opposée resserre les veines : celles-ci refoulent la portion de fluide qui doit retourner aux artères. Mais, dans ce cas particulier, la *sérosité* qui a accompagné les fluides durant l'effet de la dilatation, et qui a pu, à l'aide des vaisseaux les plus déliés, dilatés comme les autres, se porter dans le tissu des chairs, sur les membranes tendineuses et nerveuses, jusqu'au périoste et le corps osseux, ne peut que difficilement se raréfier. La *sérosité*, trop abondante, ou excessivement acrimonieuse, s'arrête presque toujours sur quelques-unes de ces parties. Aussi remarque-t-on fréquemment que les bains chauds, qu'on voulait opposer aux accès de la douleur, l'ont augmentée au lieu de la diminuer. Combien d'exemples de malades sortis perclus du bain ne pourrait-on pas citer ! Combien d'autres leur ont dû les exostoses, les ankiloses, et autres fâcheux résultats qui les ont assaillis ! Combien enfin ont trouvé, dans les bains chauds, le terme de la durée de leur vie, parce que la plénitude humorale a arrêté tout à coup la circulation du sang, qui n'a pu vaincre la résistance. Les illusions trompent, mais les faits éclairent et ne trompent jamais.

Tous nos théoriciens en calorique ne peuvent pré-
texter cause d'ignorance sur ces accidens trop fréquens et si multipliés : accidens que le public connaît aussi bien qu'eux. Prétendront-ils que la matière
de la chaleur en soit la seule cause ? oui assurément,
puisqu'ils nient, contre toute raison, jusqu'à la présence des humeurs dans les vaisseaux sanguins.

BAIN FROID.

Le bain froid, comme on le sait, produit des effets
différens et opposés à ceux du bain chaud. Il resserre tellement les vaisseaux, qu'à peine s'il paraît
une veine sur le corps. Il renvoie donc vers leur
source les humeurs fluides existantes dans les vaisseaux au moment où l'individu se met dans le bain.
Mais si le retour des fluides ne peut se faire vers le
centre du corps , ne faut-il pas que le sang cesse de
circuler, et que la compression des vaisseaux tue le
malade, ou qu'elle occasionne de graves accidens?
En supposant qu'il ne se fasse point d'engorgement
dans la circulation, il faut donc qu'il y ait épanchement quelque part; car il y a surabondance en raison de la réduction du diamètre des plus gros comme
des plus petits vaisseaux ; et c'est particulièrement
dans ceux-ci que la *sérosité* s'arrêtera, faute de pouvoir se raréfier. De là les accidens de toute nature
que l'on a le plus souvent à redouter de l'usage du
bain froid.

BAIN SULFUREUX , BAIN DE VAPEURS , etc.

Depuis quelques années l'usage des bains de va-
peurs, des bains sulfureux, des bains d'eaux ther-
males, s'est fortement introduit en Médecine ; et
tous les jours on voit s'accroître les établissemens de

ce genre. Nous le dirons, parce que c'est la vérité, notre pratique ne nous a pas fourni un seul exemple de succès obtenus par ces bains factices. Tout au plus ont-ils l'avantage d'être rangés dans la classe des palliatifs. De combien de regrets tardifs n'avons-nous pas été le dépositaire de la part de malades qui avaient accordé une confiance excessive au praticien qui les leur avait conseillés, et dont ils avaient trop aveuglément suivi les avis ! (Voyez, entre autres, le numéro 237 des faits de pratique.)

CONCLUSION SUR LES BAINS.

Sous quelque rapport que l'on envisage les bains, en général, on ne voit qu'inutilité ou danger dans leur usage, excepté le cas où il en est prudemment usé, comme nous l'avons dit, pour la propreté du corps. Vainement voudrait-on, en produisant une dilatation des vaisseaux, provoquer une transsudation d'humeurs par le bain chaud, et donner du ton aux parties par le bain froid ; la vérité est qu'ils ne peuvent que laisser s'invétérer les douleurs ou affections, et les rendre incurables, surtout si l'usage de ces bains a été longuement suivi. Et comment ces bains, ces douches, ces fumigations, venus tant à la mode, pourraient-ils être des moyens curatifs ? Font-ils sortir des corps la source des matières qui causent les maladies ? Non. Ces moyens, comme tant d'autres, n'ont donc été mis en pratique que par faute d'avoir reconnu la *cause* des infirmités humaines, ou comme si on avait fait vœu de s'éloigner de la Nature. Il faut cependant s'en rapprocher le plus près possible, si enfin l'on veut avoir un art de guérir.

LES EAUX MINÉRALES.

On semble encore fonder un grand espoir sur les
eaux minérales. Ce moyen, prétendu curatif, est généralement dispendieux ; par conséquent il ne peut
convenir qu'aux malades riches ; mais toutefois ce
n'est qu'un palliatif, qui ne peut faire quelque bien
qu'autant que la récréation en peut produire, ou
qu'il est employé comme sujet de diversion. Assez
ordinairement après avoir traité un malade pendant
long-temps, et quand le domaine de la Médecine
pharmaceutique a été à peu près épuisé, on l'envoie aux eaux. C'est une sorte de stratagème que
n'approuvera pas un médecin qui a reconnu la *cause*
des maladies, et qui s'est bien pénétré des moyens
de la détruire, parce qu'il lui est démontré que si,
pour rétablir la santé, on eût d'abord employé les
moyens curatifs que la Nature offre au discernement
de l'homme, on aurait guéri le malade en huit ou
dix jours ; on lui eût, par conséquent, évité, avec
ses souffrances, un long et dispendieux voyage, et
la peine de boire une si grande quantité d'eau, la
plupart du temps sans avoir soif.

Pour le surplus de notre pensée sur les eaux minérales, on peut se reporter aux chapitres XIX et
XX du Charlatanisme démasqué, servant d'introduction à notre Ouvrage in-4°, page 58 à 63 ; on y
trouve une force irrésistible de raisonnemens clairs
et lumineux.

LES SPÉCIFIQUES.

Les spécifiques, ou remèdes prétendus propres
à l'annihilation de certains maux, font encore
l'espoir des amateurs du merveilleux, de ces gens

qui ont le malheur de ne point vouloir comprendre
la *cause* des maladies, même après qu'elle leur a
été démontrée et prouvée par des faits nombreux.
Il est vrai que presque tous ces remèdes sont faciles
à administrer, et qu'ils ne contrarient point trop les
malades. C'est tout ce qu'il faut pour qu'ils n'en
soient point rebutés, et pour qu'ils y aient une
confiance aveugle et illimitée. Ils les accompagnent
au tombeau, mais il est d'usage et de mode de s'endormir devant ce péril imminent. Quelques-uns de
ces spécifiques, parmi ceux qui se vendent assez
cher, et dont la base n'est souvent rien moins que
le poison, ne manquent point de partisans parmi les
gens qui se piquent de savoir; parce que la chimie
a fini par les convaincre qu'on peut empoisonner
hardiment, quoiqu'il soit plus raisonnable d'évacuer les matières gâtées ou corrompues. Des savans
admettent en principe qu'un poison détruit l'autre;
et voilà les viscères du pauvre malade transformés
en laboratoire de chimie. Autant nous avons de motifs pour reconnaître l'utilité de la chimie, lorsqu'elle
est appliquée aux arts en général, autant nous mé-
connaîtrons qu'elle puisse conduire l'art de guérir
au point de perfection, si fort à désirer, sans au
préalable avoir reconnu la *cause* des maladies dans
toute l'intégrité qui la caractérise.

Nombre d'auteurs de spécifiques ont souvent été
traités de charlatans. Il se peut que cette qualification
leur fût justement acquise; mais combien de fois ne
l'ont-ils pas reçue de la part d'hommes qui la méri-
taient plus qu'eux, et qui, comme on le dit tout pro-
verbialement, n'avaient *pas l'air d'y toucher :* c'est
encore de même aujourd'hui. Les personnes réflé-

chies sentent assez que ces fameux remèdes n'auraient jamais eu une grande célébrité si leurs inven-
teurs n'eussent sollicité et obtenu le privilége de
garder le secret de leur composition, et de les vendre à leur singulier profit. Ce privilége, selon
toute apparence, les rendait beaucoup plus efficaces
aux yeux des dociles consommateurs.

Habitué, par principes, à rechercher la *cause* de
tous les effets, nous avons trouvé que les charlatans
ne sont nés que de l'insuffisance de la Médecine. Disons aussi, puisqu'on peut le remarquer journellement, que certains personnages ont plutôt fait un
charlatan, qu'ils n'ont guéri un malade. On mérite
souvent à leurs yeux cette qualification, rien que
pour s'être frayé une route qui leur est inconnue, et
qu'ils ne veulent pas même connaître. Celui-là même
qui recule les bornes de l'art, est, à leur avis, une
espèce de novateur digne de tous les anathèmes. On
lui prodigue alors les qualifications les plus odieuses, ce qui n'exige pas un grand effort de génie ;
tandis que, pour guérir, il faut avoir assez de bon
sens pour reconnaître un principe vrai, et assez de
talent pour le mettre en pratique. Mais lorsque des
milliers de malades attestent leur guérison, inutilement tentée par ces hommes si prodigues de qualifications odieuses, où est le charlatan ?

Cependant il est de *fieffés* charlatans : or, quels
sont-ils ? au sentiment de plusieurs bons juges, ce
sont ces hommes que le vulgaire reconnaît le moins
pour tels ; ce sont toujours ces hommes qui ont l'habitude de se faire grands, en proportion de ce qu'ils
savent rapetisser les autres ; enfin, ce sont des charlatans privilégiés, dont les titres sont écrits sur leur

figure hypocrite, recouverte du masque de la philan-
thropie, et qui se laissent lire en gros caractères par
celui qui l'a soulevé.

Pourquoi persiste-t-on, contre toute évidence, à
méconnaître la *cause* des maladies, et les moyens
qui existent pour la détruire ? si on voulait ouvrir
les yeux à la lumière, il n'y aurait plus ni charlatanisme ni charlatans, ni dupes, parce qu'il ne serait
point possible d'en imposer à un public éclairé.

La manie de rechercher des remèdes attaque depuis long-temps les esprits, et elle n'est pas encore
près de se calmer. On a cru, à une certaine époque,
les végétaux, et même les minéraux trop pauvres
pour en fournir en raison du besoin. La curiosité s'est
portée sur les animaux ; et que le lecteur veuille bien
nous passer les termes dont nous sommes obligés de
nous servir, jusqu'à leurs excrémens, tout a été ana-
lisé et mis à profit. Par exemple : la fiente de bre-
bis contre la jaunisse ; celle de cheval contre la pleurésie et la colique ; la fiente de porc, prise intérieurement pour arrêter les hémorrhagies ; le scarbot-
fouille-merde, contre la goutte et la pierre ; le
hérisson, en décoction, contre le pissement involontaire ; la fécalité humaine contre l'esquinancie,
les fièvres, la goutte ; les poux, avalés au nombre
de cinq ou six, pour guérir la fièvre et contre la
suppression d'urine ; la fiente de loup contre la colique ; les punaises, contre la fièvre, contre la
suppression d'urine, pour faire sortir l'arrièrefaix ;
la fiente de vache, contre la colique, la pleurésie,
pour dissiper le gravier, pour effacer les taches du
visage ; enfin mille autres sottises de cette force ont
été données et reçues pour des découvertes pré-

cieuses ! Telles sont la force de l'esprit et la vigueur du jugement dans certains individus qui croient, avec des rêveries, avoir proclamé des recettes utiles à l'humanité.

Admettre qu'il puisse exister des remèdes spécialement propres à la curation de chaque maladie, c'est supposer que les maladies soient différentes les unes des autres, par rapport à la *cause* de chacune. C'est, n'en déplaise aux partisans de cette erreur, comme si l'on disait que les maladies sont autant d'animaux carnassiers qui cherchent à dévorer quiconque refusera de les alimenter, et que nul n'évitera ce malheur qu'en leur donnant l'aliment analogue à leur goût particulier. L'embarras redouble quand tous les jours on voit éclore de nouvelles maladies, ou plutôt de nouvelles dénominations, et très-scientifiquement classées par genre et par espèce, dont les goûts doivent être extrêmement diversifiés. Les néologistes ont voulu adapter aux maladies de l'espèce animale les Méthodes des Jussieu, des Linnée pour la botanique. On se sentirait presque frappé d'une espèce de sentiment d'étonnement à la vue de ces efforts d'imagination, tant le vulgaire prend tout cela pour de la science ; mais si l'on réfléchit tant soit peu, on ne tarde guère à s'apercevoir que ce n'en est pas même la superficie. Appelons la chose par son nom : c'est la source d'une fourmilière d'erreurs, ou l'effet d'une erreur capitale.

Les rafraîchissans, les absorbans, les calmans.

L'usage des rafraîchissans, en général, et l'emploi des moyens propres à produire du refroidissement, reposent sur l'intention de combattre la chaleur excessive et brûlante. On raisonne tout autrement après qu'on a reconnu la cause de cette chaleur, telle qu'elle est expliquée, chapitre premier de cet Ouvrage, et on ne peut plus douter de la fausseté de ce système, quand il est démontré que ces prétendus moyens détruisent sûrement la chaleur naturelle; qu'ils sont de toute nullité contre la chaleur étrangère, ainsi que l'on pourrait s'en convaincre par la seule réflexion que voici : Qui pourrait avancer que la chaleur naturelle ait une autre cause, pour la produire, que la libre circulation du sang, et que de la gêne que ce fluide éprouve, ne dérive pas la cause du froid, ou de toutes les parties du corps, ou de quelques-unes seulement? Or, il faut à propos protéger la chaleur naturelle, et détruire la froidure par l'expulsion des humeurs alors comme glaciales qui la produisent.

Les absorbans diminuent peut-être l'acrimonie des humeurs. Les calmans en modèrent quelquefois la fougue et l'effervescence. Les narcotiques ou somnifères, n'ôtant pas davantage qu'eux la *cause* de la douleur, ne sont pas sans danger, par la seule raison qu'ils annullent le sentiment, et que c'est de cette manière qu'ils agissent quand ils calment la souffrance. Mais annuler la faculté de ressentir, c'est équivalemment anéantir le principe de la vie. D'après ces systèmes, on peut soulager momentanément un malade; mais aussi on peut le placer sur un volcan dont l'éruption sera d'autant plus redoutable, qu'elle aura été plus retardée. Cette pratique n'est donc propre qu'à entretenir les malades en langueur et les conduire à la mort; n'administrant que de vains palliatifs, elle ne décharge pas la

Nature de la masse d'impuretés qui la fatiguent. Enfin, cette espèce de moyens ne peut être tolérée que dans les cas où un malade n'est point susceptible du traitement curatif.

LA DIÈTE.

Ce n'est pas raisonner sagement que de mettre un malade à une diète outrée, lorsqu'il désire des alimens et qu'il peut en user ; c'est par la diète que l'on force les veines lactées, dont il sera parlé, chapitre VII, à filtrer, à défaut d'alimens dans l'estomac, et en place de chyle, des humeurs plus ou moins corrompues, qui vont emplir les vaisseaux et surcharger le sang, tandis qu'il faut, au contraire, le dépurer en lui donnant les moyens de se récupérer de ses déperditions. Voilà une des principales causes occasionelles de l'affaiblissement, de la pâleur, de l'œdème, de la maigreur du marasme, du desséchement, qui anéantissent le principe moteur de la vie, et précipitent les malades au tombeau. (Voyez la Gazette des Malades, n°s 22 et 72, en notre volume in-4°.)

ÉLECTRICITÉ, MESMERISME, GALVANISME.

Le domaine de la Médecine est depuis long-temps exploité comme celui de l'Astrologie. L'esprit s'élance à perte de vue toutes les fois qu'il n'y a pas de point de départ, ou parce qu'on l'a méconnu. Il en sera toujours de même, tant qu'on ne se sera point attaché à un principe fondamental, et la divagation enfantera continuellement des systèmes et des curiosités scientifiques dénuées également de toute utilité.

L'électricité fut à peine découverte qu'elle trouva,

parmi ses admirateurs, bon nombre de savans qui
prétendirent l'appliquer au traitement des infirmités
humaines. La renommée emboucha sa trompette, et
publia des phénomènes qui ont été regardés comme
étonnans. La commotion électrique produisit des
effets assez singuliers sur des sourds, des paralyti-
ques et autres malades. Plusieurs s'en sont trouvés
soulagés; on a même dit qu'il y en avait eu de
guéris. Parut ensuite le docteur MESMER, médecin
allemand, qui convertit l'électricité en magnétisme.
Cet homme, instruit, bon physicien, doué de grands
talens, et né avec beaucoup de sagacité, n'ignorait
de rien, excepté, n'en déplaise à ses partisans, les
principes de l'existence humaine, les fonctions vitales,
animales et naturelles, et la *cause* des maladies,
qui lui était assurement fort étrangère. Il crut qu'il
pouvait faire des miracles, ou des choses surpre-
nantes, et surtout que d'après sa découverte on pourrait guérir les malades sans être médecin, et même
sans emploi de remèdes, ce qui eût été vraiment
ravissant.

Connaissant l'esprit humain, il n'est pas allé chercher ses prosélytes parmi la populace; il a su choi-
sir des savans, des demi-savans (c'était le plus grand
nombre), des gens à caractère, habitués à dire de
grandes choses, mais à n'en faire souvent que de
très-médiocres. Entre autres, un écrivain brillant
voulut bien prodiguer son talent, au point d'aller
chercher dans l'autre monde le grand Newton et
Descartes, pour leur assimiler le célèbre Mesmer;
puis, affirmer que les guérisons du magnétisme sont
inséparables de la pesanteur de l'air et des calculs
de l'astronomie. Certes, un tel prôneur a bien mé-

rité des magnétiseurs, ainsi que des amateurs du beau et du merveilleux.

Un des grands prosélytes de Mesmer, fut le comte de P...., qu'on suppose avoir opéré soixante guérisons par les effets du magnétisme, constatées par des certificats bien légalisés. Il est malheureux que, malgré leur légalisation, ils ne prouvent pas l'authenticité des faits. Ils ont été signés ou délivrés précisément dans le temps du traitement magnétique; tandis que la prudence, comme la bonne foi, exigent qu'il soit laissé un intervalle convenable pour qu'on soit fixé sur l'origine de la maladie, sur le succès du traitement, et sur la stabilité des guérisons, dont on ne peut être bien assuré qu'après un délai au moins d'un an. C'est une précaution que devraient toujours prendre les hommes qui sont avides d'attestations écrites; et les guérisons par le magnétisme n'étaient pas assez vraisemblables pour que leurs auteurs pensent s'exempter de cette formalité indispensable.

Le praticien a qui le sentiment de ses succès préférera toujours les acclamations d'une célébrité basée sur des faits notoires et incontestables, à ces attestations qui pourraient être soupçonnées de ne pas avoir été à l'abri des influences de l'importunité.

M. le comte de P.... commença donc à prouver les heureux effets du magnétisme animal par la résurrection d'un petit chien qui n'était pas mort, mais qui avait été seulement étourdi par une chute; plus, par la guérison d'un officier tombé d'un coup de sang, qu'il a même guéri, dans l'espace de dix jours, des blessures qu'il s'était faites en tombant : ce qu'un autre eût pu faire sans recourir au magnétisme.

3*

Cet homme, savant dans l'art de guérir à la faveur du magnétisme animal, a aussi guéri un enfant de deux ans, soi-disant épileptique ; puis, un autre, âgé de quatre mois, aussi épileptique, a-t-on dit. Voilà qui est, sinon incroyable, au moins très-étonnant, puisqu'on ne peut reconnaître le caractère de cette maladie que dans un âge plus avancé. Si tous les enfans qui ont des convulsions dans les premières années de leur existence, étaient épileptiques, l'épilepsie serait un fléau plus généralement répandu qu'il n'est. Ceci n'a heureusement point d'exemple, et laisse au moins apercevoir combien on serait dupe d'accorder sa confiance à des certificats qui ne reposent point sur l'exacte vérité.

Les magnétiseurs parlent d'un fluide qui existe réellement, et qui produit des effets surprenans dans les corps malades ; mais, du moins en apparence, ils ne sont point assez instruits pour en donner la définition, ni en citer l'origine. Ils mettent souvent en convulsions les personnes malades qu'ils magnétisent, et ne peuvent y mettre celles qui se portent bien. Ils n'en disent point la raison ; donc ils laissent croire qu'ils ne la connaissent pas. Ils plongent les malades dans l'assoupissement, sans expliquer ce qui cause ce sommeil. Ils dérangent le cours des esprits, ils excitent dans leurs malades des rêveries différentes ; mais ils n'en définissent aucune de manière à en expliquer la cause.

Il paraît que le magnétisme animal est aussi végétal ; puisque les praticiens en magnétisme prétendent magnétiser les arbres, et que ceux-ci peuvent magnétiser les malades.

En 1784, les magnétiseurs obtinrent du gouver-

nement qu'il serait nommé une commission pour juger de l'existence et de l'utilité du magnétisme animal. Cette commission fut choisie dans la classe des
académiciens et des grands médecins. Mais comme
l'objet de cette découverte paraissait heurter de front
la Médecine, et y opérer une révolution qui devait
lui être très-préjudiciable, en guérissant tous les
malades sans emploi de remèdes, les médecins,
craignant apparemment la chute de leur état et la
ruine des apothicaires, dont ils ont dû prendre les
intérêts, ne voulurent ni voir ni entendre les beaux
phénomènes du magnétisme animal; en conséquence
ils firent un rapport qui ne fut point favorable aux
magnétiseurs. Ceux-ci se sont récriés contre cette
commission de savans, qui n'a pas voulu concevoir
les effets du magnétisme; et, dans leur colère, ils
ont blâmé les médicamens employés par les médecins, sans toutefois en citer les mauvais effets,
car il ne paraît pas qu'ils fussent de grands phar-
maciens.

Ce qui a pu faire beaucoup de tort à la réputation
des magnétiseurs, c'est qu'ils ne savaient pas se
guérir eux-mêmes, ni guérir davantage ceux qui
leur appartenaient. Ils avaient recours à la Médecine
avec plus d'empressement encore que ceux qui
étaient totalement étrangers à cette prétendue découverte.

Néanmoins, quoi qu'on ait pu dire du magnétisme, il a conservé de nombreux partisans qui
s'augmentent assez rapidement, et l'Académie de
Médecine s'en est assez occupée pour avoir nommé
une commission temporaire, prise dans son sein.
Nous n'avons plus qu'à en attendre des *expérimen-*

intions telles qu'une autre commision naguère a prouvé qu'elle en savait faire : Prenons patience, et attendons.

Suivant une opinion sagement émise sur le magnétisme, opinion que nous partageons, il paraît que tous ces phénomènes tant remarqués et si miraculeux, se réduisent aux effets de l'électricité répétée jusqu'à l'entière résolution des fluides qui causent la maladie, devenue l'objet des opérations du magnétisme. C'est parce qu'il en est ainsi, que beaucoup de malades, après avoir reçu la commotion, tombent, les uns dans l'assoupissement, les autres en convulsion ; où ils éprouvent tous autres effets, que les magnétiseurs appellent des crises, quoiqu'aucune évacuation ne s'ensuive. On ne peut qualifier ainsi le sujet de leurs remarques, puisque crise et évacuation, dans ce cas, sont deux mots synonymes. Ces effets se bornent donc à la dissolution et résolution de la portion du fluide humoral qui repose à la partie affectée, et que les commotions font rentrer dans la voie générale de la circulation. Il peut résulter des soulagemens de ces mêmes effets, comme ceux-ci peuvent exciter le mal, selon la direction ou la position que la *fluxion* prend en définitive ; car il faut qu'elle se fixe quelque part. Mais, certes, ces effets ne peuvent être suivis de guérison, parce que les maladies n'étant causées que par des matières corrompues, les malades ne peuvent être guéris que quand la Nature en est entièrement délivrée ; et ils ne l'en délivrent pas.

Si l'on voulait reconnaître la *cause* des maladies et les moyens de la détruire, on ne recourrait point à ce qui a tout l'air de puérilités, comme on n'atta-

cherait pas plus de prix à la découverte de Galvani,
qui a cru pouvoir ressusciter les morts.

N'est-il pas temps enfin que l'homme sorte de cet
état d'incertitude et d'ignorance qui le réduit à
avouer, à répéter sans cesse, que ce qu'il connaît le
moins c'est lui-même ! et quand pourra-t-on cesser
de dire que les gens qui ont beaucoup d'esprit sont
ceux qui, en Médecine, montrent le moins de jugement, et repoussent le plus fortement les vérités
évidentes ?....

TOPIQUES, EXSUTOIRE A LA PEAU.

Tant qu'on ne saura traiter les malades que par
topiques, qu'on ne les médicamentera que par
dehors, on ne prouvera point que l'on connaisse
bien le dedans du corps humain, et on ne guérira
jamais aucun malade. Comment peut-on espérer le
retour à la santé ; comment peut-on se flatter de sauver la vie à un malade par l'apposition, sur la partie
souffrante, de tous ces ingrédiens, dont, en général,
se composent les topiques ? tout le monde en connaît
assez le résultat, puisque personne n'ignore que nul
individu ne pourrait être sustenté par des alimens
extérieurement appliqués : l'effet est le même, et par
conséquent, la comparaison juste.

Parmi ces topiques, il en est un qui est souvent
utile, mais dont l'abus l'emporte de beaucoup sur
son utilité, parce qu'on lui donne plus de propriété
qu'il n'en a réellement : c'est l'emplâtre VÉSICATOIRE.

La propriété, ou l'effet de cet emplâtre, est d'attirer à soi la *fluxion* que nous avons fait connaître
dans le chapitre premier, et qui existe en toute maladie, en tous accidens qui dépendent de l'altération

des fluides. Cette matière circule dans les vaisseaux avec le sang ; une portion en peut être rassemblée ou déposée sur une partie quelconque; elle occasionne la souffrance , elle aggrave l'accident survenu ; de même elle peut détruire un organe plus ou moins promptement. Le mérite de cet emplâtre est de produire l'effet de l'attraction ; par conséquent , il peut détourner la *fluxion* , l'empêcher de séjourner là où le sang vient de la déposer ; comme aussi la changer de place, après qu'elle s'est rassemblée ou fixée en quelqu'endroit que ce soit. Mais ce topique, qui ne fait que changer la *fluxion* de place, n'en peut évacuer la totalité par sa force attractive ou ses vessies exsutoires, et encore moins expulser les matières contenues dans les cavités d'où la *sérosité* tire sa source.

C'est pour cela que nous ne considérons les emplâtres vésicatoires que comme un auxiliaire du traitement général de notre Méthode , et pourquoi nous disons que celui-ci doit être continué en présence du vésicatoire , qu'il doit être conduit comme si on n'avait pas fait usage de ce topique ; enfin dirigé de la même manière que celle indiquée aux quatre articles de l'ordre de traitement qui sera tracé, chapitre XX de cette Méthode.

Dans le cours de cet Ouvrage , on aura l'occasion de faire connaître beaucoup de cas où l'emploi de ce topique est nécessaire, même indispensable. En principe général, mal à propos appliqué , il ne serait le plus souvent suivi d'autre inconvénient que de faire inutilement souffrir le malade ; cependant il ne faut pas ignorer qu'il peut apporter la gangrène à la partie où il est apposé. Cet accident peut arriver aux malades dont les humeurs sont d'une très-mauvaise nature, à ceux à qui l'on aurait apposé les vésicatoires avant d'en avoir expulsé une suffisante quantité; c'est alors que la gangrène apparaissant, la purgation doit être activée en raison du besoin, à l'effet d'évacuer promptement la matière grangreneuse.

Pour que l'on puisse retirer de l'apposition de l'emplâtre vésicatoire, par rapport à l'attraction ou dérivation de la fluxion humorale qu'il a pour objet d'opérer, tout l'avantage qu'on doit en attendre, il importe de raisonner la dimension de cet emplâtre. Il est sûr que plus la circonscription en aura d'étendue, plus il aura d'action, et plus les effets, par conséquent, en seront salutaires et certains. Nous ne balancerons point à conseiller, pour celui des jambes, une dimension telle qu'elle puisse s'étendre sur toute la partie charnue connue sous le nom de mollet, et depuis pour ainsi dire le jarret jusque tout près des chevilles du pied; quant aux autres endroits du corps, nous recommandons la même dimension proportionnellement à l'extension de leur partie charnue. Rarement il peut être nécessaire d'entretenir le vésicatoire dans la même étendue que celle de son apposition; on rétrécit donc les emplâtres suppuratifs employés au pansement, en desséchant le surplus avec les sicatifs ordinaires, selon qu'on le juge convenable; mais du reste il faut chercher à produire de grands effets pour obtenir plus sûrement d'heureux résultats.

Ce serait une méprise que d'apposer le vésicatoire à la place même qu'occupe la douleur, ou à l'endroit qui l'avoisine de trop près; car, puisque ce topique attire à soi la *fluxion*, c'est évidemment, en le posant ainsi, surcharger la partie affectée, plutôt que de la délivrer de la portion de cette humeur qui y est épanchée. On se trompe donc si, à l'occasion, par exemple, d'une douleur dans la poitrine, on met un vésicatoire entre les deux épaules, ou sur les vertèbres, ou sur le sternum, selon que cette douleur est fixée vers l'une de ces parties. On se trompe encore si on le fait en vue d'attirer l'humeur au dehors ; car il n'en peut être des effets qu'on semble attribuer au vésicatoire, comme de l'action du tire-bouchon, qui agit directement du dedans au dehors. On devrait savoir qu'il n'y a point de communication par l'enveloppe du corps, avec les parties contenues dans l'intérieur des cavités, et que celles-ci ne peuvent pas se dépurer par la peau, en ce sens encore que l'action du topique ne peut produire l'effet de perforation par le trépan.

Il en doit être de même pour les affections des yeux, des oreilles, et autres parties de la tête ; c'est au moins aux bras que ces emplâtres doivent être appliqués, et non à la nuque, ni derrière les oreilles, comme on le fait ordinairement.

Contre les maladies graves de toute l'habitude du corps, même les parties hautes, les jambes, et quelquefois les cuisses, sont les places les plus convenables pour l'apposition des vésicatoires.

La violence des douleurs locales, ou les dangers que court l'organe affecté, ou le péril qui menace le malade, doivent servir de règle pour déterminer si on les apposera aux deux bras, ou seulement à l'un, aux deux jambes ou à une seule, ainsi qu'à d'autres parties du corps. On est toujours libre d'appliquer successivement le second emplâtre après avoir placé le premier. Il est rarement des cas où l'on doive en appliquer aux deux extrémités, supérieure et inférieure, dans le même moment. Toutefois il n'en peut résulter de préjudice en le faisant.

Plus long-temps les emplâtres restent posés, plus ils attirent de *fluxion ;* par cette raison, on ne doit les lever que lorsque le malade ne peut plus les endurer. Il ne peut plus *les* souffrir quand la *sérosité* ainsi attirée, le fait cruellement souffrir par sa chaleur brûlante ou son acrimonie. C'est par cette corrosion que *l'on* peut juger de la malignité de cette matière, et conséquemment reconnaître, avec la nécessité d'en délivrer le malade, les dangers que son existence a courus, jusqu'au moment où cette portion si nuisible des humeurs a pu être retirée des parties organiques et motrices de la vie.

Non-seulement il ne serait point raisonnable d'ôter les emplâtres avant qu'ils eussent opéré suffisamment, mais ce serait, dans beaucoup de cas, préjudicier aux malades. Nous avons vu une malade, confiée aux soins de PELGAS, garder les emplâtres pendant dix jours, sans en rien ressentir ; ce n'a été qu'après ce temps qu'ils ont attaqué la peau, et qu'ayant déplacé la *fluxion*, concentrée dans la cavité abdominale, et qui s'opposait à toute déjection, il s'est opéré une crise, c'est-à-dire des évacuations considérables qui ont remis cette malade sur pied, de doublement désespérée qu'elle était. Dans le cas d'un tel retard, il peut être utile, à l'appui de ces emplâtres aux jambes, d'en apposer de nouveaux sur les cuisses.

Il arrive que les emplâtres apposés ne produisent pas l'effet espéré ou attendu. Ce non succès peut être

regardé comme la preuve non équivoque d'un fond
de corruption ou de putridité interne. Alors le danger est imminent, quand, dans l'espace d'environ
seize heures, les emplâtres ne se sont pas fait ressentir.

Les emplâtres levés, on peut, après avoir fait
écouler l'eau que les vessies contiennent, les réapposer de nouveau pour quelques heures, à l'effet
d'attirer davantage de ce fluide. Enfin, après qu'ils
sont définitivement levés, on panse les plaies simplement avec du beurre frais, ou un suppuratif quelconque. La continuation du traitement de cette Méthode
abrège beaucoup la longueur ordinaire de ces pansemens, par un prompte guérison.

Quand il est nécessaire de faire porter pendant
long-temps un emplâtre vésicatoire à un bras, à l'occasion de maux rebelles, soit aux yeux, soit à d'autres
parties de la tête, que l'usage de la purgation, quoique
prolongé, n'a encore pu détruire, il faut prendre
garde que son trop long séjour n'altère le bras, soit
en lui ôtant sa substance, soit parce que la *fluxion*,
qu'il fixe sur cette partie, en peut causer le desséchement. Dès que l'on s'aperçoit de cet effet, il faut
apposer un autre emplâtre au bras opposé, et quand
la suppuration y est établie, supprimer le premier.

Plus d'une fois on a remarqué que l'âcreté des vésicatoires s'était portée au col de la vessie, au point
d'avoir arrêté le cours de l'urine. Quand cet accident arrive, il faut lever l'emplâtre, et le réapposer,
si on le juge convenable, après que le malade a uriné.

Nombre de fois on a pu reconnaître qu'un vésicatoire permanent communiquait son âcreté à la masse
des fluides, et qu'un plus long usage de ce topique

aurait causé de grands préjudices aux malades ; il faut donc, dès qu'on s'aperçoit qu'il est nuisible, le supprimer.

On emploie différens autres procédés à l'extérieur, tels que cautère, séton, sinapisme, ventouse, moxa. Sans doute on le fait dans les vues de produire une utile diversion ; mais c'est toujours comme si l'on tirait par les branches l'arbre qui a de profondes racines : il ne cédera point si on ne l'attaque pas directement à ces parties. Ces moyens, comme les calmans déjà signalés pour leur insuffisance, peuvent seulement convenir à la Médecine palliative, dont il sera parlé plus loin.

Les personnes qui, pour cause d'affections chroniques quelconques, entretiennent quelques exsutoires, tels l'emplâtre vésicatoire, le séton, le cautère, remarqueront, dans le commencement du traitement de cette Méthode, à la place de ces topiques, une plus forte éruption ou exsudation de matière que de coutume. Il en pourra être alors comme il en est souvent d'un ulcère dont la suppuration augmente par la mise en mouvement des humeurs, résultant de la purgation qui les pousse vers cette voie ouverte. Dans la suite, et à mesure que l'éruption s'affaiblit, on diminue l'action de l'exsutoire ; on le supprime par gradation, en employant le cérat, ou autre sicatif ; mais après avoir donné suite à la purgation d'après les indications de l'article 4 de l'ordre du traitement, jusqu'à guérison ; car ce n'est qu'après qu'elle est opérée que l'on peut supprimer les exsutoires.

Mais à l'égard des personnes âgées, et qui depuis long-temps sont valétudinaires, ou qui ne peuvent atteindre à une véritable guérison, il est prudent de leur laisser un exsutoire, avec d'autant plus de raison que le préjugé reprendrait tous ses droits, si ces personnes venaient à éprouver quelque accident, postérieurement à la suppression qu'on en aurait faite.

CHAPITRE VI.

Des tempéramens; leur origine, leurs divisions.

ORIGINE DES TEMPÉRAMENS.

D'après l'organisation de l'espèce animale, et celle de l'homme en particulier, la mère transmet à son enfant, formé de ses fluides, la cause de sa non éternelle existence et sa constitution physique. Si la mère est malade, soit que l'impureté des humeurs de son mari ait gâté les siennes, soit que cette corruption provienne d'ailleurs, l'enfant en peut recueillir un médiocre tempérament; de plus, en recevoir la maladie avec sa cause susceptible du plus fâcheux développement. Voilà la source des infirmités attachées à l'existence de beaucoup d'individus. C'est aussi l'origine des constitutions physiques dites tempéramens, et la cause la plus générale des variations qu'ils peuvent éprouver durant le cours de cette même existence.

C'est d'après ces considérations qu'on ne peut trop recommander à l'homme et à la femme de s'assurer préalablement de leur santé auparavant de s'unir en mariage, et c'est à quoi on ne fait pour ainsi dire aucune attention. Les mêmes motifs devraient servir à les diriger à toutes les époques et durant leur union; car ce n'est pas quand l'un des époux est malade, et encore moins quand ni l'un ni l'autre ne jouissent de la santé, que la cohabitation voulue par le mariage devrait avoir lieu. Ceux qui l'effectuent ne réfléchissent point ; ils cèdent à un sentiment purement animal ; ils ont oublié ou repoussé la raison pour se laisser entraîner par leur vive sensation, sans songer que les conséquences en peuvent être extrêmement pernicieuses pour leurs enfans, et souvent pour eux-mêmes, par les raisons qui en ont été données dans le chapitre II. Fasse le Ciel que nous n'ayons point prêché dans le désert !

DIVISION DES TEMPÉRAMENS.

La division des tempéramens en bilieux, sanguin, ou autrement appelés, ainsi qu'elle a été faite par différens auteurs, a donné naissance à une erreur dans laquelle sont tombés beaucoup de praticiens : ils ont prétendu que le sanguin est particulièrement exposé à avoir trop de sang.

Tous les êtres, sans doute, ont une constitution qui leur est propre. Un individu peut avoir plus de sang que celui qui est d'un volume ou d'un poids égal à lui. Un autre peut avoir plus de bile, plus de flegme, plus de glaires, plus d'humeurs enfin que son pareil. Mais il est aussi vrai que celui qu'on appelle sanguin, n'a de sang que ce qu'il lui en faut pour l'entretien de sa constitution, qu'il est constant que quiconque subit une perte de ce fluide, éprouve plus ou moins d'affaiblissement dans sa santé, ainsi que dans la durée de sa vie, qui ne peut qu'être abrégée. Nier cette vérité, ce serait dire que la Nature aurait été incertaine dans sa marche, et cesser de reconnaître qu'elle est plus sage que l'homme.

Ainsi que le vulgaire se plaît à croire que les couleurs vives du visage, dont nous avons parlé, chapitre premier, sont les plus belles et les meilleures, et qu'elles dénotent la santé; de même on s'est cru autorisé à accorder une surabondance de sang aux individus qui ont le visage très-rouge, et susceptible de devenir plus rouge encore après quelque exercice, ou par quelque impression sur leur constitution physique ou morale. On croit encore plus à la surabondance du sang, lorsqu'en outre l'individu laisse entrevoir une gêne dans la circulation des fluides, qu'il éprouve, ou quelque engorgement, ou des maux de tête, ou des étourdissemens, dès saignemens du nez, quand une femme a des règles immodérées ou des pertes sanguines.

Il faudrait, pour s'accorder avec la Nature, reconnaître que si le sang, dans les vaisseaux de ces sortes de personnes, n'était pas mêlé avec un fluide hétérogène, il n'éprouverait aucun embarras dans la circulation. Il faut reconnaître aussi que la cause de cette gêne et des désordres subséquens, c'est une substance aqueuse; et en appelant la chose par son nom, on peut dire que c'est de l'eau telle que celle qu'on mêle avec du vin rouge, sans pour cela que sa couleur et sa consistance en soient sensiblement altérées. Cette eau est la plus limpide de la partie fluide des humeurs ; c'est la sérosité humorale qui agit quand il y a chaleur excessive, ou lorsqu'il survient des pertes, des hémorrhoïdes, des engorgemens, gonflemens, et autres accidens de quelque nature qu'ils soient.

Ces sortes de tempéramens ne sont pas, à beaucoup près, aussi avantageux que le vulgaire veut bien se l'imaginer. Si ces individus cèdent au torrent de l'opinion, ils consentent à perdre beaucoup de sang, puisqu'ils sont réputés en avoir trop ; et par l'effet de cette méprise, ils deviennent bientôt cacochimes, asthmatiques, hydropiques, apoplectiques, etc., etc. Si, au contraire, ils avaient le bon esprit de se mettre au-dessus des préjugés, qui seraient beaucoup mieux appelés une erreur funeste, ils conserveraient le moteur de leur existence ; ils le purifieraient par une purgation appropriée, réitérée à chaque fois qu'ils éprouveraient de la gêne, et par ce moyen, se prolongeraient la vie en se mettant à l'abri des accidens qui la leur ravissent dans un âge peu avancé.

L'être le moins favorisé sous le rapport de la santé, c'est celui en qui les humeurs sont dominantes, ou qui a reçu avec cette constitution humorale, quelques vices dont ses père et père, ou la femme qui l'a nourri, ont été plus ou moins entachés ; c'est encore celui qui n'a point été entièrement purifié d'une maladie qu'il a essuyée. Il se trouve alors exis*ter* en ces personnes un germe de corruptibilité susceptible des développemens les plus funestes, par sa disposition à recevoir l'impression des causes corruptrices, dont il est parlé, chapitre II ; par conséquent, ils sont plus exposés que d'autres à de fréquentes maladies, ou à une mort prématurée.

CHAPITRE VII.

Coup d'œil sur les fonctions du corps humain.

La connaissance des fonctions du corps humain ne peut que jeter un jour avantageux sur la *cause* des

maladies, et elle est d'une extrême utilité pour l'intelligence de tout ce qui sera dit dans cette Méthode, sur la marche de leur traitement. On a dis-
tingué ces fonctions en vitales, animales et naturelles.

La circulation du sang, celle des esprits animaux,
ou l'action du cerveau, et la respiration, ont été
données aux premières. Les mouvemens du corps
et l'exercice des sens sont dans l'attribution des se-
condes. La digestion, la nutrition, la filtration,
l'accroissement, la génération et les déjections appartiennent aux troisièmes.

Les deux premières fonctions sont subordonnées
aux fonctions naturelles ; car dès que celles-ci ne
peuvent plus s'exercer, les vitales et animales sont
menacées de cesser aussi.

C'est des fonctions naturelles que nous allons
nous occuper, mais en abrégé, et seulement pour
ce qu'elles ont de rapport à notre sujet.

FONCTIONS NATURELLES.

On sait, et nous l'avons dit dans le chapitre premier, que le Créateur a assujéti tous les êtres à
prendre des alimens pour l'entretien de leur existence, faute desquels ils périraient de faim ou d'inanition. Examinons quelles sont les pièces mécaniques
qui sont préposées à cette importante fonction naturelle.

La bouche reçoit les alimens, et les dents font le
travail de la mastication (mâcher). La langue, le
pharynx et l'œsophage (conduit de la bouche à l'estomac) opèrent la déglutition (avaler). L'estomac
reçoit les alimens par l'œsophage, pour en faire la

digestion. Préparés ainsi qu'ils le sont par ce ventricule, pour servir à la nutrition (action de nourrir), les alimens descendent dans les intestins, par son orifice inférieur nommé pylore.

Les intestins, au nombre de six, appelés aussi boyaux, naissent au pylore. Les trois premiers sont les grêles, qui ont reçu cette dénomination parce qu'ils sont plus petits que les autres. Le premier des grêles, contigu au pylore, est nommé duodenum; le second, jejunum; et le troisième ileum. Le premier des gros boyaux s'appelle cœcum; le deuxième, colon, et le troisième, rectum. A ce dernier est adjoint un muscle nommé sphincter, destiné à fermer et ouvrir l'anus, à l'effet de retenir ou laisser sortir les déjections journalières. Les intestins font dans l'abdomen ou bas-ventre, qui les renferme, nombre de plis et replis sur eux-mêmes. Ils sont contenus par des attaches, des membranes, des viscères.

Le nom de tube ou canal intestinal a aussi été donné aux intestins. Plusieurs auteurs ont même fait consister ce canal, que les Modernes appellent canal digestif, dans toute cette partie des entrailles qui s'étend depuis la bouche jusqu'à l'anus. Quelles qu'en soient les divisions et dénominations, ses fonctions n'en peuvent éprouver de changement : elles seront toujours les mêmes.

En joignant à la juste comparaison qui s'offre ici comme d'elle-même, ce que nous avons ci-devant fait connaître, chapitre IV, de l'origine du sang et des sucs nutritifs, nous pourrons rendre plus sensible encore la démonstration d'une vérité déjà rendue si évidente. Nous comparerons le canal intes-

4

tinal au fleuve qui porte sa surabondance dans les
régions qui l'avoisinent, et produit de bienfaisans
arrosemens par les canaux que la Nature, et même
l'art ont pratiqués. De même le canal intestinal ,
pourvu des principes alimenteux, distribue à toute
l'économie animale le réparateur des forces, le remplacement des déperditions ; enfin il est comme le
pourvoyeur attentif et surveillant , qui distribue la
subsistance à tous les êtres , qui, sans sa prévoyance,
périraient d'épuisement et d'inanition.

PASSAGE DU CHYLE DANS LE SANG.

Les veines lactées sont de petits vaisseaux, ou fi-
lets creux, qui naissent de l'intérieur des premiers
intestins. Elles sucent continuellement le fluide contenu dans cette partie du canal ; mais particulièrement, et selon l'emploi que la Nature leur a donné,
elles pompent l'huile des alimens au fur et à mesure
que la digestion se fait. Ces petits vaisseaux , en
grand nombre à leur origine, se réunissent plusieurs
fois, et successivement en un seul, appelé canal to-
rachique. C'est lui qui va se décharger dans la
veine sous-clavière gauche, du chyle que les veines
lactées ont exprimé du suc des alimens. C'est donc
par les vaisseaux veineux que le sang reçoit la répa-
ration de ses déperditions. Il l'emploie ensuite à
l'entretien des fonctions en général, au jeu et à l'harmonie de toutes les particules qui composent un individu ; en la répandant par autant de distributions
nourricières qui sont connues sous le nom de se-
crétions.

CIRCULATION DU SANG.

Les vaisseaux veineux, considérablement multi-

pliés ainsi qu'il sont connus sous une infinité de dénominations, après s'être nombre de fois réunis,
forment enfin les deux principales veines désignées
sous les noms de veine cave et veine pulmonaire : ces
deux vaisseaux déchargent le sang dans les oreil-
lettes du cœur. Ce muscle creux, le principal organe de la circulation, par sa contraction, et par le
mouvement secondaire de ses deux ventricules,
chasse le sang dans les deux troncs artériels nommés
artère-aorte, et artère pulmonaire. Ces troncs prin-
cipaux distribuent le sang à toutes les parties du
corps, par les nombreuses subdivisions artérielles,
jusqu'aux veines, avec lesquelles elles font jonction;
et ces derniers vaisseaux le rapportent au cœur
comme il vient d'être dit, et pendant toute la durée de la vie de l'individu.

VOIES EXCRÉTOIRES.

Dans les voies de la circulation, il existe des humeurs qui circulent avec le sang, et plusieurs viscères sont préposés pour en faire la séparation. Les
substances alimenteuses éprouvent par conséquent
une nouvelle épuration qui leur est encore nécessaire, et on va voir comment elle a lieu.

Les deux organes appelés reins, font la séparation de certain fluide d'avec le sang; cette excrétion se porte par les uretères dans la vessie; et de là,
au moyen de la dilatation de son sphincter, dans le
canal de l'urètre, et ce fluide s'écoule sous le nom
d'urine.

Le foie, autre organe situé dans le côté droit de
l'abdomen, sépare la bile du sang, par l'action qu'il
exerce.

Les canaux cystique, hépatique, pancréatique, cholidoque, et autres canaux excréteurs, qui ont été reconnus venir des voies de la circulation, et avoir leurs ouvertures dans le canal intestinal vers sa partie inférieure, y apportent une portion de la bile et des humeurs que le sang écarte comme étant d'une nature hétérogène et ne pouvant s'allier avec lui.

Il est évident que le canal intestinal, dans cette même partie inférieure appelée boyaux, est susceptible d'un mouvement que l'on appelle péristaltique, pour désigner que ce mouvement a lieu de haut en bas ; il est hors de doute que c'est à la faveur de ce même mouvement que le canal expulse la matière fécale et les autres déjections qui lui sont apportées par les canaux excrétoires qui viennent d'être désignés ; de même il est su que cet effet se produit également, soit que les évacuations se fassent naturellement , soit qu'elles aient été provoquées par un purgatif quelconque.

On remarque aussi que la partie du canal intestinal connue sous le nom d'estomac, est également susceptible du mouvement péristaltique ; mais on voit qu'elle est aussi susceptible d'un mouvement opposé, ainsi que le vomissement naturel ou provoqué le démontre. Cependant on ne peut qualifier d'anti-péristaltique cette contraction de l'estomac , car l'autre mouvement répulsif n'appartient qu'à un état de maladie, qui n'est pas sans danger, puisque le malade vomit alors jusqu'aux matières qui, dans l'état de santé , doivent s'écouler par les voies basses.

On connaît un autre vomissement résultant d'obstruction au pylore ; certes, il n'est pas moins dangereux que le précédent, puisque, quand cette obstruction est complète, il n'y a plus de communication entre l'estomac et les intestins, et la vie est menacée.

Par suite de ce que nous venons de dire du canal intestinal, il peut encore, d'après sa forme, son organisation et ses fonctions, être comparé à un fleuve qui reçoit nombre de rivières, ruisseaux et égouts. On conçoit aisément que le libre cours du fleuve favorise celui des ruisseaux qui y aboutissent. On conçoit également qu'il ne pourrait être arrêté sans produire un effet de repoussement à l'égard de ces mêmes ruisseaux. On a souvent l'occasion de voir que quand le fleuve est surabondamment plein, il y a inondation dans le terrain parcouru par les rivières, qui alors trouvent un obstacle à leur dégorgement. La pure raison, celle qui n'est point dominée par des systèmes, reconnaît que ce qui se passe dans le corps humain, dans le canal intestinal, et les canaux artériels et veineux, est l'image simple et naturelle du fleuve et des ruisseaux qui s'y déchargent : la loi de la circulation est la même pour toute la Nature.

D'après cet état de choses, et celui de toute maladie interne, il est palpable que la plénitude du canal intestinal reflue dans les vaisseaux sanguins, et qu'elle y cause tous les embarras qu'ils éprouvent par l'engorgement des canaux excréteurs dont il vient d'être parlé.

Est-il moins sensible que si les secours de l'art sont dirigés en ligne directe sur ce même canal, par des procédés analogues à l'état de plénitude humorale dans lequel il se trouve, les voies de la circulation se délivreront des matières qui préjudicient à la santé ? Qui peut nier que quand l'eau du fleuve s'écoule, celle des rivières s'écoule de même ?

CHAPITRE VIII.

La Médecine palliative et la Médecine curative mises en parallèle.

MÉDECINE PALLIATIVE.

La Médecine palliative est par son but et son objet une science digne de tous les respects ; mais nous dirons sans hésitation, qu'elle ne peut reposer sur les moyens que dans le chapitre V nous avons signalés comme dangereux qu'ils sont. Elle ne peut être fondée que sur le système général des délayans, des absorbans ou calmans, et sur différens procédés dont nous avons parlé, même chapitre, comme sur un régime ou manière de vivre, tant au physique qu'au moral, approprié autant qu'on le peut à l'état du malade. Elle est applicable sans doute à tous ceux dont l'incurabilité a été reconnue, soit par rapport à leur âge trop avancé, à l'ancienneté de leur maladie, aux vices de leur constitution humorale, ou à ceux de leur conformation ; soit enfin parce que des accidens survenus dans leur intérieur, par quelque cause que ce soit, sont de nature à s'opposer au traitement proprement dit curatif.

L'homme n'est pas guérissable à toutes les époques de sa vie ; s'il en était autrement, il ne mourrait jamais. Cependant il n'y a point de motif pour nier que beaucoup de malades, qui souffrent depuis long-temps, eussent été guéris d'après la *Médecine cura-*

live, si, dès le commencement du dérangement de leur santé, cette Méthode leur eût été appliquée, en place des procédés nuisibles ou insuffisans que nous avons signalés. Ce n'est point une raison non plus pour avancer à présent, que le terme de la durée de l'existence de ces malades soit prochain. Quoique les humeurs d'un malade soient corrompues, elles ne sont pas toujours putréfiées ou pourrissantes. La dégénération de ces matières ne marche pas avec la même vitesse dans tous les individus; la preuve en est évidente, car on voit des morts conduits au tombeau après une maladie de quelques jours, et l'on voit des êtres résister plusieurs années à leur état de langueur. D'après ces vérités et ces considérations, l'art se divisera donc toujours en Médecine palliative, dont nous venons de parler, et en Médecine curative, à laquelle nous nous attachons spécialement, et qui est le but que nous nous proposons dans cette Méthode.

Mais l'incurabilité d'un malade n'est jamais mieux constatée que par l'emploi, et successivement par l'inutilité reconnue des procédés curatifs. Sans doute il faut prendre garde de faire des essais ou tentatives qui ne seraient point couronnés de succès, car il ne manque pas de gens qni ne tiennent aucun compte des meilleures intentions, et qui condamnent jusqu'aux principes de ce traitement, tant leur ignorance est profonde, quoique pourtant ils aient vu guérir nombre de malades plus réputés incurables que celui qui a succombé. Puis, la méchanceté, l'esprit de cabale, sans cesse à l'affût des événemens, sont toujours prêts à lancer leurs traits envenimés.

Mais cependant, si la prudence du praticien allait

jusqu'à la pusillanimité, combien de malades, parmi ceux dont la cure serait douteuse sans être impossible, périraient victimes de cette même pusillanimité, ou de leur propre faiblesse, ou de craintes chimériques qui pourraient leur être inspirées au sujet des prétendus dangers du traitement évacuatif!

MÉDECINE CURATIVE.

L'auteur de la Nature aurait-il donc abandonné l'homme, le chef-d'œuvre de ses mains, sans espoir et sans consolation au sein des infirmités qui assiégent son existence! N'y aurait-il donc aucun moyen de la prolonger et de la conduire jusqu'à ce terme qui se rapproche davantage des bornes mises à la durée de la vie humaine? Si on reconnaît, par l'évidence des preuves que nous en rapportons, que la maladie, ou les maladies du corps humain ont pour unique *cause*, interne ou efficiente, celle que nous avons analisée dans le chapitre premier, on reconnaîtra aussi que l'art de guérir doit être ramené au principe de la Nature, et que par conséquent il se réduit au seul procédé qu'elle enseigne, et que nous allons bientôt indiquer avec le mode de le mettre en pratique.

Lecteurs de bonne foi, ne donnez point à cette assertion plus d'étendue qu'elle n'en peut avoir; car il y aura toujours, pour l'art de guérir, des bornes naturelles, quoique le désir de la vie, pour soi ou pour les autres, les fasse souvent méconnaître. Et vous, qui préférez de vaines conceptions aux idées simples de la Nature, qui vous croyez bien forts contre celui qui manifeste une vérité utile, lorsque, avec le ton du ridicule, vous prétendez anéantir cette

Méthode, en disant qu'elle est donnée pour guérir tous les malades, ou, ce qui revient au même, pour détruire toutes les maladies, et dans tous les cas. Vous trouverez quelques dupes qui vous croiront; mais par vos sarcasmes, vous n'empêcherez point que de beaux faits avérés n'aient de nombreux appréciateurs.

La *Médecine curative*, d'après la *cause* des maladies reconnue et certifiée par des faits tout aussi nombreux qu'incontestables, quoi qu'en puissent dire leurs zélés détracteurs et tous les hommes imbus de préjugés nuisibles, n'a, et ne peut avoir d'autre MOYEN que les PURGATIFS, aux conditions qu'ils seront conduits dans leur emploi, d'après le besoin de la Nature, et de même qu'il sera enseigné dans les quatre articles de l'ordre du traitement prescrit dans cette Méthode, chapitre XX.

PURGER est un mot qui doit nécessairement être pris dans toute l'étendue de son acception. Il signifie : dissoudre, diviser, subtiliser, raréfier, expulser, nettoyer, purifier, faire sortir visiblement les matières qui incommodent.

Mais purger le corps d'un malade jusqu'à guérison radicale, soit dans le cas d'une maladie grave, comme si elle n'était que légère; soit dans le cas où elle est ancienne, invétérée, ou lorsqu'elle est encore récente, c'est pour beaucoup de personnes, une pratique aussi neuve que le principe sur lequel ce traitement repose leur est peu connu.

Cependant cette pratique est préférable à toute autre; sans elle, l'art est insuffisant, puisqu'il laisse à la Nature le soin de se guérir elle-même, ainsi qu'on peut le remarquer tous les jours. La Méthode qui sert d'appui à cette pratique, et qui la régularise dans tous ses détails, d'une part procure un secours direct à la Nature dans ses besoins ; et de l'autre, elle repousse la saignée, les sangsues, la diète, les bains, et autres procédés dangereux, qui portent une atteinte notable à la durée de l'existence.

Il est fort peu de cas, et la preuve en est grandement acquise dans la masse des faits publiés, où, d'après cette Méthode, les maladies récentes ne soient pas détruites dans l'espace de huit à dix jours : combien même de victimes qui meurent en moins de cinq jours de maladie, et qu'elle aurait pu sauver !... Si cette vérité était bien connue ; si l'on donnait au principe qui lui sert de base la préférence qu'il devrait avoir sur tant d'opinions fausses ou hasardées qui prédominent si malheureusement, on n'admettrait pas de maladie incurable de sa nature ; car aucune maladie ne prend naissance avec le caractère d'incurabilité, et toujours il y en a eu de semblables à celles qui se présentent et dont cette Méthode a complétement triomphé.

Et pourquoi, parmi les causes occasionelles de l'ancienneté des maladies et de leur incurabilité, ne pas reconnaître comme principales, sinon l'unique, l'insuffisance ou le danger des moyens employés lors de leur commencement? Combien d'invidus, insoucians sur leur conservation, ou peu instruits à cet égard, dont le corps renferme déjà l'indestructible cause de mort quand ils réclament les secours de l'art? et combien de malades dans lesquels la cause de la mort s'établit durant le traitement, par défaut d'emploi de moyens suffisamment énergiques pour expulser la *cause* de la maladie? Nous abandonnons ces réflexions aux hommes sensés qui nous liront et sauront apprécier nos intentions.

Que de fautes extrêmement préjudiciables à la santé et à la vie des malades, ne commet-on pas tous les jours, en commençant les traitemens par de vains palliatifs! Quelle est la personne qui n'a pas remarqué le long délibéré qui a souvent lieu avant que l'espèce de maladie soit reconnue d'après les règles qu'on a coutume de suivre? Qui n'a pas été le témoin, qui n'a pas entendu parler de ces pitoyables débats qui se sont élevés ou s'élèvent tous les jours, seulement au sujet du nom à donner à la maladie? Qui n'a pas vu de pauvres malades s'en aller au tombeau, victimes de la perte du temps passé en délibération?

Ces malheurs ne peuvent jamais arriver en pratiquant d'après la *Médecine curative*, parce qu'elle prescrit et donne les moyens d'attaquer et détruire la *cause* de la maladie aussitôt qu'elle est ressentie; et par maladie on entend ici toute espèce d'état de souffrance, de même que toute interruption, en tout ou en partie, des fonctions naturelles, dont l'exercice doit être libre et régulier, et en tout conforme au TABLEAU DE LA SANTÉ, chapitre XX.

CHAPITRE IX.

Raisonnement à l'appui de la Médecine curative.

VIENDRONT ENSUITE LES FAITS CONFIRMATIFS.

AVANT et depuis HIPPOCRATE, les médecins qui ont vécu dans les différens siècles ont toujours été partagés d'opinion entre eux. La purgation a compté de nombreux partisans, mais le nombre de ses antagonistes l'a de beaucoup emporté. Ne pourrait-on pas dire, dans l'intérêt de la vérité, et sans blesser les convenances, que le nombre des médecins ayant considérablement augmenté depuis ce temps, il a fallu compliquer, embrouiller la Médecine, lui ôter tout ce qu'elle avait de simple, de positif, de naturel, et multiplier les systèmes, pour qu'il y eût de l'occupation pour tous? Plus elle sera abstruse ou enveloppée de ténèbres, plus il s'établira de médecins. Aujourd'hui l'on en compte aisément cinq là où, trente ans auparavant, il n'y en avait qu'un. Y avait-il dans ce temps moins d'infirmes que de nos jours? mourait-on, ou plus jeune ou plus âgé? questions à résoudre.

Parmi les Modernes (bien entendu ceux du dix-neuvième siècle), ils lanceraient volontiers tous les foudres et tous les anathèmes contre l'audacieux qui se déclarerait en faveur de la purgation, accélérée et réitérée en raison du besoin. Qu'on juge de la pièce entière par l'échantillon qui a si lourdement pesé sur nous !

Ceux qui présentent la purgation sous un aspect aussi effrayant qu'ils l'ont fait, sont-ils de bonne foi ? Plusieurs ont prouvé le contraire, pour des motifs qu'ils ne sont pas seuls à connaître, et que plus d'un observateur a facilement reconnus. Les autres, et c'est peut-être le plus grand nombre, bercés dans l'erreur, suivent bonnement la Méthode usuelle ; sans autre boussole que la routine de leurs aïeux, ils en resteront les esclaves plutôt que d'adopter la plus légère innovation ; ou bien, en semblant se dire

que la faute de la communauté n'est la faute à personne, ils adopteront les systèmes qui ont réuni le
plus grand nombre de partisans, toutefois au mépris
de la vérité ; et plutôt que d'étudier la Nature, ils
perpétueront ces vains systèmes ; et quels qu'en
soient les fâcheux résultats, l'usage, les préjugés
reçus, l'aveuglement général, justifieront les uns et
les autres long-temps encore, comme par le passé.

Nous nous croirions coupables envers l'humanité,
si nous n'employions tous nos moyens, si nous ne
faisions tous nos efforts pour répandre toute la lumière que nous donne le sentiment de la Vérité,
fortifiés que nous sommes par les nombreux succès
d'une pratique constante et soutenue. Disons plus :
nous prendrions part au mal qui se fait, et notre
conscience nous en ferait des reproches.

La purgation ou les purgatifs, pour triompher des
préjugés dominans qui leur préfèrent l'évacuation
du sang, principe et moteur de la vie, ont sans doute
à lutter vigoureusement encore pour se rendre le
préjugé entièrement favorable. L'erreur exerce un
tel empire sur les esprits, qu'il se trouve beaucoup
de malades qui voient, non-seulement avec indifférence, mais avec un plaisir extrême, ce fluide précieux sortir de leurs vaisseaux, tant ils sont persua-
dés que cette perte leur est salutaire. Plusieurs
craignent même de n'en point répandre assez. Témoin cet être borné à l'excès, qui marchanda avec
un chirurgien, et qui stipula dans son marché, de
ne payer la somme convenue, qu'à condition que
celui-ci lui ferait une bonne saignée : ce qui signifiait
que le sang coulerait long-temps et en abondance...
De tels êtres sont-ils près de prendre les précautions

nécessaires pour s'opposer aux progrès de la corruption ? Elle les détruira, parce qu'ils ne sauront s'opposer à ses ravages.

Il serait difficile d'expliquer la cause d'un tel aveuglement, qu'on serait tenté d'appeler un aveuglement
volontaire. Cependant, l'extrême infection des cadavres, infection telle que, malgré toutes les précautions usitées, on a le plus juste sujet d'en appréhen-
der les suites, n'est-elle pas la preuve incontestable
que la corruption a détruit la vie dans l'individu que
l'infection accompagne à sa dernière demeure ?....
Pourtant l'effet est sensible, et l'on semble le méconnaître.... Oh ! combien sont à plaindre ceux qui
refusent d'ouvrir les yeux devant une Vérité aussi
palpable ! Eh ! ne pourrait-on pas accuser du crime
de lèze-humanité celui qui serait assez faible, assez
lâche pour ne pas éclairer ses semblables sur des intérêts aussi chers que ceux de la conservation de
leurs jours ?....

GRAND NOMBRE DE PURGATIONS PRISES DANS UN COURT ESPACE DE TEMPS.

Long-temps encore, il est à craindre, l'erreur pré-
vaudra. Il n'est sorte de pointes, plus mal aiguisées
les unes que les autres, que n'emploient l'inexpérience et la méchanceté pour anéantir la Vérité, si
la Vérité pouvait être anéantie. Ces esprits obtus
qui disent que la purgation use le corps, sont bien
à plaindre de croire que la corruption, qui détruit
tout ce qui existe, puisse le conserver. L'impéritie
croit avoir fait, contre une lumière qui l'incommode,
une sortie bien combinée et bien vigoureuse, quand
elle répand, parmi la classe souffrante, que purger

c'est nuire, que purger beaucoup, c'est *user le chau-dron* à force de l'écurer. Les auteurs de cette asser-tion pensent sans doute que la rouille conserve les objets qu'elle a attaqués. Ils devraient cependant savoir, puisqu'un peu de sens commun suffit pour le faire reconnaître, que pour éviter les progrès de l'oxide et ses effets destructeurs, c'est le même rai-sonnement que pour se défendre de la putréfaction qui tue les malades, par les dommages qu'elle cause aux viscères, faute de les en nettoyer, comme la rouille détruit certains métaux, quand on a négligé de les en délivrer dès son apparition.

On peut opposer à ces raisonneurs, que l'on pour-rait appeler, la plupart, des hommes de mauvaise foi, des argumens décisifs, des argumens tranchans, c'est-à-dire, en un mot, une multitude de faits au soutien de cette Méthode. Ils sont consignés, non dans une simple feuille volante, mais dans le compact in-4° de cet Ouvrage. Les incrédules et les hommes qui ne le sont pas, y verront qu'un grand nombre de malades ont été purgés pendant vingt, trente, soixante, cent jours de suite, et davan-tage, sans aucune interruption. Ils en verront un qui s'est purgé pendant quarante jours, aussi sans relâche, et qui, après avoir, par ce nombre de doses, provoqué quatre cents évacuations environ, sans avoir vu sortir un seul ver de son corps, a commencé à en rendre plusieurs d'une force extraordinaire, ainsi qu'il a continué d'en évacuer de semblables par suite de doses subséquentes. Ces sortes de mé-créans, auxquels on peut, aujourd'hui, montrer tant de faits de pratique, seront-ils toujours aussi hardis à soutenir, comme ils le font, qu'un malade est assez purgé avec trois ou quatre médecines, et qu'il n'y a point de cas où l'on doive purger jusqu'à guérison? Les ennemis du principe fondamental sur lequel repose cette Méthode, diront-ils que cet individu avait reçu en partage des entrailles autrement robustes que le commun des hommes, et que ce sont de ces phénomènes qui font exception aux règles ordinaires de la Nature?

Ils remarqueront un autre malade affecté diversement, présentant des caractères d'incurabilité, tels que l'épilepsie même était un des symptômes les moins alarmans dans sa triste situation. Ils verront que cet homme a été purgé pendant soixante jours consécutifs, sans prendre un seul jour de relâche. Il mit cette activité dans son traitement, parce qu'il sentait que plus il usait de la purgation, moins mal ou mieux il s'en trouvait. Pour arriver à sa guérison, il s'est purgé environ deux fois autant; mais ce fut alors à différentes distances plus ou moins éloignées les unes des autres, ainsi qu'il est indiqué à l'article 4 de l'ordre du traitement de la *Médecine curative*. Ces assertions sont-elles de nature à faire naître l'étonnement? Eh bien! si quelques lecteurs élèvent seulement de légers doutes à ce sujet, qu'ils daignent jeter un coup d'œil sur le recueil de faits de pratique déjà cité; et, à moins qu'ils veuillent juger sans entendre (ce qu'on ne pourrait supposer sans injustice), ils se convaincront de la vérité de nos assertions, dépassées même de beaucoup par les faits, et que le *chaudron* n'a pas été usé pour avoir été *écuré*.

Que diront-ils ces ennemis d'une Méthode qu'ils combattent sans vouloir la connaître, et à qui tous les moyens sont bons, parce que, par ses succès mul-

tipliés, elle humilie leur amour-propre, et froisse
leurs intérêts ; que répondront-ils à cet autre fait de
pratique, qui fut un de nos premiers dans son genre,
en l'année 1796, et que voici ?

Un homme ayant été atteint de la dyssenterie,
pour *laquelle il avait* été traité par les moyens ordinaires, était resté atteint d'une colique aussi violente que rebelle. Il eut recours à cette Méthode, et
elle lui fut prescrite d'après l'article 2 de son ordre
de traitement.

Une dose de purgatif, qui avait beaucoup modéré
la colique, n'eut pas plutôt achevé ses effets, que
cette douleur reprit avec une nouvelle violence. Le
traitement fut aussitôt déterminé d'après l'article 3.
Le malade rendait des matières si brûlantes qu'il
appréhendait leur sortie, tant l'anus en était affecté,
même jusqu'à l'excoriation. La colique ne manquait
pas de répéter ses attaques dès que la dose purgative
achevait ses effets. Le malade qui, pendant que la
dose était dans le plus fort de son action, ne souffrait
que très-peu, et qui souvent n'éprouvait aucune
douleur alors, en demanda la raison. On lui fit une
réponse à peu près en ces termes : Tels sont les effets des purgatifs sur la *cause* des douleurs en général, la colique comprise. Parce qu'ils ont la propriété d'expulser la sérosité humorale, cause unique
des souffrances, chacune de leurs doses déplace cette
espèce d'humeurs en l'attirant à soi ; quand certain
nombre de doses a été insuffisant pour l'évacuer, il
en faut un autre de leurs pareilles, et qui doivent
se succéder plus ou moins rapidement. Il est tout
naturel que l'humeur retourne à sa place, dès l'instant que les doses n'ont plus d'action pour l'en tenir

écartée; alors il n'est pas étonnant que la douleur
se reproduise, et même avec plus de force qu'auparavant, à cause de la mise en mouvement des humeurs, et de l'excitation de la sérosité agissante,
jusqu'à ce qu'enfin elle ait été expulsée.

Le malade, comme on va le voir, tira avantage
de cette explication. C'était un homme d'un esprit
naturel, d'un sens droit, résolu et courageux. Dès
lors il n'eut, pour régler l'administration des doses
purgatives, d'autre gouverne que la violence de sa
colique; aussitôt qu'elle se reproduisait telle qu'il ne
pouvait plus l'endurer patiemment, il reprenait une
dose, et c'était avec la bouteille dans la bouche qu'il
la buvait, au hasard, tantôt plus, tantôt moins forte
ou volumineuse. Si la colique lui laissait quelque ré-
pit, il en profitait pour prendre un bouillon; si elle
n'en permettait pas la digestion, sans l'attendre, le
malade retournait à sa bouteille de purgatif. Les
matières ne cessaient pas d'être brûlantes, et la colique continuait toujours, quoique les évacuations
fussent très-fréquentes; son état était inquiétant.

Les emplâtres vésicatoires furent apposés aux deux
jambes pour faire diversion à la *fluxion* que l'on crai-
gnait encore par rapport aux intestins, quoique une
quantité énorme de cette *sérosité* eût été expulsée.
Ces emplâtres ne prirent pas promptement à la peau,
quoique très-actifs et d'une large dimension. Enfin
ils attirèrent une quantité considérable d'eau corrosive. Pendant leur séjour, la purgation fut activée;
néanmoins elle fut restreinte à une seule dose par
espace de vingt-quatre heures, du moment où la colique lâcha prise; et les emplâtres n'ayant plus d'objet, furent levés définitivement.

Croira-t-on que ce traitement a duré au moins huit jours et huit nuits, à purger sans discontinuer? Croira-t-on encore qu'aussitôt la colique détruite, les plaies des jambes se cicatrisèrent, l'appétit se manifesta et se soutint, toutes les fonctions naturelles avec les forces se rétablirent comme par enchantement, et ce malheureux, jardinier de son état, reprit ses travaux après trois jours seulement de convalescence?.... S'il eût prêté l'oreille au langage de ces hommes qui savent si bien dire : *Vous voulez donc vous tuer?* il serait descendu dans la tombe.

La même activité dans le traitement a été pratiquée nombre de fois depuis ce malade; notamment par une demoiselle Brechot, de Houdan, affligée d'un mouvement convulsif du canal intestinal, qui la prenait de bas en haut, avec des douleurs insupportables. Les accès s'en répétaient nombre de fois dans l'espace de vingt-quatre heures. La douleur cessait presque aussitôt que la malade avait avalé une dose de purgatif; elle en répéta jusqu'à trois et même quatre par jour. Elle a pris environ cent doses pour se délivrer de cette cruelle maladie.

Un autre individu, bien étourdi comme on va le voir, auquel il avait été prescrit un traitement d'une assez longue durée, pour des affections rhumatismales qui le faisaient souffrir depuis plusieurs années, prit, dans l'espace de quarante-huit heures, une bouteille de purgatif contenant environ douze doses, qui ne devaient être consommées, d'après une ordonnance bien claire et bien positive, que dans l'intervalle de quinze ou dix-huit jours. Il répétait les doses à très-peu de distance les unes des autres, quoique les évacuations eussent lieu. Il a abondamment évacué pendant deux jours et deux nuits sans discontinuation. Eh bien ! il n'en est résulté qu'un grand abattement, qui a disparu dès le lendemain, et le malade s'est trouvé guéri.

Quand nous avons dit toutes ces choses dans les premières éditions de cet Ouvrage, nous tenions donc le langage de la Vérité, puisque, dès lors, des faits nombreux sont venus le prouver tellement qu'il ne peut plus rester aucun doute sur nos dires antécédens.

SUPERPURGATION.

La superpurgation, rejetée par nombre de praticiens et par les malades à qui ils font adopter leurs idées, a donné naissance à une crainte non-seulement illusoire, mais encore préjudiciable. Il est certain que, généralement parlant, un malade ne peut être trop purgé quand il souffre, puisque semblable maladie qui n'avait point été détruite par un grand nombre de doses purgatives déjà prises, a cédé au double ou au quadruple de ce nombre : les faits de pratique déjà invoqués le prouvent assez. Le seul excès à cet égard serait de donner aux malades des doses évidemment trop fortes, c'est-à-dire des doses qui produiraient beaucoup plus d'évacuations qu'ils n'en peuvent supporter dans l'espace de vingt-quatre heures. On peut éviter cet excès en suivant exactement les règles établies dans cette Méthode. Au surplus, s'il arrivait qu'on perdît de vue la règle tracée, les malades n'en seraient que fatigués dans le moment, par l'effet de la secousse de la masse des humeurs ; ils le seraient encore davantage quand ces matières sont très-gâtées ou trèschaleureuses. Mais dans les deux cas; les malades susceptibles d'être guéris sont bientôt rétablis , ainsi que nous en rapportons tant d'exemples dans le cours de nos Ouvrages.

VOLUME ÉNORME DES HUMEURS.

On ne peut douter de l'exactitude d'un calcul physiologique, par lequel ses auteurs admettent que les quatre cinquièmes environ du corps humain se composent de fluides. Prenons pour exemple figuré, un homme du poids de cent vingt-cinq livres. On lui attribue cent livres pesant de fluide. Sur ces cent livres on admet vingt-cinq livres , tant de sang que de liqueurs qui en émanent et servent à la substance, au jeu, à l'harmonie des différentes particules et des divers organes dont se compose un individu. Prélèvement fait de ces vingt-cinq livres sur cent, il reste donc soixante-quinze livres d'humeurs. L'autre cinquième, c'est-à-dire le poids de vingt-cinq livres , se compose de parties solides , qui sont les os, les cartilages , les membranes , la chair et la peau.

Le commun des hommes sera surpris de l'existence d'une aussi grande quantité d'humeurs, comme de l'exiguïté du poids des solides. On éprouve cet étonnement, parce qu'on ne fait point attention que cette masse, qui paraît énorme , n'est rien de plus qu'un assemblage de tuyaux adaptés les uns aux autres et renfermant un fluide. Cependant il en est tellement ainsi, qu'en se piquant avec la pointe la plus fine , en quelque partie des chairs que ce soit , il en sortirait assez de sang pour , en place d'encre , en donner la preuve écrite. Que l'on juge, d'après le volume des humeurs qui entre dans la composition du corps humain, de l'insuffisance de la purgation des Modernes, surtout dans le cas où la totalité de ces matières est corrompue, et doit être expulsée.

Pourquoi craindrait-on de réitérer la purgation jusqu'à ce que le malade soit guéri? Cette pratique est fondée sur les besoins de la Nature, par rapport à la masse énorme des humeurs, ou d'après la *cause* des maladies. Des expériences réitérées, non pas par centaines, mais des milliers de fois, ont prouvé jusqu'à l'évidence que les guérisons, même les plus inespérées, en ont été le résultat : le recueil si volumineux des faits de pratique dont il vient d'être parlé, ne laisse aucun doute à ce sujet.

Qu'il nous soit permis d'établir ici une comparaison. Mettons dans un des bassins de la balance, les avantages de la purgation ; plaçons dans l'autre les avantages vrais ou supposés tels, résultant de la saignée ou des sangsues. N'a-t-on pas, dans le dernier siècle, répété jusqu'à vingt saignées dans un très-court espace de temps? De nos jours, et par suite du même déraisonnement, n'a-t-on pas apposé jusqu'à l'énorme quantité d'une centaine de sangsues à la fois? Dans nombre de cas, dans une maladie aiguë, inflammatoire (la pleurésie vraie, par exemple), on ne répugne point contre quatre ou cinq saignées rapprochées, ni même à l'égard d'un plus grand nombre. Comment ces effusions du sang ne seraient-elles pas toujours attentatoires à la vie du malade et presque toujours suivies de la mort, puisqu'en supposant que ce fluide ne fût pas le seul moteur de la vie, par son mince volume, comparativement à celui des humeurs, il est loin d'être iné-

puisable, et qu'il ne se reproduit toujours que lentement, et même avec un bon appétit, ce dont ne
jouit point un malade.

Pourquoi ne pas préférer, dans tous ces cas, à
l'évacuation du moteur de la vie, l'usage de quatre
ou cinq doses évacuantes, administrées précipitamment, comme il est conseillé par l'article 3 de l'ordre du traitement de cette Méthode, puisqu'il est
certain que beaucoup de malades qui succombent
par les saignées ; seraient indubitablement guéris
par ce moyen, protecteur de l'existence et garant
sûr du prompt rétablissement de la santé, ainsi que
le prouvent de si nombreux exemples. Pour juger
sainement de cette différence de procédé, il suffirait
de mettre de côté toute prévention, et tout esprit de
parti, de reconnaître, enfin, la Vérité.

Ce n'est point par de beaux raisonnemens, des
discours fondés sur de systématiques analises,
qu'un homme peut se donner de l'importance en
Médecine. L'art de guérir et qui *guérit*, réclame un
sens droit dans celui qui l'exerce. Cet art veut une
aptitude analogue aux besoins de la Nature. Celle-ci
révèle un principe immuable ; quiconque s'en écarte
devient son propre ennemi, et les conséquences en
seront toujours funestes.

Les systèmes s'entre-détruisent comme ils se succèdent, parce que leurs matériaux ne peuvent être
pris ailleurs que dans le champ des conjectures, et
l'homme simple comme la Nature, n'adopte point
ces nouveautés ; il repousse fortement ces espèces de
mode que la Médecine accueille journellement. Il a
appris que le faste des grands mots, et l'appareil
des systèmes n'en imposent ni à la maladie, ni à la

mort. L'homme réfléchi ne se laisse point prendre à la dorure du flambeau ; il sait qu'une lumière terne, comme celle qui éblouit, peuvent faire tomber dans un précipice quiconque est sans défiance : cet homme se tient en garde contre la séduction.

FAIBLESSE ATTRIBUÉE AUX MALADES.

Rien n'est plus commun que des praticiens qui jugent les malades trop faibles pour être purgés, et le public répète de telles assertions. On peut dire aux uns et aux autres, et avec la même assurance, qu'un jugement dégagé de toute prévention, dissiperait aisément cette erreur. La cause de la faiblesse n'est-elle pas la même que celle des maladies? Peut-on méconnaître que la mort ne soit la suite et l'effet de l'affaiblissement des malades, comme elle est le résultat des différentes lésions faites par la même *cause* aux diverses parties dont se compose le corps humain ? Comment donc admettre que la sortie de la putréfaction, qui par son séjour peut détruire tous les corps, puisse affaiblir les malades après qu'elle est expulsée de leurs entrailles, tandis que cette expulsion est le seul moyen de soustraire les forces et la vie à l'action de cette même corruption !

La faiblesse préexistante au traitement par la purgation, est inhérente à la maladie, et le moyen qui détruit la maladie substitue la force à la faiblesse. Celle que peut éprouver un malade au commencement du traitement administré selon les principes de cette Méthode, ou pendant l'usage de quelques doses purgatives, est un effet du vide commencé. Provisoirement ce vide favorise l'affaissement des viscères et des vaisseaux, par le rapprochement de

leurs parois, qui est la suite d'une incomplète évacuation ; cet état dure jusqu'à ce que ces parties
soient suffisamment dégagées par l'évacuation con-
tinuée, et qu'elles puissent, à la faveur du régime
alimenteux qui est recommandé d'après la proscription sévère du système de la diète, reprendre leur
ton naturel. A cette cause d'affaiblissement, qui est
moins réel qu'apparent, se joint l'action de la chaleur plus ou moins brûlante de la masse des humeurs, toutes débilitantes qu'elles sont alors ; chaleur excitée par l'agitation, ou la mise en mouvement que la *sérosité* éprouve de la purgation, jusqu'à
ce que celle-ci l'ait entraînée avec elle. La prompte
évacuation des humeurs ou la persévérance dans la
purgation, contribue puissamment au rétablissement des forces, puisqu'elle les soustrait à l'action
de la matière qui les détruit.

Il est aisé d'apercevoir que ce qui se passe au
commencement de la purgation, diffère peu de ce
qui arrive à un hydropique au moment de la ponction. C'est l'affaiblissement des parties, habituées
depuis quelque temps à être tendues et écartées les
unes des autres, qui le fait paraître très-faible, et
qui oblige souvent de différer l'écoulement de l'eau,
pour que les parties organiques puissent reprendre
un peu de ton. Il en est de même dans la marche
du traitement indiqué dans cette Méthode ; il est des
temps marqués pour discontinuer l'usage des évacuans. Mais de même que la sortie de l'eau du corps
de l'hydropique qui a subi l'opération de la ponction, n'est pas la cause de l'affaiblissement qui se
fait ressentir dans son état physique, de même aussi
l'évacuation de matières gâtées, plus ou moins pou-

5

rissantes, ne peut être regardée comme la cause de la faiblesse qu'éprouve un malade en purgation. Il n'y a pas, à l'égard de ce dernier, d'affaiblissement réel, puisqu'il n'éprouve point de déperdition de substance.

Les antagonistes de cette opinion oseraient-ils bien affirmer qu'ils n'affaiblissent pas leurs malades par les sangsues et la saignée en les exsanguinant; par la diète, en leur refusant la nourriture que la Nature demande; par les rafraîchissemens, si ennemis de la chaleur naturelle; par les bains, les bouillons débilitans et autres procédés semblables qui sont si généralement employés ?... Quelle contradiction et quelle erreur!

Nier que l'expulsion de la masse des humeurs soit indispensable lorsqu'elles sont entièrement putréfiées, ou quand le sujet est souffrant, et répandre le sang plutôt que d'évacuer la pourriture, c'est le comble de l'aveuglement; et il n'y en a pas moins à s'opposer à l'évacuation de la simple portion qui n'est encore que légèrement altérée. Croire que ce moyen ou ce procédé soient nuisibles, c'est méconnaître la plus utile des découvertes, et prouver qu'on manque d'expérience. Dire, enfin, que les purgatifs sont mortels, ou nuisibles dans quelques cas de maladie, légère ou aiguë, récente ou ancienne, c'est nier l'évidente existence de la *cause* des maladies et de celle de la mort; c'est publier qu'on ne connaît rien, et qu'on ne veut rien connaître de ce qui a rapport à la guérison par les propres secours de l'art.

INSUFFISANTE PURGATION.

Il n'y a pas de doute que si l'on se contentait

d'administrer à un malade quelques doses évacuan-
tes, tandis qu'il est nécessaire de lui en faire prendre un plus grand nombre, on n'atteindrait pas le
but que l'on se propose, la guérison. Si ces doses
n'étaient répétées, par exemple, que tous les deux
ou trois jours, dans le cas où il en faut administrer
jusqu'à deux dans l'espace de vingt-quatre heures,
on augmenterait probablement la violence des douleurs, en irritant la *cause* de la maladie ; on pourrait l'aggraver, et la rendre meurtrière si déjà elle
était revêtue d'une certaine malignité.

Nombre de malades croient avoir beaucoup fait
quand, d'après leur opinion ou celle de leurs alentours, ils ont pris certain nombre de doses et qu'ils
ne sont point guéris. Ils appréhendent l'excès ; la
peur les empêche de raisonner ; et ils ralentissent la
marche du traitement, précisément dans le temps
où il faudrait lui donner la plus grande activité
pour rétablir les fonctions naturelles dans leur libre
exercice, protéger les fonctions vitales, et empêcher
la mort d'arriver. Par un faux raisonnement, effet
souvent de funestes suggestions, un malade, oubliant ou venant à méconnaître la *cause* des maladies, telle qu'elle existe dans la Nature, peut devenir équivalemment l'homicide de lui-même. S'il
se rétracte de la confiance qu'il avait donnée à cette
Méthode, il n'est plus pour elle qu'un sujet de mauvaise rencontre. Il sera plus préjudiciable à lui-même, pouvant être la victime de sa facilité à se laisser
circonvenir, qu'il ne pourra être nuisible au médecin, qu'il se croira peut-être en droit de dénigrer,
tandis que celui-ci n'a pu avoir d'autre but que de
lui rendre la santé.

ÉVACUANS RECONNUS PRÉFÉRABLES PAR LA PRATIQUE.

Ce n'est point avec ce composé en lavage, vulgairement appelé l'émétique, ni avec les purgatifs gras ou opaques, que l'on peut délivrer l'économie animale des matières corrompues qui séjournent dans les entrailles. Moins encore ils la délivreront de la *sérosité* âcre ou corrosive qui fait éprouver tous les maux, et produit tous les désordres qui sont les suites des maladies. Il faut employer, par les voies inférieures, les purgatifs résineux, du genre des incisifs et hydragogues ; et, par les voies supérieures, les émétiques balancés par un véhicule purgatif, afin que la plénitude puisse être évacuée par l'issue qui est la plus favorable à la constitution du malade, et pour éviter les violences que l'on remarque journellement dans l'emploi de l'émétique ordinaire.

Ce n'est pas une découverte en Pharmacie que nous proclamons ; les moyens que nous indiquons sont connus ; le *Codex* ne nous laisse rien à désirer à l'égard des remèdes dont il s'agit dans cette Méthode. S'ils sont négligés, perdus de vue pour l'usage et pour ainsi dire ignorés, c'est par cela seul qu'on ne reconnaît pas la *cause* des maladies, et que l'on s'efforce de la méconnaître contre toute raison, et parce que la bienfaisante pratique des Anciens est totalement abandonnée.

Les méchans nous ont accusé d'avoir fait un secret de ces remèdes. Mais leur unique but était d'avoir l'occasion et le prétexte de nous persécuter, et de nier avec plus de succès la Vérité que nous pré sentions à la classe souffrante ; ç'a été dans ces vues uniquement qu'ils ont agi aussi scandaleusement qu'ils l'ont fait, et non à cause de contravention aux lois, que nous ne commettions pas.

Les anciens praticiens, qui voyaient mieux que les modernes la nécessité de la purgation, ont beaucoup travaillé sur les purgatifs. C'est à eux que nous sommes redevables de la découverte et de l'indication des différentes espèces de médicamens en qui l'on reconnaît la plus grande efficacité. Que de droits ces hommes bienfaisans n'ont-ils pas acquis à la reconnaissance de tous ceux qui sauront les apprécier !

Il fut un temps où ces hommes s'attachèrent à distinguer les différentes espèces d'humeurs, pour opposer à chacune d'elles le purgatif qu'ils croyaient être spécialement propre à son évacuation. Ils ont en conséquence désigné ces purgatifs par le nom de l'humeur dont l'évacnation était l'objet. Ils ont appelé mélanagogue, le purgatif qu'ils dirigeaient contre la mélancolie. Ils ont nommé flegmagogue, l'évacuant composé pour purger la pituite ou le flegme. Le cholagogue était le purgatif de la bile. Par hydragogue, ils entendaient le purgatif propre à évacuer les eaux. Enfin, pour couper au plus court, et d'après l'accroissement progressif de leurs connaissances, ils établirent un panchymagogue, c'est-à-dire un purgatif dirigé contre toutes les espèces d'humeurs.

Cette dernière composition se rapprochait bien davantage du point essentiel, vu que la corruption ne se trouve pas plutôt dans une espèce d'humeur que dans une autre. Les anciens virent par la suite la surabondance que le corps humain est susceptible d'éprouver par suite de maladie, dans l'ensemble des humeurs, où il était plus raisonnable de la soupçonner que dans quelques-unes en particulier; ils sentirent donc le besoin d'attaquer toutes les parties humorales qui causent la plénitude, pour faire du vide. Leur Méthode sur ce point était bien préférable à celles des Modernes; ils reconnaissaient dans la surabondance des humeurs un superflu que ces derniers attribuent au sang. Fut-il jamais erreur plus grande et plus préjudiciable aux malades!

Quoiqu'on ne puisse pas dire que les Anciens aient reconnu la vraie *cause* des maladies, on ne peut cependant leur contester d'avoir rendu les plus importans services à la classe des malades. De leur temps on vivait mieux; la santé était pour ainsi dire le trésor de tous; les enfans bien constitués devenaient des hommes forts et vigoureux. La nomenclature des maladies était moins chargée et moins brillante que de nos jours; mais on écoutait davantage la voix du bon sens.

Si les purgatifs des Anciens n'ont pas guéri dans le plus grand nombre de cas de maladies, c'est parce que ces praticiens n'ayant point reconnu l'existence de la sérosité humorale, ils ne pouvaient diriger leur panchymagogue contre une *cause* qui leur était inconnue; moins encore le faire servir à l'expulsion de la *fluxion*, qui ne pouvait être évacuée alors que par hasard. Mais il n'est pas moins vrai de dire que c'est en abandonnant la salutaire pratique de la purgation, que l'esprit s'est exercé, non pour approfondir la *cause* des maladies, mais pour établir peu à peu les systèmes; et c'est à force de les multiplier qu'on a entièrement obscurci la Vérité. Disons plus : on s'est plongé dans un dédale inextricable.

Une des causes de l'insuffisance des purgatifs des Anciens, provenait de ce que la plupart de leurs compositions étaient en substance : tels sont les poudres, les bols, les pilules. Cette manipulation est bien loin de valoir l'infusion liquoreuse que nous indiquons, qui sera toujours le grand moyen d'opérer des guérisons : moyen préférable à tous égards, pour la certitude et la célérité. On peut néanmoins admettre l'usage des bols ou des pilules, mais il ne faut pas trop y compter ; il vaut ordinairement mieux en user alternativement ou concurremment avec le purgatif liquide, que de les employer seuls pendant un temps indéterminé. Il est des personnes qui en peuvent faire usage avec succès, même consécutivement, et il en est à qui ce purgatif ne convient point du tout. Toutefois nous l'avons vu suppléer le purgatif liquide d'une manière fort consolante, et pour les malades et pour nous-même, quand celui-ci n'opérait pas, à quelque dose qu'il fût porté.

GRANDE DÉFAVEUR JETÉE SUR LES HUMORISTES.

Les praticiens qui, dans les temps reculés comme dans les temps modernes, ont traité les malades avec les purgatifs, ont presque tous opéré des cures qui tenaient en quelque sorte du miracle. Mais les ennemis des purgatifs n'aiment pas les prodiges. Plus cette Méthode en opère, plus ils manifestent hautement le déplaisir qu'ils en éprouvent. Depuis environ vingt ans, la très-grande majorité des médecins semble s'être concertée pour jeter la plus grande défaveur et donner d'odieuses qualifications à tout homme de l'art qui aurait administré plus de six purgations, quelle qu'eût été la durée de la maladie. C'était en ce temps-la qu'on aurait encore pu trouver quelques partisans de ce nombre de purgations; mais de nos jours, la proscription est totale : des sangsues, toujours des sangsues, le malade fût-il plein de corruption jusqu'à regorgement..... L'idée seule des purgatifs donne à ces hommes des crispations, et leur fait faire des contorsions effroyables ; ils tempêtent, ils pestent, ils crient, ils menacent; ce sont les matelots de Ch. Colomb qui ne veulent pas croire à l'existence du nouveau Monde. Difficilement les antagonistes de la purgation se réduiront au silence, quoiqu'ils puissent savoir que d'impuissantes clameurs ne peuvent rien contre des guérisons nombreuses et avérées, contre le témoignage d'hommes qui disent tout haut et à qui veut les entendre : J'étais malade, bien malade, à deux doigts de la mort, et aujourd'hui je jouis d'une santé excellente, grâces à la découverte de la *cause* des maladies, grâces aux évacuans dirigés contre elle !

SUR L'HUMEUR GLAIREUSE.

Un médecin de nos jours a voulu imiter les Anciens par un purgatif spécialement dirigé contre les glaires. Il a fait un Ouvrage dans lequel il développe son système; mais son procédé est sans principe, puisqu'il est aussi naturel au corps humain d'avoir des glaires, que toutes autres humeurs, et aussi bien que du sang. Tout corps est humoral et glaireux, en santé comme en maladie. Les humeurs, ainsi que nous l'avons déjà dit, ne sont point par leur essence la cause des maladies; il faut, pour qu'on en soit incommodé, qu'elles soient plus ou moins dépravées. Nous avons expliqué, chapitre premier, comment et pourquoi elles sont sujettes à la corruption. Nous avons démontré que pour rendre malade, comme pour causer la mort prématurée, ces matières sont en effet plus ou moins dégénérées ou putréfiées. Cette condition, sans laquelle il n'y aurait jamais surabondance, n'est pas plus mentionnée dans ce Traité, qu'elle ne l'est dans les Ouvrages de ceux qui ont pratiqué avec les purgatifs. On n'y trouve aucun développement sur la formation des glaires, et on ne dit pas davantage d'où en procède la surabondance dont on veut provoquer l'évacuation.

Les glaires sont formées par la chaleur naturelle du corps, chaleur qui recuit à consistance visqueuse une portion des alimens, et dont le degré tempéré est un signe constitutif de santé. La surabondance des glaires ne peut avoir lieu que dans un individu malade, ou dont les humeurs sont corrompues, et qui, en conséquence, ont produit une chaleur étrangère, c'est-à-dire la sérosité humorale que nous avons signalée. Cette chaleur, qui n'est rien moins que sanitaire, peut recuire une plus forte portion d'alimens que la chaleur naturelle, parce qu'elle a plus d'action, et par là même raison, former une plus grande quantité de glaires dans le tube intestinal et autres émonctoires; comme aussi donner à ce corps visqueux plus de consistance et de densité. C'est parce que ce même degré de chaleur a exercé son action sur le flegme concentré dans les cavités, qu'il y a surabondance de glaires, et c'est aussi par la raison que cette même chaleur a pareillement agi dans la circulation , que l'on trouve le sang glaireux, et l'urine emportant quelquefois avec elle une portion de cette viscosité.

Or, puisque la surabondance des glaires provient de ce que ces matières sont corrompues comme les autres humeurs, que peut contre l'état de maladie qui en dérive, le prétendu antiglaireux de l'auteur de l'Ouvrage ci-devant cité ? Le panchymagogue des Anciens lui est sans doute préférable, puisqu'il peut attaquer à peu près toute la masse des humeurs.

Quoi qu'il en soit de notre opinion, le système des glaires n'est pas menacé de manquer de partisans intéréssés ; déjà un petit opuscule, distribué gratuitement, avec profusion, et qui, par ce genre de débit, peut avoir un grand nombre d'éditions, dont s'honorera peut-être son auteur, paraît depuis quelque temps sur l'horizon médical et pharmaceutique. L'auteur de cette production, avec ce qu'il a pris à son aîné dans la carrière *glaireuse*, et ce qu'il a pu prendre, ainsi que plusieurs humoristes l'on fait, dans notre Méthode et notre pratique, a vraisemblablement espéré une récolte telle que les temps pourront la favoriser, s'il ne lui sont pas contraires.

COMMENT LES PURGATIFS AGISSENT.

Peu de personnes savent se rendre compte comment les purgatifs opèrent l'évacuation des humeurs en général. On n'a pas craint d'avancer qu'ils agissaient par indigestion, et que de cette indigestion il en résultait des évacuations, n'importe de quelle nature : c'est une erreur. Pour être en état de bien connaître de quelle manière les purgatifs agissent,

il faut en avoir fait soi-même un assez long usage,
ou bien avoir été le témoin de nombreuses guérisons
parmi toutes celles qu'ils ont opérées sur des malades de tous genres et de toutes espèces.

Les purgatifs tirés du règne végétal, tels que ceux
que nous indiquons dans cet Ouvrage, sont com-
parables aux productions de ce même règne, qui
servent à la nourriture de l'homme, avec cette différence qu'ils ne peuvent le sustenter, parce qu'ils
n'ont point de partie nutritive, et qu'ils évacuent
par la raison que leur seule propriété est de pousser
dehors. Mais du reste ils subissent, comme les
substances alimenteuses, l'effet de la digestion en
passant de l'estomac dans les intestins. Ensuite ils
sont distribués à toute l'économie animale, en se
filtrant, en partie, par les veines lactées, comme
fait l'huile des alimens. Ils donnent du ton au canal
intestinal; ils en accélèrent le mouvement péristaltique, à la faveur duquel ils évacuent la corruption;
ils communiquent à la circulation une impulsion
qui en provoque les excrétions par les canaux ou
égouts dont il a été parlé; ils portent leur action
sur la masse des fluides, et en provoquent l'excrétion
par les voies urinaires : c'est ce qu'on appelle l'urine
chargée, ainsi qu'on la remarque dans cet état, soit
pendant la purgation, soit durant un dévoiement,
et en toutes autres circonstances où une partie des
humeurs s'évacue par les voies urinaires. Les purgatifs agissent pareillement sur l'expectoration qu'ils
protègent, sur la transpiration qu'ils facilitent, et
sur tous les émonctoires qu'ils mettent à contribution; enfin les purgatifs s'exercent sur tous les organes excrétoires de l'économie animale, et c'est

du résultat de cette action qu'elle se dépure et se purifie.

Si d'après tant de cures des extrémités du corps malade, que les purgatifs ont opérées, il pouvait exister encore quelques personnes qui contestassent les effets des purgatifs relativement à leur filtation dans les voies de la circulation, ne serait-il pas possible de les détromper par le récit du fait suivant ? Un horloger d'Etampes fut réduit dans un état de maladie, tellement désespéré, que la mort en a été la suite. Il connaissait bien son état et voulut faire un dernier effort pour se sauver. C'etait un acte d'humanité de le seconder, et de s'assurer avec lui si la Nature avait encore quelques ressources. Elle en était entièrement dépourvue, puisque le malade ne possédait plus cette sensibilité d'après laquelle les purgatifs peuvent opérer, et qu'il prit successivement un très-grand nombre de doses dans le cours d'une journée, sans éprouver une seule évacuation. Mais qu'arriva-t-il ? Le malade exsuda tout ou une grande partie des doses qu'il avait prises ; sa peau en fut couverte, et sa chemise imbibée comme dans le cas d'une sueur excessivement abondante. On reconnut le purgatif par tous ses caractéres.

Il est une vérité démontrée et des plus incontestables, c'est que le corps humain ne peut être sustenté sans une suite de repas pris en proportion du besoin. Une autre vérité non moins évidente, c'est que les malades ne peuvent être délivrés des matiéres gâtées que leur corps renferme, et qui résultent du même système alimentaire, sans une suite de purgations rapprochées, ainsi qu'il est dit aux quatre articles de l'ordre du traitement de cette Méthode, chapitre XX. De même que toutes les parties du corps humain sont alimentées des produits de la nourriture bien adaptée à ses besoins, de même aussi elles peuvent être nettoyées et purifiées par l'usage raisonné des purgatifs, suffisamment répétés.

LES PURGATIFS SONT RÉPUTÉS ÉCHAUFFANS.

Parmi les praticiens, il n'est pas rare d'en trouver qui attribuent aux purgatifs indiqués dans cette Méthode, les souffrances et les accidens qu'un malade peut éprouver pendant leur action, qu'ils veulent bien déclarer être nuisible. Dans le nombre, l'on peut compter ceux qui n'ont jamais administré deux doses purgatives consécutivement, parce qu'à cet égard la sphère de leurs connaissances est extrêmement circonscrite. Mais il en est d'autres, chez qui la bonne foi n'est pas à l'ordre du jour, qui contestent la vérité d'un principe consolidé par des guérisons notoires, et dont ils ont même suivi la marche du traitement. Si les malades prêtent l'oreille à la voix de l'inexpérience, et à celle de ces criards de l'opposition, ils ne manqueront pas de s'entendre dire que les purgatifs échauffent, brûlent, corrodent, etc....

La plupart des malades en traitement éprouvent effectivement une sensation qui semble étayer cette assertion ; mais toute fausse opinion à ce sujet est bientôt rectifiée par l'emploi successif des évacuans convenablement répétés. La chaleur excessive qu'éprouve le malade traité d'après cette Méthode, n'est en tous cas que le produit de la *sérosité*, extrêmement âcre, mise en mouvement par l'action des mêmes évacuans ; mais s'ils sont répétés comme

l'exige l'évacuation de la *cause* de toutes les maladies, ils subtilisent la *fluxion*, délivrent la Nature
de la chaleur brûlante, de la sécheresse, de la soif
ardente, de l'inflammation, et de tous les accidens
dont un malade peut être menacé. Enfin les purgatifs hydragogues sont les seuls moyens qui rafraî-
chissent certainement, quoi qu'en puissent dire tous
ceux qui, manquant d'une utile expérience, n'ont
point encore reconnu que pour rafraîchir il faut détruire ou expulser le principe de la chaleur étrangère : il faut savoir qu'elle provient moins du mouvement des fluides, que de la présence d'un corps
brûlant, et conséquemment des plus nuisibles. Ces
purgatifs expulsent la matière ignée, qui est le feu
même, et guérissent par une conséquence toute naturelle du principe qui leur sert de base. Les rafraîchissans, au contraire, ne pouvant tout au plus
que l'émousser, l'abandonnent aux soins, aux efforts
de la Nature, qui en reste surchargée, à son grand
préjudice.

La purgation ne peut pas toujours, ou par tous
les individus, être pratiquée sans que quelques-uns
n'en ressentent des coliques momentanées, ou autres
affections à l'intérieur du tronc, et même dans toute
l'habitude du corps. Ces souffrances sont l'effet ou
la suite de l'ébranlement de la masse des fluides,
parce qu'ils sont de nature à faire souffrir. Beaucoup
de personnes, induites en erreur, attribuent ces coliques ou autres malaises aux évacuans dont elles
font usage. Il ne doit pas être difficile de dissiper les
préjugés de ces personnes, et de les faire entrer dans
la voie de la Vérité sur ce point important. La *sérosité* chaleureuse ou brûlante, ainsi qu'elle est signa-

lée, chapitre premier, est un fluide inhérent à la masse des humeurs, répandu dans les cavités comme dans *les* voies de la circulation ; les purgatifs , par leur heureuse efficacité, ramènent ce fluide des parties éloignées où il *circule* , dans le canal intestinal, c'est-à-dire de la circonférence au centre du corps , où ils le rassemblent pour l'expulser ensuite par les voies ordinaires des excrétions. Ainsi, par toutes ses parties éparses rassemblées en masse, et dont l'action est par conséquent augmentée par le mouvement, la *fluxion* fait nécessairement ressentir des douleurs plus ou moins vives , en raison de son action corrosive et de son volume.

Faisons cette comparaison : Si des charbons, brûlant isolément , venaient à être rassemblés , incontestablement ils formeraient de suite un foyer d'embrasement. Qui peut contester la justesse de cette comparaison, puisque , dans le cas dont il s'agit, ce sont les particules de la *serosité* rassemblées qui agissent en masse ? On peut en connaître les étonnans effets, ainsi qu'ils sont signalés aux numéros indiqués par la table des faits de pratique, qu'il est toujours utile de consulter.

Ce qui prouve encore plus démonstrativement l'acrimonie ou l'action mordicante de la *sérosité*, c'est l'affection douloureuse qu'elle fait souvent ressentir à l'anus, quand elle sort en abondance par suite de la purgation ; cette affection est quelquefois aussi vive que si on eût seringué le fondement avec de l'eau bouillante. Il n'est pas difficile de croire que la matière, qui est brûlante en sortant du corps, a brûlé pendant son séjour ou avant d'en sortir ; voilà donc encore une preuve bien forte en faveur de la démonstration de la *cause* des maladies, telle que nous l'avons donnée.

La sortie de la matière brûlante venant ainsi à s'effectuer, est dans ce cas, pour un malade, un grand sujet de contentement ; car on peut regarder comme certain que les douleurs ressenties diminueront bientôt, et cesseront enfin par l'évacuation complète de la cause qui les produisait.

Il est incontestable que si la *sérosité* se tient répandue hors des cavités abdominales, occupant d'autres parties du corps que celles-là, elle produira toutes sortes d'affections externes générales, la fièvre, les douleurs, et autres accidens.

De nombreuses observations prouvent que cette matière chaleureuse, qui peut se rassembler dans les entrailles, et partout ailleurs, peut aussi se fixer dans les viscères des premières voies, et les échauffer au point de faire éprouver une soif ardente. Toute sorte d'altération cesse après la sortie de la *fluxion*, c'est-à-dire après que la purgation a été suffisamment répétée, ainsi qu'elle doit l'être activement dans ce cas. C'est donc la même *cause* qui produit la soif, les cuissons à l'anus, la douleur, les différens signes caractéristiques, plus ou moins inquiétans, dans tout état de maladie, et enfin, la mort, quand on n'expulse point ce qui peut l'occasioner.

Nous nous croyons obligé de citer un autre fait de pratique qui ajoutera encore quelques traits de lumière à ceux que nous avons répandus sur les effets comme sur l'objet des purgatifs. Un homme fut attaqué dans une joue par la *fluxion* qui, en retirant la bouche, la porta vers l'une des oreilles ; il en était

résulté une grande difficulté de parler, avec les incommodités qui en devaient être la suite. Cet homme
ne ressentait aucune douleur dans cette partie, et il
n'y avait ni tumeur, ni inflammation. Il s'était fait
traiter inutilement pendant plus de six mois, lorsqu'il nous fut adressé par plusieurs de ses amis.
Pendant son traitement, et à chaque fois qu'il prenait une dose de purgatif, il éprouvait dans l'estomac, immédiatement après l'avoir avalée, un effet,
disait-il, ressemblant à l'action d'un corrosif pénétrant. Il fallait le dissuader, et le convaincre que le
médicament n'en était que la cause occasionelle ; de
plus, il fallait lui démontrer la nécessité de continuer la purgation ; et il la continua même assez
long-temps ; enfin sa bouche se remit à sa place.

Comment est-il arrivé que quatre doses du même
purgatif, qui ont précédé et sans doute amené cet
heureux changement, n'ont point été suivies de la
même chaleur brûlante d'estomac que le malade
avait ressentie jusqu'alors ? Il existait donc dans ce
viscère une matière très-âcre ou excessivement chaleureuse, dont l'action a pu être augmentée par
l'excitation du purgatif dirigé contre elle. C'était
une portion de la *sérosité* fixée à l'estomac, qui s'était
portée dans la substance des muscles de la bouche,
et qui, en les crispant, l'avait déplacée. Incontestablement il y avait une correspondance entre ces deux
siéges d'affection, comme il y avait analogie d'action
dans la matière qui produisait la maladie. Les muscles ne purent en être délivrés sans que les tuniques
de l'estomac en fussent déchargées, et ainsi réciproquement. Les ennemis de cette Méthode pourraient-ils fermer leur cœur aux douces impulsions

de la reconnaissance, à l'égard d'un homme qui leur démontre de quelle manière les purgatifs exercent ce qu'il leur plaît d'appeler corrosion !

Combien de personnes, dont l'estomac renfermait des aigreurs, c'est-à-dire des matières plus ou moins mordicantes ou nuisibles, se sont vues réduites, faute d'utiles renseignemens, les unes à se priver de l'usage du lait, qu'elles aimaient beaucoup, et que l'acide renfermé dans leur estomac leur faisait rendre tout caillé ; les autres forcées de s'abstenir du vin et de toutes boissons participantes des spiritueux, parce que, malgré la magnésie et tous les absorbans dont on fait ordinairement usage dans ce cas, elles excitaient cette humeur dépravée, que la raison conseille d'expulser, à l'effet de prévenir tous accidens fâcheux qui peuvent résulter de la non évacuation d'une si nuisible matière ! Combien en ont été guéris par la purgation ! Il est à souhaiter que ces vérités prennent la place d'une opinion contraire, qui est malheureusement adoptée par tous ceux que la raison ou l'expérience n'ont pas suffisamment instruits.

Mais à quoi bon, de notre part, toutes ces citations, lorsqu'un énorme volume, qui pourrait en composer dix et plus, est là tout rempli de preuves aussi inattaquables les unes que les autres, constatant des faits plus étonnans encore que tous ceux rapportés dans ce chapitre ? La conviction doit avoir été portée au plus haut point, ou bien elle n'y arrivera jamais ; et nous aurions pu, rigoureusement parlant, nous dispenser d'une grande partie de ce chapitre, qui n'a plus aujourd'hui, dans son entier, l'intérêt qu'il a pu présenter à l'époque où parurent nos premières éditions ; époque où nos malades guéris ne nous avaient pas encore donné leurs attestations.

OPPOSITION DES HUMEURS A L'ACTION DES ÉVACUANS.

Les effets des purgatifs sont généralement aussi ignorés que la *cause* des maladies est peu connue. Besucoup de personnes font naître des difficultés où il n'y en a point, à l'occasion d'incidens qui peuvent survenir dans les traitemens. La plus petite chose est souvent une nouveauté, et même un grand sujet d'étonnement pour le plus grand nombre. Pour dissiper toutes alarmes, il importe essentiellement de se rattacher à la *cause* des maladies comme à une ancre de salut, en dirigeant toutes ses idées et tous ses efforts vers l'évacuation, qu'il faut effectuer à quelque prix que ce soit, dans *tout* état de maladie, et à l'égard de tout malade qui présente encore un espoir fondé de guérison, à peine de l'exposer à succomber ou à rester dans l'état d'infirmité.

Un principe vrai ne peut tromper ; donc, la purgation ne produit aucun des maux qui affligent les malades secondairement ou durant le traitement.

La sérosité humorale met souvent des obstacles à la guérison des malades. La *fluxion* peut, à l'égard de quelques-uns, se rassembler sur le canal intestinal, en telle quantité et d'une consistance si âpre, qu'elle le durcit au point qu'il refuse toute évacuation, quoique provoquée par des doses purgatives renforcées et répétées de près. Il peut arriver, tant au commencement que dans le cours du traitement de toute maladie, soit récente, soit chronique, que les organes de la purgation se durcissent par l'action de la cause que nous venons d'indiquer. Il nous semble pouvoir comparer cette action à celle qu'exercerait le feu près duquel on placerait une feuille de parchemin ; on la verrait se durcir, se crisper, se racornir, perdre sa souplesse et son élasticité ; il nous semble aussi voir dans le corps humain l'image de l'action de la chaleur active sur les membranes qu'ici nous prenons pour des objets de comparaison.

La pratique a démontré que dans tous les cas d'insensibilité du corps à l'occasion des évacuans , lorsque le malade souffre beaucoup, il est nécessaire d'augmenter le volume des doses évacuantes, comme aussi dans le cas où le danger menacerait le malade, de continuer le traitement, sauf à employer un plus fort degré de purgatif, s'il en est besoin. C'est même souvent le cas de tenter l'usage du purgatif en bol, dont nous avons parlé, page 103.

Si au contraire dans ce même cas d'insensibilité l'état du malade n'est point inquiétant , ou si rien n'est pressant, on peut suspendre momentanément le traitement, dans l'espérance de trouver, quelques jours plus tard, les organes mieux disposés à l'évacuation.

Cette insensibilité et la résistance qui en est la suite cédant d'elles-mêmes, ou étant vaincues par la récidive des doses, renforcées et suivies d'évacuations, ou la *sérosité* qui a produit le durcissement des entrailles et des canaux de la circulation, étant seulement déplacée, la sensibilité se rétablit ; alors on peut être obligé de diminuer le volume des doses, et aussi l'activité des évacuans, qu'on avait été forcé d'augmenter.

Dans ces cas, on a vu des malades qui n'avaient

point obtenu de suffisantes évacuations avec de fortes doses du purgatif le plus énergique, en éprouver d'assez abondantes avec une faible dose du purgatif le plus doux, qu'ils s'étaient avisés de prendre dans cette circonstance.

On remarque fréquemment des personnes qui s'étonnent du volume ou de la force extraordinaire des doses purgatives, à l'égard des malades qui ont peu de sensibilité interne en proportion de ces mêmes doses. Mais ne trouve-t-on pas des hommes qui boivent, dans le cours d'une journée, jusqu'à dix bouteilles de vin sans être atteints d'ivresse, et n'en voit-on pas qu'une seule bouteille met hors de raison? Voilà des effets qui expliquent le besoin de ces doses renforcées qu'en peuvent avoir beaucoup d'individus. Il y a donc une variété de sensibilité telle qu'il n'est pas rare qu'un homme fort et vigoureux soit suffisamment purgé avec la dose qui suffirait à un enfant, tandis que les doses les plus fortes n'agissent que légèrement sur celui-ci, ou sur certains individus d'une complexion faible et délicate. Certes, ces constitutions sont loin d'être avantageuses.

Il existe deux causes de peu de sensibilité ou d'insensibilité totale à l'action des évacuans. L'une est relative ou naturelle à la constitution du sujet, et ne change point : c'est celle de ces hommes en qui nous trouvons un objet de comparaison relative à l'usage du vin ou de toute autre liqueur spiritueuse. L'autre est l'effet de la mauvaise nature des humeurs. A l'égard de celle-là, en réitérant nombre de fois les doses, avec précipitation toutes les fois que la maladie est grave, les matières qui détruisent la sensibilité des organes s'évacuent peu à peu , et la sensibilité du corps se rétablit ; de ce moment le malade entre en voie de guérison.

Dans les cas d'insensibilité , quand elle se manifeste à la suite d'un traitement de longue durée, il ne faut pas moins qu'une expérience acquise pour résister à la première impression qu'en éprouvent beaucoup de personnes inexpérimentées ; elles sont de suite portées à croire que depuis le temps que l'on purge le malade , il ne doit plus évacuer, n'ayant plus ni bonnes, ni mauvaises humeurs à rendre, ainsi qu'on le présume faussement. Une semblable opinion prouve encore que la *cause* des maladies est peu connue, que la composition du corps humain ne l'est pas davantage, et que les ressources comme les effets de la purgation sont malheureusement ignorés.

Nous avons eu plusieurs fois l'occasion de rencontrer des sujets qui offraient le caractère d'une insensibilité complète à l'action des purgatifs ; mais il y en a eu peu de semblables à celle que, pour l'utilité de la classe affligée par les maladies, nous allons retracer avec tous les détails qui lui sont relatifs. Nous prendrons nos observations en nous-même ; eh ! l'on est bien fort quand on parle d'après sa propre expérience, ou d'après son sentiment intime.

Une suite d'événemens qu'il est inutile de raconter, m'a porté , vers l'an 1795 , dans la ville de Nantes, qu'habitait alors PELGAS, mon beau-père ; et par suite , j'eus l'occasion de connaître ses principes. Affligé d'une maladie chronique que j'endurais depuis nombre d'années, résultante des causes qui vont être indiquées , je fus assez heureux pour faire sa connaissance. J'étais tourmenté de douleurs, affecté de dépôt et ulcère; de plus, menacé d'une fin prochaine, par une conséquence de ma frêle constitution. J'avais fait pour ma santé ce qu'il avait été en mon pouvoir de faire pendant plusieurs années, et je ne m'en étais pas rapporté à moi seul. J'étais imbu de principes qui n'étaient certainement pas ceux de cette Méthode. Je croyais strictement tout ce que le commun des hommes est habitué à croire. Je pensais comme les auteurs dont j'avais sucé les principes. Il fallait enfin raisonner bien, et je l'ai fait.

J'entrepris ma guérison. Je suivais mon traitement selon l'article 4, ma maladie étant évidemment chronique; mais bientôt le 3e fut sévèrement observé comme on va le voir. Tout à coup (c'était le matin à mon réveil), je me sentis attaqué d'une douleur violente dans le bas-ventre. Je me levai pour prendre une dose de purgatif, mais il m'était impossible de me redreser; j'avais le corps ployé, courbé, le ventre sur les cuisses. J'avalai la potion. Je comptais qu'elle me délivrerait bientôt de ma douleur qui augmentait toujours; vaine espérance : plusieurs heurres s'écoulèrent et je n'éprouvai point d'évacuation. Je pris une seconde dose dans l'espoir d'aider à la première; je n'en obtins pas plus de succès. J'en répétai une troisième et ainsi de suite. Il faut remarquer que ces doses étaient tantôt vomi-purgatives et tantôt purgatives, dans l'intention d'évacuer par une voie ou par l'autre; mes tentatives ne furent qu'inutiles. J'usai de lavemens, même fortement purgatifs, toujours sans obtenir d'évacuation, et le mal allait croissant. Le délire commençait à s'emparer de moi.

Le bon Pelgas était là. Je ne vous laisserai pas mourir, me dit-il; l'âme tient au corps, et vous et moi ne faisons qu'un d'opinion. Je le pressentis sur la nécessité d'apposer les emplâtres vésicatoires, et il me les apposa. Ce fut après que ces emplâtres eurent vivement attaqué la peau et attiré aux jambes une forte portion de la *sérosité*, qui, par sa grande acrimonie, crispait mes intestins, que, libres par suite de cette diversion, l'évacuation s'établit avec une abondance proportionnée au nombre de huit à dix doses avalées les unes sur les autres. Quelle crise! Tous ceux qui n'approuvaient point mon traitement, par défaut de conception ou de connaissances, à l'égard desquelles tant de gens sont encore en retard, furent forcés de céder à l'évidence. J'évacuai la putridité toute pure. Les effets en furent tels qu'il fallut ouvrir toutes les croisées de ma chambre, et que même mes voisins en furent incommodés. Chacun alors avoua que les plus importantes vérités en Médecine étaient encore pour beaucoup de personnes, enveloppées d'un voile impénétrable, faute de connaissance du principe qui sert de base à cette Méthode.

Mon corps ayant recouvré sa sensibilité ordinaire, je répétai la purgation jusqu'à ce que la masse de mes humeurs en fût renouvelée, et d'après l'ordre de traitement de l'art, 4. Ce traitement se composa d'environ cent cinquante doses, prises dans l'espace d'à peu près six mois. J'ai dû prendre dans la suite, d'après la connaissance que j'avais de ma mauvaise constitution, les précautions utiles et nécessaires, en faisant un fréquent usage de la purgation, afin d'éviter les rechutes, dont en pareil cas on est pour ainsi dire menacé.

C'est en réglant ma conduite d'après cette Méthode, que, depuis cette grande crise, je soutiens et conserve une frêle existence, néanmoins avec un état de santé qui a beaucoup dépassé mes espérances, et celles des personnes qui me connaissent depuis long-temps. PELGAS, mon respectable et bien aimé beau-père, y mit dans le temps cette condition, pour que j'eusse des droits à la vie, m'a-t-il dit, jusqu'à l'âge de soixante ans. Il se connaissait un peu à la durée de l'existence, car il ne s'est pas trompé sur la fin de la sienne.

Je suis né avec une constitution proprement dite viciée ; issu de père et mère devenus tellement valétudinaires qu'ils sont morts, l'un à l'âge de quarante-deux ans seulement, et l'autre à l'âge de quarante-huit ans, après avoir passé dix ans de leur vie dans des souffrances presque continuelles. Plusieurs enfans venus après moi n'ont pu vivre, sans doute par l'effet de la progression de l'état de maladie des auteurs de leurs jours. Faible de structure et de tempérament, j'ai passé l'enfance dans des souffrances souvent réitérées, et avec la maladie pédiculaire, jusque vers l'âge de l'adolescence, malgré les soins assidus d'une tendre mère. Cet âge ne m'a guère été plus favorable ; de fréquens saignemens du nez, des douleurs de dents, des fièvres pendant dix mois, plusieurs maladies où la saignée ne fut point épargnée : voilà le bulletin adouci de la santé du printemps de ma vie. Le dirai-je ? passé le premier âge de la puberté, donnant alors quelques signes de vigueur, mes contemporains voulurent bien m'appeler *trompe-la-mort*. Mais avant l'âge de vingt-cinq ans, j'étais déjà sujet à des douleurs rhumatismales qui se portaient dans plusieurs parties de mon corps, et m'arrêtaient au moment où j'y pensais le moins. Tels sont l'origine, la cause, la source et les progrès de la maladie, avec ou à l'occasion de laquelle j'ai pris connaissance des principes de PELGAS, et qui sont ceux de la *Médecine curative ;* de cet art rapproché de la Nature et en harmonie avec ses lumières.

Lors de mes débuts dans ma carrière d'après les principes de PELGAS, j'ai dû me dire, et je me le suis dit plus d'une fois : Puisque j'ai su ouvrir les yeux à la lumière qui m'a été présentée, je dois croire que, dans leur position fâcheuse, bon nombre de malades de toutes les classes, raisonneront aussi pour leur conservation, et qu'ils m'imiteront. L'opinion d'un médecin maladif pouvant être de quelque poids dans la balance des systèmes, ne pourrait-elle pas contribuer, jusqu'à un certain point, à affermir celle des hommes qui ont reconnu la vérité de nos principes, et à éclairer ceux qui en ont adopté de contraires ? Quand on a vu comme tout autre individu peut voir, en soulevant le bandeau qui dérobait d'importantes vérités, et qu'on a senti plus que personne, ne peut-on pas avoir acquis une force d'expérience digne d'être écoutée ? C'est dans cette opinion et dans la vue du bien que je suis entré dans de si longs détails.

Mon épouse, que j'ai eu le malheur de perdre trop prématurément sans doute pour ma félicité, n'était pas née avec une meilleure constitution que moi. En naissant, elle vomit la bile noire, signe indubitable d'une mauvaise santé, et fut long-temps contrefaite. Son père, à la faveur de son moyen curatif, triompha des nombreuses attaques de maladies dont elle fut l'objet, et, en favorisant en elle les ressources de la Nature, tout vice de conformation disparut. Toutefois, il ne lui prédit d'existence que jusqu'à l'âge de quarante ans au plus, et ce n'a été qu'en se purgeant souvent, qu'elle l'a prolongée jusqu'à cinquante, terme beaucoup trop court pour celui qui la regrettera toute sa vie. La résolution de notre mariage ne fut pas plutôt connue de quelques-unes des amies de mon épouse, qu'elles lui prédirent un prochain veuvage; et cependant je lui ai survécu!....

Le bon PELGAS fut atteint d'asthme et d'hydropisie dès l'âge de quarante ans. Il a fait pour lui-même ce qu'il conseillait aux autres. Il ne s'est jamais écarté des principes qu'il avait fondés sur sa découverte de la *cause* des maladies, et il a prolongé sa vie jusqu'à l'âge de soixante-douze ans. Il a, pendant cinq ans, lutté contre l'état de décrépitude, en suivant les règles qu'il prescrivait à ses malades. Il est à observer qu'il était privé d'une ressource de Nature extrêmement importante; il n'a jamais pu expectorer, ni cracher, ni vomir, ni même moucher, quelques tentatives qu'il ait faites à cette fin : de là un obstacle insurmontable pour le dégorgement de sa poitrine, ce qui l'a empêché de prolonger ses jours plus long-temps.

Il était, ce semble, écrit dans le livre du destin, que comme j'avais perdu mon beau-père, je perdrais mon épouse, sans pouvoir, au moment de la séparation éternelle de ce monde, leur porter des secours, ni leur offrir quelque consolation, ni en recevoir dans ce touchant moment. J'étais éloigné du père lorsqu'il mourut, et j'étais absent de chez moi quand la fille est tombée malade et a quitté la vie : j'ai rendu compte de ce fâcheux événement dans la onzième édition de mon Ouvrage. Je prie le lecteur de me pardonner cette digression.

La petite-fille de PELGAS, épouse de M. COTTIN, pharmacien à Paris, s'est bien ressentie de la frêle santé des auteurs de ses jours. Elle naquit avec la suppuration établie à un œil, menacée de suffocation ou d'étouffement, tranchée de coliques, et dans un état qui ôtait à tous ceux qui la voyaient, l'espoir qu'elle pût survivre. Attaquée à l'âge de seize mois de la petite-vérole, avec la fièvre putride, elle laissait peu d'espérance de vie. Dans la suite, elle a fréquemment été en proie à des maux d'yeux, inflammatoires et autres ; à des taies et à des convulsions qui produisaient des mouvemens de rotation, ou tournoiement du globe de l'œil, suivis de secousses réitérées de toute la tête. En outre, elle fut atteintes de différens dépôts glanduleux, d'une fluxion scorbutique dans la bouche, sur les gencives et les lèvres ; enfin, elle a essuyé un ensemble de maladies qui se succédaient rapidement les unes aux autres, ou plutôt c'était un état permanent de maladie, qui aurait infailliblement emporté la malade, sans une forte résolution de ma part pour le combattre jusqu'à la fin.

Les moyens indiqués dans cette Méthode lui ont été appliqués avec autant de vigueur que de persévérance, d'après notre conviction, les lumières de notre pratique et tout ce que l'amour paternel nous inspirait. Très-convaincus que nul malade ne périt que par suite de la maladie dont il est atteint, et qu'il ne peut ni succomber ni éprouver le plus léger préjudice par l'action du traitement évacuatif, nous avons eu le bonheur de triompher par notre persévérance.

La malade, dès le lendemain de sa naissance, a commencé la purgation. Ce traitement a été répété tant de fois que nous devons craindre qu'on ne nous croie pas sur parole; cependant nous affirmons que jusqu'à l'âge d'environ dix ans, l'enfant a répété les doses dans la proportion d'au moins le quart du temps que son existence avait alors parcouru; c'est-à-dire environ mille doses, tant vomi-purgatives que purgatives. Dans la suite, sa constitution s'est un peu améliorée, tellement que la purgation n'a plus eu lieu, de dix jusqu'à douze ans, que dans la proportion d'environ un sixième; de douze à quatorze, dans celle d'un dixième à peu près, et successivement en diminuant jusqu'à l'âge d'environ dix-sept ans que la malade a commencé à jouir de la santé.

Nous devons faire observer qu'une cause accidentelle a grossi ce nombre de purgations, et c'était l'insensibilité du corps de la malade. Telle dose qui aurait produit sur tous autres individus du même âge, huit ou dix évacuations, ne lui en faisait quelquefois pas éprouver plus de deux, encore étaient-elles peu abondantes : de là le retard de sa dépuration. La Nature en elle refusait le service; c'était la preuve de ce qu'elle était fortement affectée, et que, sans un secours aussi efficace, la malade aurait succombé. Nous ferons encore observer que les doses qui lui ont été administrées, furent bien autrement volumineuses, ou beaucoup plus fortes que celles qui conviennent ordinairement aux enfans de l'âge de la malade; car en principe général, les enfans sont faciles à émouvoir. Les doses qu'on administrait à cette jeune malade auraient suffi pour purger abondamment des hommes forts et robustes ; cependant elles ne produisaient sur elle que peu, ou point d'effet.

L'on se tromperait donc si l'on pensait que les doses ne dussent être relatives à l'âge et à la force des sujets que par un volume borné, puisqu'il est évident qu'elles doivent toujours être réglées, quant à leur activité, d'après la sensibilité interne de tous les corps, à l'effet de produire le nombre d'évacuations exigé dans cette Méthode ; et pour procurer la guérison du plus grand nombre des malades insensibles à l'action des faibles doses.

CHAPITRE X.

Les Moyens de guérir méconnus.

Des hommes qui ont reconnu la vérité du principe sur lequel repose notre Méthode, se sont refusés à admettre qu'elle renfermât une découverte. Ils ont allégué qu'il était impossible que les hommes de l'art, et particulièrement les anatomistes célèbres, n'eussent point vu la *cause* des maladies telle qu'elle peut exister. Ils ont prétendu que la Méthode ordinaire ne différait de la nôtre que quant à la manière d'évacuer la *cause* des infirmités. Il y a, ont-ils dit, des praticiens qui la voient dans le sang, et c'est par cette raison qu'ils répandent le sang ; les uns, espérant l'évacuer par les sueurs ou la transpiration, emploient des remèdes sudorifiques ; les autres, par les urines, au moyen des diurétiques et apéritifs ; et plusieurs fondent leur espoir sur la diète, ou le

régime, sur les eaux minérales, les emplâtres vésicatoires, les cautères, les ventouses, les sétons, ou
autres procédés externes.

Cette marche différente des praticiens, cette contradiction des auteurs qui leur servent de guides, ne
sont-elles pas la preuve incontestable que la découverte de la *cause* des maladies appartient à PELGAS,
et à son successeur qui l'a développée, qu'il l'a éri-
gée en Méthode, et qui par tous ses faits de pratique, venus à la file, l'a rendue si sensible aux yeux
mêmes d'hommes les plus mécréans à ce sujet? Les
praticiens ordinaires ne semblent-ils pas dire à qui
veut les entendre, qu'ils laissent à la Nature le soin
de se guérir elle-même? Cet aveu tacite de leur part
ne prouve-t-il point évidemment qu'ils ignorent la
voie la plus sûre et en même temps la plus expédi-
tive pour attaquer avec le plus de succès possible,
la *cause* des maladies et de la mort prématurée? Si
toutes ces vérités sont incontestables, comme nous
ne pouvons douter qu'elles soient trouvées telles, il
nous semble parfaitement démontré qu'ainsi que
l'on devrait savoir quelque gré à celui qui aurait
trouvé pour conduire dans un pays déjà connu, un
chemin plus sûr et plus raccourci que celui qu'on
exploitait auparavant pour s'y rendre, de même ne
devrait-on pas refuser à cette Méthode le mérite
d'indiquer le point essentiel, le but véritablement
utile que l'art doive se proposer, avec la voie qui
peut y conduire le plus directement?

Les moyens d'appui de cette Méthode sont la
clarté, l'expérience; ils sont pris là où tout le monde
peut les voir; de nombreuses réussites dans les
deux hémisphères, constatées et avérées de la ma-

nière, la plus authentique, prouvent assez que les traitemens qui les avaient précédées n'étaient ni basés sur la connaissance de la *cause* des maladies, ni en rapport avec les besoins de la Nature, puisque ces réussites portent particulièrement sur des maladies réputées incurables. Ces succès démontrent aussi jusqu'à l'évidence, que ceux qui avaient dirigé ces traitemens n'étaient pas bien instruits du chemin le plus court, c'est-à-dire qu'ils n'avaient pas connu les ressources de la purgation, qu'on leur fait connaître dans cet Ouvrage.

En effet, comment se conduit-on en général ? On agit d'après des données incertaines ; on fait dans l'occasion ce qu'ont fait ceux par qui on a été devancé. Quand on prend un guide peu sûr, est-il étonnant qu'on s'égare ? Si on reconnaît bien la *cause* des maladies ; si on en conçoit le principe ; si on se rend parfaitement raison de la *cause* qui produit la souffrance, on ne marchera point par une voie incertaine, et on ne fera point de tout un peu, selon qu'il est d'usage ; on prendra la seule voie de la curation qui existe, et telle que nous l'indiquons. Ceci ne serait-il pas plus satisfaisant pour les hommes de bonne foi, que d'établir des discussions sur la réalité ou la non réalité d'une découverte ? Que demande un malade qui appelle un médecin ? la guérison. Pourquoi ne pas répondre à son désir ? pourquoi ne pas adopter une Méthode couronnée des succès les plus nombreux, les plus inespérés ?....

Mais que d'obstacles à vaincre ! que de préjugés à dissiper ! que d'intérêts blessés et dont il est pénible de faire le sacrifice ! Tout auteur de Méthode qui renverse le vain échafaudage des systèmes en vigueur, doit s'attendre à trouver pendant long-temps de nombreux contradicteurs. Si la nôtre ne rend pas plus de services à la classe malade, c'est la faute, sans doute, de l'ignorance et de la méchanceté, qui lui présentent plus d'obstacles à vaincre, peut-être, que les maladies les plus invétérées ou réputées les plus incurables. Dans ses premiers débuts, cette Méthode a eu à lutter contre les efforts réunis d'une quantité incalculable de personnes d'opinion contraire. Aujourd'hui ses succès, en lui conquérant de nombreux amis, lui suscitent, presque sur tous les points du globe, des ennemis acharnés, dont l'amour propre humilié ou vaincu n'a pas encore avoué sa défaite. Il est une arme qu'emploie le moins fort. A défaut de raison, il a recours aux petits moyens, à ceux mêmes que la délicatesse repousse, ainsi qu'on a pu le voir dans le *Charlatanisme démasqué*, Ouvrage qui peut instruire son lecteur, souvent en le divertissant.

Que d'injustices envers la *Médecine curative* seront commises encore, tant que les principes vrais sur lesquels cette Méthode repose ne seront point généralement reconnus! Que de maux continueront de peser sur l'espèce humaine, tant que des usages abusifs resteront en vigueur! Si l'on parle franchement de la possibilité d'opérer de promptes guérisons, combien de personnes la contestent, parce qu'elles ont peine à s'accoutumer à ce langage, tant il paraît insolite et en opposition avec les préjugés reçus. On conçoit difficilement qu'on puisse, en suivant cette Méthode, prévenir ou éviter de graves maladies. Le public ne comprend pas davantage que l'on peut, en quelques jours de traitement, guérir de nombreux malades ; il ne peut le concevoir, parce que la coutume, à cet égard, lui a appris qu'il faut ordinairement des mois et des années entières pour procurer à quelques individus un faible soulagement ou une légère amélioration de santé. Un malade est-il promptement guéri par le nouveau mode de traitement, l'erreur et la mauvaise foi contestent le mérite d'une guérison qui, d'après les traitemens ordinaires, n'eût pas même été probable. L'imposture allègue que ces maladies, si promptement détruites, n'étaient point des maladies à caractère, qu'elles n'étaient que de légères indispositions ; une basse jalousie s'efforce d'en tirer la preuve dans cette observation : que quelques doses de purgatif seulement ont suffi pour la détruire.....

On ne craindra pas de dire à ces antagonistes, que s'il en a été ainsi, et s'il en peut être toujours de même, c'est parce que la purgation de notre Méthode est dirigée contre la *cause*, la vraie cause de toutes les maladies. Mais, on le sait, la Vérité ne triomphera que plus tardivement, si, parmi les hommes témoins des faits, et par conséquent convaincus, la pusillanimité l'emporte sur le sentiment de leurs devoirs, sur ce qu'ils doivent à leurs semblables, et s'ils gardent le silence dans la crainte de déplaire à tels et tels, ainsi qu'on le remarque souvent : mais la Vérité ne sera pas moins la Vérité.

La fausse direction des esprits est tellement générale, qu'on n'attribue souvent de l'habileté au praticien qui a traité un malade, qu'en proportion de la durée de la maladie. Si une maladie a duré long-temps, si le malade a couru de grands dangers, s'il est resté dans un état longuement inquiétant, et si la Nature, enfin, lui a été favorable, alors on se sent porté à croire que le médecin a triomphé des plus grands obstacles; telle est souvent la base des hautes réputations : trente à quarante visites, surtout à raison de deux ou trois par jour, donnent beaucoup de relief et d'importance.... On ne voit pas, et on ne voudra pas voir, que si la maladie a duré si long-temps, ça été la faute du traitement, qui n'a point expulsé la *cause* de cette maladie dès son apparition.

Si nous demandions aux personnes soi-disant guéries de semblables attaques, comment elles se trouvent maintenant par rapport aux reliquats de ces maladies? elles nous répondraient que leur triomphe consiste seulement dans la jouissance de la vie qu'elles ont manqué de perdre, et dans la substitution d'un état imparfait de santé à un état de maladie moins positif, sans pouvoir recouvrer leur santé primitive, leurs forces antérieures à la maladie; oui, voilà ce qu'elles nous répondraient, et peut-être resteraient-elles néanmoins dans la même opinion précédemment accueillie par elles, tant l'erreur peut prendre de profondes racines. Nous leur indiquerions la cause de leur imparfaite guérison comme provenant du défaut d'évacuation de leurs humeurs; nous leur dirions que la source de leur maladie existe toujours dans leurs entrailles ; nous leur ferions peut-être comprendre que leur prétendue ou très-imparfaite guérison est l'effet de la dispersion ou neutralisation, quant à présent, des émanations de cette source, et que cette source et ses émanations constituent ensemble, comme nous l'avons dit, chapitre premier, l'unique *cause* des maladies.

Cette vérité prévaudra-t-elle sur l'avis de tant

d'hommes inexpérimentés, qui, de la meilleure
foi du monde, croient devoir, malgré des faits cons-
tans et avérés, régler leur conduite d'après l'opinion
contraire? Si ces observations pouvaient déplaire à
quelqu'un, ce que nous ne pensons pas, nous in-
voquerions, pour notre justification, l'utilité générale qui est notre unique mobile et le seul objet de
nos vues.

Nous convenons que l'on peut avoir parfaitement
étudié la science de son état et n'être point capable
d'une innovation utile. Nous pressentons assez les
effets de l'enseignement sur certains esprits jeunes,
pour nous rendre compte combien ils sont susceptibles d'impressions portant à faux, et de prendre
pour vérités incontestables, de bizarres notions qui
leur restent gravées pour toujours, peut-être, et
qui, comme si c'étaient des mystères que le devoir
oblige à respecter, les font marcher, sans s'en apercevoir, dans une route remplie d'encombres et
notamment préjudiciable. Pourtant, la raison, qui
devrait avoir son tour, devrait aussi faire considérer
à ces hommes, que le sentiment des progrès d'un
art quelconque doit agir, avant toute autre impression, sur l'entendement humain, qui n'est nourri,
dans ces hommes, que de traditions erronées, propres seulement à éloigner de tout but d'utilité, la
science qui ne doit avoir d'autre objet que cette
même utilité; ou bien cette science ne sera jamais
ce qu'elle doit, ce qu'elle peut être par suite d'une
mûre réflexion. Nous savons aussi que l'on peut
être rempli de connaissances et de belles qualités,
et ne point posséder le talent de guérir, parce que
les découvertes ne sont souvent dues qu'au hasard,

et que personne n'est obligé d'inventer. Nul donc ne démérite pour n'avoir point rencontré d'occasions favorables à l'acquisition de connaissances supérieures à celles qu'il a prises sur les bancs de l'amphithéâtre, aux cours d'enseignement; mais il ne faudrait pas s'entêter jusqu'à nier l'évidence : il faudrait bannir loin de soi le sordide intérêt, pour ne jamais y être accessible.

CETTE MÉTHODE EST LA VRAIE MÉDECINE POPULAIRE.

Cette vérité est démontrée par l'emploi de ce mode de traitement, adopté dans toute la France, dans ses colonies et les colonies étrangères, dans les quatre parties du monde enfin; et tout en fait présager un plus grand usage, malgré toutes les menées et le clabaudage de ses nombreux antagonistes. C'est particulièrement dans les habitations de culture extrêmement populeuses des Antilles, qu'elle a été appréciée. On en verra la preuve dans le recueil des faits de pratique indiqué par la Table de cette Méthode.

Certes, il existe une classe d'hommes auxquels il ne manque, pour être à eux-mêmes leur propre médecin, que la connaissance du principe sur lequel repose cette Méthode. Cette classe est sans contredit la plus nombreuse, la plus industrieuse, la plus active, et par conséquent la plus utile, la plus formidable des États et des Empires. Parmi les individus qui la composent, combien ont reconnu ce principe et en ont éprouvé les plus heureux effets! Appuyés sur le raisonnement, ils ont reconnu la *cause* des maladies, telle qu'elle existe dans la Nature, et le souvenir en restera profondément gravé dans leur cœur. Fortement attachés à ce principe, ils ont compris qu'il n'y avait qu'une manière et un seul moyen de prévenir les longues maladies, et pour les détruire quand elles existent. Le TABLEAU DE LA SANTÉ, tel qu'il est représenté dans le chapitre XX, leur a servi de guide ; et ils ont su trouver leur régulateur dans l'ordre de traitement placé dans ce même chapitre.

Mais il existe une classe d'hommes ennemis de la simplicité, auxquels il faut, selon l'étiquette et le ton reçus, des médecins qui leur évitent la peine de penser et de réfléchir sur la situation de leur santé, ou sur ce qui a rapport à la conservation de leurs jours. Belle attente !....

Il est possible, avec de grands mots, d'éblouir ce qu'on appelle le grand monde : les préjugés d'éducation et de société font le reste. L'esprit une fois circonvenu, comment se persuader qu'on peut être à soi-même son médecin, à l'aide d'une Méthode simple que le dernier paysan peut comprendre, puisqu'il ne s'agit que de comparer le principe avec des faits notoires et incontestables ? Comment concevoir que des ignorans pourraient se guérir, tandis que de savans médecins laissent couler dans la tombe les malades à la fleur de l'âge ? Ceci est, pour bien des gens, la chose la plus difficile à croire. Une prévention des plus nuisibles, c'est celle qui porte à suspecter tout ce qui a le caractère de la chose facile, ou à vouloir des difficultés ou du luxe, lorsqu'il n'en peut être créé qu'au grand préjudice des malades.

Ne pourrait-on pas dire que, généralement parlant, les médecins, fussent-ils même parfaitement instruits de la *cause* des maladies, sont trop réservés lorsqu'il est question d'entretenir les malades

sur ce qui leur fait ressentir les douleurs qu'ils éprouvent? L'urbanité et les raffinemens de la politesse
devant se trouver sur les lèvres des consolateurs de
l'humanité souffrante, ces médecins se croiraient avoir
la plus mauvaise grâce du monde, s'ils s'avisaient de
dire à un malade titré, que son corps renferme une
masse de corruption qu'il faut nécessairement évacuer s'il veut obtenir la guérison, et qu'à défaut d'é-
vacuation de cette corruption, la mort est inévitable.
Ce langage blesserait l'oreille des superbes, et l'a-
mour-propre de plus d'un puissant du siècle : cet
obstacle n'est pas un des-moindres au triomphe de la
Vérité. Un malade de haut parage a-t-il seulement
des humeurs? belle question : il n'est entouré que
de gens qui lui disent qu'il n'en a point ; et ces gens
sont à ses yeux des hommes de poids !....

Ainsi qu'il n'est que trop ordinaire de rencontrer
des hommes qui préfèrent toujours ce qui est beau
à ce qui est bon, et l'agréable à l'utile, de même il
est à craindre qu'on ne préfère pendant bien long-
temps encore les palliatifs, et même les Méthodes
les plus préjudiciables, aux remèdes les plus évidemment curatifs. En conséquence, on aimera mieux
mourir d'après les formes du suprême bon ton, que
de prolonger son existence par des moyens simples,
naturels, ou appartenant au raisonnement appuyé
sur des faits sensibles et prouvés jusqu'à l'évidence.
Mourir dans les honneurs du combat, être inhumé
avec ceux de la guerre, c'est bien plus beau, bien
plus noble que d'être obscurément enterré, ou de
mourir piteusement rapproché des bornes naturelles
de la vie!

Ces mêmes malades aimeront donc mieux se laisser

mourir que de prendre certain nombre de potions purgatives, qui pourraient les guérir dans un court espace de temps. Pour ces sortes de personnes il faut plus d'apparat. Elles préféreront au seul moyen curatif qui puisse exister, un *régime* ordonné avec beaucoup d'appareil, d'après de grandes démonstrations de combinaison, de science et de méditations, tant à l'égard des alimens que sous le rapport de l'exercice, conseillés au malade. Il est bien plus honorable, au sentiment de certains grands personnages, de se promener à cheval, en voiture, d'aller aux eaux avec la belle société, et d'attendre qu'il plaise à la Nature de les guérir, que de rester chez eux, aller à pied à la garde-robe évacuer la putridité qui retient si long-temps en langueur et tue un si grand nombre de malades.

Ainsi, tant de victimes de l'ignorance, de l'erreur ou des préjugés, succombent prématurément, ou passent le reste de leur vie dans des maux que l'on pourrait aisément détruire. On se contente de les adoucir ; on fait diversion au moral par une variété de situations ; on tourne autour du point essentiel ; on ne l'aperçoit pas, la maladie suit son cours, elle fait des progrès, et le malade périt.... Réfléchissez, lecteurs !

RÉPUGNANCE ET DÉGOUT CONTRE LES ÉVACUANS.

Lorsqu'un traitement est de longue durée, lorsqu'il nécessite un nombre considérable de doses évacuantes, il n'est que trop ordinaire de trouver des malades qui éprouvent une forte répugnance contre les purgatifs, qu'ils n'ont pas trouvés mauvais, que plusieurs ont même trouvés bons lors du commence-

ment du traitement : comment se rendre compte de
cette singulière variété? Il est moins question ici
d'analiser la cause de la répugnance que d'affirmer
ce que l'expérience a prouvé et qu'elle démontre tous
les jours; c'est-à-dire que cette répugnance décroît
par suite de la purgation, en proportion de la diminution sensible de la masse des humeurs de mauvaise nature que renferme le corps d'un malade.
Combien de personnes pourraient attester que la purgation qu'elles ont réitérée, malgré leur répugnance,
a produit en elles une amélioration à cet égard, à
laquelle elles étaient loin de s'attendre ! Tel malade
qui a eu besoin de tout l'empire de sa raison pour
vaincre la répugnance, a fini par n'être plus contra-
rié dans la suite, parce qu'il avait expulsé une forte
partie de ses humeurs nauséabondes qui produisaient
un invincible dégoût. Souvent cette cause matérielle
agit par le souvenir de l'affection du dégoût qu'on
a ressenti lors de la prise de la dernière dose. De là
naît la répugnance caractérisée; le moral agit sur la
partie physique, et réciproquement le physique sur le
moral ; en outre, la répugnance peut bien avoir une
autre cause probable dans un défaut d'analogie entre
les évacuans et les humeurs ; et ne pourrions-nous
pas comparer ce défaut d'analogie avec l'antipathie
qui existe entre le furet et le lapin? Mais trève de
comparaison, et quelque grande que soit la répugnance, il ne faut jamais oublier que les purgatifs ne
peuvent être suppléés. Il n'est point deux moyens de
guérir ; il n'en est qu'un, parce qu'il n'y a qu'une
cause de maladies.

Le malade en traitement, qui, faute de courage et
d'énergie, abandonnerait la purgation, laisserait sé-

journer la *fluxion* dans la partie souffrante, et pourrait rester infirme ; de même, en écoutant trop sa répugnance, il laisserait subsister dans ses entrailles des matières qui le précipiteraient au tombeau. Ce serait de sa part méconnaître l'obligation de s'aider, et, pour ainsi dire, renoncer formellement à la vie. La raison doit être la sauve-garde dans cette circonstance, comme dans beaucoup d'autres : il n'y a qu'à vouloir, et la difficulté est dès lors à demi-vaincue.

C'est à leur ferme volonté que tant de malades, réputés incurables, ou affligés de maladies chroniques de toutes espèces, ont dû et doivent journellement leur guérison ; c'est à leur résolution conservatrice que tant de personnes obtiennent une santé passable, et prolongent leur existence en se purgeant quelquefois, et à des époques qu'elles déterminent d'après la connaissance qu'elles ont des principes de cette Méthode. Il faut, dans la vie, savoir toujours placer à côté de sa situation présente, la situation pire encore dans laquelle on pourrait être : c'est le seul moyen de se trouver moins malheureux.

Que celui donc qui répugne à faire usage des remèdes évacuans, ou à les continuer aussi long-temps que le besoin l'exige, se donne la peine de réfléchir. Trouvera-t-il les compositions usitées plus ragoûtantes que les purgatifs ? Les différens breuvages à doses extraordinaires ne sont-ils pas plus difficiles à prendre que quelques cuillerées de purgatif ? N'est-il pas beaucoup moins pénible d'avaler une dose de cet évacuant, dans l'espace de vingt-quatre heures, que de répéter nombre de fois dans la journée les différentes potions, les sucs d'herbe, la tisane et toutes les boissons d'usage à grande mesure ? N'est-il pas évidemment moins douloureux de se captiver pendant quelques minutes pour avaler une médecine à la dose de deux ou trois cuillerées (quantité, ordinairement parlant, suffisante), que d'être tourmenté à chaque moment pour avoir également à lutter contre sa répugnance?

Notre pratique nous a démontré que la précaution de vider l'estomac, par l'usage du vomi-purgatif, répété plusieurs fois, s'il en est besoin, durant le cours du traitement, atténue cette répugnance. Elle nous a aussi fait remarquer que nombre de personnes qui éprouvaient une grande répugnance à prendre les médicamens le matin au réveil, n'en ressentaient que très-peu ou point du tout, en les prenant dans le cours de la journée ou le soir, comme il sera dit, chapitre XX, article de la *prise des doses*. Nous avons appris qu'aux époques des grandes chaleurs, ou dans les pays chauds, on se trouve bien de mettre la dose se rafraîchir dans de l'eau très-froide, même à la glace, avant de la prendre. On se trouve également assez bien, après avoir avalé la dose, de passer nombre de fois de l'eau dans sa bouche, et plusieurs se sont encore mieux trouvés d'y passer de l'eau-de-vie, du rhum, ou une liqueur spiritueuse quelconque, avec le soin de n'en point avaler. Le jus de quelque fruit, un peu de sucre fondu dans la bouche, et généralement le suc de tout ce qu'on peut s'imaginer dans ce cas, peuvent être employés avec succès, parce que la salive dégagée du médicament, et avalée, imprégnée de ces sortes de gargarismes, efface les traces qu'il a pu laisser sur son passage.

Nous avons reconnu comme bien supérieur à toutes ces choses, le simple sirop de sucre aromatisé

avec quelques gouttes d'huile essentielle de fleurs
d'oranger, de rose, d'anis, de citron; notamment
cette dernière, toutefois selon le goût de la personne
pour l'une ou l'autre essence. Voici la marche à
suivre : Au moment de prendre la dose purgative,
on dispose deux verres ; dans l'un on met environ
deux cuillerées de sirop, quantité suffisante; et dans
l'autre on verse la dose purgative. On boit celle-ci,
et aussitôt on se passe un peu de sirop dans la bouche ; ainsi de même à diverses reprises, et on l'avale
jusqu'à la totalité des deux cuillerées, si cette quantité est nécessaire pour ôter le goût de la dose. Ce
sirop, nettoyant la bouche et neutralisant les renvois ou rapports désagréables venant de l'estomac,
peut produire un bon effet contre la répugnance, et
souvent s'opposer au vomissement de la dose.

Des personnes se sont passé tout simplement une
tranche de citron sur la langue, à diverses reprises,
et ont dit s'en être bien trouvées. D'autres nous ont
suggéré la remarque que voici : L'organe du goût
n'agit qu'à l'aide de celui de l'odorat. Pour neutraliser le premier, on n'a qu'à se comprimer les deux
narines (employer une sorte de pincé, s'il en est nécessaire), et ne respirer que par la bouche; puis
avaler la dose, et ensuite user du sirop dont il est
parlé, si l'on en sent le besoin.

Mais pourquoi, aussitôt qu'on sent affaiblir sa
santé, ou qu'on y aperçoit quelque dérangement sensible, ne pas s'opposer au principe du mal, à l'aide
de la purgation? En évacuant très-promptement la
dépravation naissante des humeurs, par quelques
doses purgatives, prises en temps utile, on n'a point
à craindre de se trouver dans une situation qui en

exigerait un plus grand nombre ; et la répugnance
ne sera pas un ennemi de plus qu'on aurait à combattre.

CHAPITRE XI.

Dénomination succincte des Maladies.

IL y aurait trop à faire pour dénommer toutes les
maladies ; car si le génie créateur, sans cesse fertile,
n'en invente pas, au moins il leur donne de nouvelles dénominations. On conviendra qu'il a été utile
de donner à quelques manières principales dont la
MALADIE attaque la santé et la vie de l'homme, un
nom particulier, à l'effet de pouvoir se rendre compte
de l'importance et de la sensibilité des parties qui
peuvent en être plus ou moins promptement lésées.
Il fallait en rester là. Au contraire, après avoir supposé qu'il pouvait exister des maladies distinctes
par leur *cause* interne, on a prétendu en avoir découvert d'inconnues jusqu'alors, et le même esprit
de systèmes leur a donné des noms propres, tout
aussi scientifiques qu'elles-mêmes. Il semble qu'il
ait été pris à tâche de faire divaguer l'esprit du
commun des hommes sur ce point important, et c'est
par la même cause que le champ des conjectures
s'étant immensément agrandi, les idées des curieux
ont pu et pourront long-temps encore se promener
sans guide comme sans point d'arrêt.

On parle toujours du siége des souffrances ; mais
personne n'a encore fait connaître l'agent qui a pris
siége pour faire ressentir ces mêmes souffrances. Si
on a compris la *cause* des maladies, d'après l'expli-

cation que nous en avons faite, chapitre premier, on a des connaissances ultérieures, et on sait que les humeurs dépravées, dégénérées, corrompues ou pu-tréfiées (tous mots synonymes), produisent une *sérosité* qui se mêle avec le sang, ainsi qu'il a été dit, même chapitre.

Il est reconnu que le sang circule dans toutes les parties du corps ; on doit donc reconnaître aussi qu'aucune de ces parties n'est à l'abri de recevoir le siége d'une maladie, puisque le sang peut déposer, partout où il circule, la partie fluide des humeurs qui, par les raisons qui en ont été données, cha-pitre IV, ne peut s'allier avec lui. Par une suite de ce système de nomenclature de maladies, sans doute déjà beaucoup trop étendue, on pourrait les multi-plier à l'infini, puisqu'on peut faire du corps humain un nombre incalculable de subdivisions ; la matière n'en serait que plus embrouillée : elle l'est déjà beau-coup trop.

Mais réfléchissons, enfin. Qu'importe à la guéri-son d'un malade que la douleur dont il est atteint ait son siége dans une phalange de ses doigts ou de ses orteils ? Sera-t-il plutôt délivré de la douleur qu'il éprouve à la tête, et qu'on nomme migraine, que de celle qu'il ressent dans ses différens mem-bres, et qu'on appelle rhumatisme, goutte, ou goutte-sciatique ? Que fait pour sa guérison, l'engorgement d'une glande parotide ou l'engorgement d'une glande inguinale ; celui d'une glande conglobée ou celui d'une glande conglomérée ; l'obstruction du foie ou l'empâtement de la rate ? Sera-t-il plus tôt guéri si sa fièvre est tierce que si elle est quarte ? En fait de maladies, toutes les différences qui en sont marquées

dans les Méthodes médicales ne servent certainement point à guérir les malades ; l'événement en
répète trop souvent la preuve pour que l'on puisse
conserver encore quelque confiance en ce système.
Cette théorie est d'autant plus nuisible qu'elle éloigne du but principal, et qu'elle compromet la santé
et la vie des malades ; et plus sûrement encore, lorsque les moyens mal adaptés à chacune de ces maladies, sans rapport avec leur *cause* matérielle, font
languir la Nature, la surchargent, évacuent le moteur de l'existence : tels la saignée, les sangsues,
la diète, les poisons, etc.

Mais il importe au rétablissement de la santé, de
même qu'à la prolongation de l'existence, de reconnaître la *matière* qui a pris siége, la source qui l'a
produite, sa malignité intrinsèque ; telles que les
unes et les autres sont expliquées, chapitre premier
de cette Méthode. Comme aussi il importe d'admettre, sans restriction, les moyens sûrs d'en délivrer les malades sans porter atteinte au principe
de la vie : moyens que nous avons précédemment
indiqués.

Il doit être reconnu, d'après ce que nous en avons
déjà dit, chapitre premier, que l'ordre de la Nature
est tel, à l'égard de l'existence de tous les êtres créés,
et pour ce qui a rapport à la cessation de la vie, et
dans ce qui se rattache à la reproduction organisée
de chaque espèce, que la partie saine, *cause* motrice de la vie, et l'agent corrupteur, *cause* de la
mort, sont constamment en présence. Ils se touchent tellement de près, que plus ou moins souvent
ils agissent ostensiblement l'un contre l'autre, et que
la victoire de la mort, quoique plus ou moins ba-

lancée ou retardée par le moteur de la vie, n'en est
pas moins certaine; puisque nul être créé n'est
éternel.

Le seul instinct animal imposerait à l'homme la
tâche de défendre son existence, notamment lorsque
sa mort pourrait être prématurée; mais le vœu de
la Nature lui en fait un devoir, et son auteur semble
avoir pris plaisir à multiplier les moyens pour qu'il
atteigne ce but. L'homme n'a besoin que d'une volonté fortement prononcée; avec cette volonté, il
trouvera dans les productions diverses, qu'il foule
souvent aux pieds, tout ce qui est nécessaire pour
seconder son penchant à la prolongation de ses jours.
Mais, pour première condition, il faut qu'il sache
faire bon usage de sa raison, et qu'avant de chercher
un remède, il reconnaisse la *cause* des maladies,
qui est toujours la cause de celle dont il se plaint.

En ne parlant que des maladies ci-après dénommées, nous sommes très-succincts sans doute; mais
nous donnons un moyen pour suppléer à la brièveté,
c'est de lire la Table, par ordre alphabétique, du
Recueil des faits de pratique, et le récit de ces faits,
parmi lesquels on trouvera la preuve des services
que cette Méthode a rendus dans le cas de ces maladies et dans beaucoup d'autres cas.

CHAPITRE XII.

Maladies dites du tronc.

MALADIES STHÉNIQUE ET ASTHÉNIQUE.

La voix de la Nature sera-t-elle favorablement
entendue de ces hommes qui semblent avoir pris à

tâche de se faire illusion sur la véritable *cause* de leurs maladies, et de s'opposer à la propagation de la Vérité? non, il faut présenter à ces hommes, les mêmes dont on vient de parler à la fin du chapitre précédent, des causes qui n'aient rien de repoussant. Par exemple, il ne répugnera pas à celui-ci de s'entendre dire : Votre maladie est *Sthénique*, ou, ce qui revient au même, elle provient de trop de vigueur. Voilà qui est consolant; car celui qui saurait qu'il doit mourir d'une maladie *Sthénique*, pourrait s'attendre à être un *mort vigoureux*, même capable de battre les vivans ; ou bien il n'est pas vrai que la mort soit la suite ou le résultat des progrès des maladies.

Même motif de consolation à peu près pour celui à qui l'on pourrait dire : Votre maladie est *Asthénique*, ou ce qui est la même chose, elle résulte de faiblesse. A celui là, il n'y a qu'à lui faire espérer une révolution tellement heureuse, qu'au moment même des plus grandes craintes pour son existence, sa maladie se changera en *Sthénique*, car des médecins ne nous ont-ils pas appris qu'une maladie se change en une autre. Alors ce malade, toujours vivant d'espérance, pourra se flatter de le disputer de force avec le précédent, et attendre le dernier événement de la vie, avec d'autant plus de sécurité qu'il est de mode de ne point faire attention que la faiblesse ne dérive que de la *cause* matérielle des souffrances, la même qui peut ravir la vie comme elle enlève la force, parce qu'on n'a point expulsé cette cause dès le commencement de la maladie, et que depuis elle a augmenté en malignité.

Ces deux sortes de malades seraient vraisemblablement plutôt révoltés que convaincus, si quelqu'un se permettait de leur expliquer la vérité. L'un ne concevrait point que la maladie *Asthénique* n'a d'autre cause que la masse des humeurs corrompues, qu'il faudrait évacuer. L'autre n'admettrait pas davantage que la maladie *Sthénique* a pour cause interne les humeurs dépravées, qui, comme telles, ont produit une *sérosité* extrêmement acrimonieuse si elle n'est brûlante ; il ne concevrait pas davantage que la *fluxion* puisse dans ce cas produire la fièvre la plus véhémente, l'irration la plus forte, et autres désordres dont la cause a été attribuée par des savans à un excès de vigueur dans l'individu attaqué de la maladie qu'ils ont bien voulu appeler *Sthénique*.

Il est difficile de croire, de sitôt encore, à la conversion de semblables malades, quoiqu'on ne puisse donner de confiance aux bases de ce système, à moins d'avoir comme ses auteurs un esprit *Sthénique*, ou propre à accueillir ces sortes de nouveautés. (Voyez le numéro 102 des faits de pratique.)

VERS, MALADIES VERMINEUSES.

Les vers sont formés dans la masse des humeurs, parce que ces matières ont acquis, par la dégénération, une nature limoneuse propre à la concrétion de ces insectes. Quoi que l'on puisse penser de leur origine et de leur formation, les humeurs sont toujours la cause de leur développement comme de la maladie qui les accompagne. Ce n'est donc pas cette vermine qui la fait éprouver, ainsi qu'on le croit communément. On donne aux vers différens noms, tels que crinons, strongles, ténia et autres. Ils existent sous différentes formes. Quelquefois liés ensemble, ils sortent par pelote ; plus souvent ils sont divisés, et sortent l'un après l'autre. Lorsqu'ils remontent le long du canal, ils peuvent sortir par la bouche, et même par le nez. Ceux qui les rendent par les voies supérieures sont les plus exposés, car c'est la preuve que la Nature est fortement encombrée de corruption et de vermine. Ces deux affections réunies peuvent causer la mort subite, ou de très-courtes maladies, suivies d'une mort inévitable.

Si l'on a donné à une espèce de ver le nom de ténia ou ver solitaire, c'est vraisemblablement parce qu'il se trouve presque toujours seul. Il en est d'une longueur excessive, et il a été dit qu'on en avait vu de soixante et même de quatre-vingts pieds. Il est plat, dentelé, formant le ruban d'un bout à l'autre. Cet animal n'est peut-être jamais sorti une seule fois entier : on le rend ordinairement par bouts.

Ceux dont les entrailles contiennent des vers, ont pour l'ordinaire le teint terne, le tour des yeux noir; ils sont pâles et languissans ; ils éprouvent souvent des maux de tête, une pesanteur, des assoupissemens, des palpitations, des lassitudes et autres incommodités. Les enfans sont plus sujets au petits et moyens vers que les grandes personnes; elles y sont également sujettes, mais elles sont particulièrement atteintes du ver solitaire.

C'est rendre un service imparfait aux malades que d'évacuer les vers par l'usage des seuls vermifuges ; ces moyens sont souvent dangereux ; car, en rompant la masse qui contient les vers, et dans laquelle ils ont été formés, ils peuvent se répandre dans les replis des intestins, les percer, et causer de funestes accidens.

Il ne faut point une grande dose de génie pour bien reconnaître la cause de la formation des vers en tant que cette connaissance se rattache à la guérison des malades ; car une comparaison toute simple et toute naturelle nous éclaire sur le premier principe de leur formation. Chacun sait qu'il ne se forme point de vers dans un morceau de viande saine, et personne n'ignore qu'il s'en engendre dans la chair gâtée. On doit donc reconnaître que les vers ne peuvent prendre naissance dans le corps d'un individu dont les humeurs ne sont point de nature à les produire, et qu'ils ne se forment que dans des humeurs dépravées, en quelque partie qu'elles reposent.

Si l'on veut reconnaître aussi que les humeurs dégénérées qui accompagnent toujours les vers, affaiblissent la santé, nuisent à l'accroissement comme elles aident au dépérissement de tout individu, détériorent sa constitution, s'opposent au développement de ses facultés ainsi qu'elles les diminuent, on s'empressera de pratiquer la purgation d'une manière proportionnée au besoin ; puisque, par ce moyen, on rend les plus importans services, surtout à l'enfance, soit que l'on considère ce moyen sous le rapport du développement des forces de l'enfant, que les évacuations favorisent, soit qu'on rende également justice à ce moyen comme propre à la conservation des jours de tout malade attaqué de cette espèce de maladie.

L'article premier de l'ordre du traitement est applicable à ce cas, sauf à se conduire au besoin, d'après le 4ᵉ, vu que cette affection est presque toujours la suite et la conséquence d'une dépravation chronique des humeurs. Le vomi-purgatif est indiqué contre la plénitude de l'estomac, et particulièrement si le malade a rendu des vers par cette voie. Le purgatif expulse non-seulement les vers, mais encore les matières qui ont servi à leur formation, ainsi que celles qui contribuent à leur entretien. Il a de plus la propriété d'évacuer tout ce qui pourrait favoriser une nouvelle formation de vers, en régénérant la masse des humeurs.

MALADIES NERVEUSES, CONVULSIONS.

Si la *cause* des maladies était reconnue, on n'entendrait pas dire comme aujourd'hui, et par toutes sortes de gens, que les convulsions sont causées par les vers. La partie du corps où peuvent reposer ces insectes, est à coup sûr trop éloignée de l'origine des nerfs pour causer ces affections ; et l'inspection anatomique a toujours assez rarement trouvé des vers dans le corps des malades morts de convulsions. Les enfans en bas âge, les adultes, et même les personnes âgées, sont exposés aux convulsions et autres affections nerveuses ; c'est un genre de maladie comme un autre. La *fluxion* qui émane des humeurs corrompues, soit que ces matières aient formé des vers, soit qu'il n'en existe point dans le corps du sujet malade, est, par sa nature et le siége qu'elle occupe, la seule et véritable *cause* des convulsions. Quelles qu'en soient les dénominations et le caractère, elles ont toujours lieu lorsque le sang a rassemblé la *fluxion* au cerveau, et quand elle s'épanche sur les nerfs, qu'elle met en contraction par son intense âcreté. Si la *sérosité* est devenue corrosive au plus fort degré, elle peut produire des lésions au cerveau, arrêter le cours des esprits animaux, et causer la mort très-promptement ou même subitement, ainsi qu'il est arrivé aux êtres qui ont perdu la vie dans cette affection.

Quoi de plus pitoyable que ces assertions par lesquelles on fait accroire aux malades que ce sont leurs nerfs qui causent les souffrances qu'ils endurent! N'est-ce pas nier que les nerfs sont des parties solides, et comme telles subordonnées à l'action des humeurs, et avancer que leur sort est différent des autres parties charnues? Dira-t-on qu'un bras ou une jambe, affectés de douleurs, soient la cause des souffrances?.. Eh! comment en douter, puisque tous les jours on entend répéter que les dents causent de la douleur, et qu'il faut les arracher. Si cette attribution donnée aux nerfs continue, il sera difficile de prévoir la somme des malheurs qu'elle entraînera à sa suite.

La purgation ne fait point d'exception; si elle n'est point trop tardivement employée, elle délivre les nerfs comme toutes les autres parties du corps, de la cause de leur maladie. L'application de l'article 2 de l'ordre du traitement peut suffire, si l'affection est encore récente; mais si elle est chronique, il est nécessaire de se conduire d'après le 4e, en ce cas devenu indispensable. Il est plus sûr et plus expéditif de commencer le traitement dans ce cas, par une dose de vomi-purgatif, suivie d'une dose de purgatif, dix ou douze heures après, vu que cette maladie participe souvent du cas prévu dans l'art. 3.

Cette explication peut suffire pour apprendre à combattre toutes les maladies nerveuses, ou attaques de nerfs proprement dites; elles céderont aux purgations réitérées, si elles ne sont pas trop invétérées ou par trop anciennes, et si les malades ne sont pas trop âgés; autrement, ou dans le cas d'incurabilité, on ne ferait qu'exciter l'irritation nerveuse, et dans ce cas, cette affection rentre dans le domaine de la Médecine palliative. Mais si le malade possède encore des ressources de guérison qui donnent de l'espérance, il doit se délivrer de cette affection, en se conduisant d'après l'art. 4 de l'ordre du traitement. Si, durant le cours du traitement, il survient une forte commotion nerveuse qui fasse hésiter sur sa marche, on peut suspendre les purgations pendant quelques jours, pour les reprendre ensuite, vu qu'alors on trouve souvent plus de disposition dans la *fluxion* et les humeurs en général pour l'évacuation. C'est pour avoir donné trop de confiance aux calmans de toutes espèces, et pour avoir négligé l'évacuation de leur cause matérielle, que ces affections sont devenues incurables.

DES FIÈVRES.

La fièvre, soit qu'elle existe comme maladie principale, telle est la fièvre intermittente, soit qu'elle accompagne, ou qu'elle soit compliquée avec une maladie quelconque, est toujours l'effet du mouvement déréglé du sang; dérèglement produit par la sérosité humorale, qui durcit les valvules des vaisseaux, et en en comprimant les parois, ralentit le cours des fluides jusqu'à engorgement : cause ainsi le froid, le tremblement et les douleurs. On exceptera de toutes nomenclatures, faites ou à faire à l'égard des fièvres, cet état fébrile qu'on appelle fièvre symptomatique, parce qu'il est un des symptômes de maladie organique, ou un signe de lésion quelconque dans le sujet malade, et cet état ne peut cesser qu'avec l'affection principale.

D'un désordre en naît souvent un autre qui le remplace. Il est dans la nature du sang de faire des efforts contre tout obstacle qui s'oppose à sa circulation, parce qu'il en est le seul principe ; ce qui est tellement vrai, qu'après avoir été ralenti dans sa marche, il reprend forcément un cours accéléré. Il circule alors avec une rapidité et une impétuosité qui sont relatives à l'impulsion que la *sérosité*, mêlée avec lui, donne à la circulation en proportion de l'âcreté ou de la chaleur brûlante dont cette fluxion est intrinsèquement revêtue ; chaleur augmentée d'ailleurs par le frottement des globules ou particules dont se compose la masse des fluides. C'est ainsi que la *fluxion* cause une chaleur extraordinaire par tout le corps, une soif ardente, des douleurs de tête, de reins et dans tous les membres. Enfin, par la cessation de la fermentation, et des deux mouvemens extraordinaires, le mouvement naturel, dans la fièvre intermittente, se rétablit, les douleurs se calment, la chaleur excessive cesse, la soif diminue, l'accès se termine, et le malade croit souvent que cet accès est le dernier, à moins qu'il ne soit suivi d'un subséquent, comme dans les double-tierce et double-quarte.

Plus la *fluxion* a de malignité, plus les accès sont forts, longs, fréquens et douloureux.

Si le sang porte ou rassemble la *sérosité* au cerveau, elle peut causer la fièvre inflammatoire, le transport, le délire, et autres signes de maladie grave.

Si les humeurs sont corrompues jusqu'à la putréfaction, la fièvre sera putride.

On la nomme pourprée, s'il s'élève des pustules brunes ou noirâtres sur la peau. Ces deux cas annoncent toujours un danger plus ou moins imminent.

On appelle fièvre intermittente toute fièvre qui laisse un intervalle entre ses accès.

Celle qui n'en laisse point est une fièvre continue.

La fièvre dont l'accès se reproduit tous les jours, se nomme quotidienne.

Lorsque l'accès ne revient que tous les deux jours, c'est une fièvre tierce.

S'il n'arrive que tous les trois jours, la fièvre est quarte.

La fièvre est double-tierce et double-quarte, lorsque deux accès distincts et séparés ont lieu dans le même jour des fièvres tierce et quarte.

Il est des fièvres particulières, communes à certaines contrées, et qu'on a nommées endémiques. Il en est d'épidémiques et contagieuses, telles la fièvre rouge ou scarlatine, la fièvre jaune, et autres fièvres qui, quoique nous ne les dénomions point, si meurtrières qu'elles puissent se présenter, ne sont pas pour cela moins comprises dans le traitement commun dont il va être parlé.

Les fébrifuges en général, le quinquina particulièrement, dont on a fait un spécifique, qui compte encore beaucoup de partisans, quoique les mauvais effets en soient souvent remarqués, peuvent dissoudre les humeurs corrompues, et, si on le veut, rendre un libre cours à la circulation, et même encore donner du ton aux organes. Cette dissolution de l'engorgement, parfois suivie de résolution des fluides, fait souvent disparaître la fièvre. C'est ce

7*

qui s'appelle la couper. Mais le sang, qui reste surchargé de ces matières et de la *fluxion*, et même du
remède, qui devient un corps étranger et conséquemment nuisible, les rassemble et les dépose dans
quelque cavité. Voilà la cause la moins équivoque
des maladies de poitrine, des obstructions dans les
viscères, de l'hydropisie, et de toutes les maladies
de langueur qui jettent les malades dans le marasme
et la consomption, pour les conduire au tombeau,
après, souvent, de longues et pénibles souffrances.
Cet événement est trop commun pour que l'on
puisse raisonnablement contester la cause qui l'occasionne, et que nous faisons connaître.

Toute fièvre intermittente qui est traitée dès le
premier ou le second accès, si le malade, auparavant
d'avoir la fièvre, jouissait d'une bonne santé, peut
être détruite en évacuant d'après l'article premier
de l'ordre du traitement, ou d'après le deuxième,
si le sujet a déjà éprouvé certain nombre d'accès. S'il
s'agit d'un fiévreux dont la santé périclitait avant
d'avoir été attaqué de la fièvre, il doit être traité
d'après l'article 4, comme celui dont les accès se
reproduisent depuis ce laps de temps qui sert à établir les maladies chroniques en général.

Le vomi-purgatif est presque toujours nécessaire,
et souvent indispensable; c'est donc presque toujours par lui qu'on doit commencer le traitement
des fièvres; et après l'avoir fait suivre par quelques
doses de purgatif, on le répète s'il y a encore embarras des premières voies, ou de la douleur en
quelque partie supérieure; autrement la guérison
est achevée par l'usage du purgatif seul, suffisamment réitéré.

Généralement parlant, il est indifférent que le vomi-purgatif soit pris au commencement de l'accès de fièvre ou pendant sa durée. Quant au purgatif, l'observation a démontré que, dans la fièvre intermittente, il vaut mieux que le malade le prenne, soit plusieurs heures avant l'accès, soit sur le déclin de celui-ci. Par cette précaution, on évite que les effets de la dose ne se rencontrent avec le maximum de l'accès, et l'on peut épargner quelques malaises. Mais quand la fièvre est continue, on ne peut faire autrement que de donner les doses pendant sa durée ; car si on en attendait la cessation, le malade pourrait plutôt recevoir le coup de la mort qu'éprouver un changement heureux.

Toutes les fois que, dans ses débuts, la fièvre, quelle que soit sa nature, annonce de la malignité, comme lorsqu'il y a grande inflammation, délire ou autres signes caractéristiques de maladie violente au cerveau, ou que la fièvre règne avec des signes d'épidémie et de contagion, dans la contrée que le malade habite, il faut se conformer de suite à l'article 3 de l'ordre du traitement. Le vomi-purgatif, alternativement avec le purgatif, convient dans ces cas, jusqu'à ce que le cerveau ou les premières voies soient dégagés. Ensuite le purgatif est employé seul, et d'après celui des articles de l'ordre du traitement qui a été reconnu applicable, jusqu'à guérison.

Si les procédés que nous venons d'indiquer contre les fièvres en général, venaient à être adoptés, l'œil de l'observateur sensible ne serait plus aussi souvent contristé par le spectacle de tant de milliers de malheureux, victimes de fièvres épidémiques, de fièvres tenaces ou opiniâtres, durant des mois, des années

entières, et qui finissent, la plupart, par y trouver
le terme de leur existence. Que de maux, que de
souffrances, que de morts prématurées l'on éviterait, même facilement ! car, d'après cette Méthode,
il n'est point ordinairement de maladie plus aisée
à détruire que la fièvre, lorsqu'elle est récente, ou
qu'elle n'a pas eu le temps de s'invétérer.

S'il était permis de s'égayer en ce grave sujet, il
y aurait bien de quoi rire aux dépens de ces bonnes
personnes qui ne veulent pas qu'un fébricitant mange,
parce que des alimens pris, disent-elles, *nourriraient*
la fièvre. Oui, la nourriture peut perpétuer la fièvre,
mais comment ? En principe général, les humeurs
viciées ou corrompues gâtent les nouvelles qui pro-
cèdent des alimens journaliers, et voilà la fièvre
nourrie. Mais que n'évacuez-vous ce levain corrupteur ; en le faisant, l'économie animale ne sera plus
forcée de se repaître d'un chyle dépravé, et votre
malade, que vous nourrirez sagement, prudemment,
ne tombera point en étisie, ou en tout autre état de
langueur : par la double raison que vous ne le sur-
chargerez point, que vous le délivrerez du poids qui
le fatigue, et que vous le fortifierez, au contraire,
en le délivrant de la fièvre, de sa cause, comme de
toute cause de reliquats ou maladie quelconque.

DE L'HYDROPISIE.

Une maladie qui fait presque autant de victimes
qu'il y a d'individus qui en sont attaqués, c'est l'hydropisie, quels qu'en soient le genre, l'espèce ou la
dénomination, et le siège qu'elle occupe. Souvent
elle est annoncée par l'enflure périodique ou continuelle des pieds, ou autres parties du corps. Cette

maladie dont la cause est un épanchement d'eau, en quelque partie qu'il puisse se faire, est presque toujours le reliquat d'une maladie primitive qui a été *guérie* selon l'usage, c'est-à-dire dont la *cause* n'a point été évacuée; telles dans ce cas, les fièvres lorsque l'accès a disparu au moyen de quelque fébrifuge; une gale ou toutes autres éruptions, quand elles n'ont été effacées que superficiellement; un ulcère cicatrisé, sans que sa source ait été tarie; enfin, toutes autres maladies antécédentes dont la cause humorale n'a point été expulsée. Au premier rang des causes prédisposantes à l'hydropisie, sont indubitablement les pertes de sang, surtout si elles ont été abondantes ou multipliées, soit qu'elles aient eu lieu par la saignée, les sangsues ou par accident, soit par des hémorrhagies, des saignemens du nez, abondans ou fréquens, des pertes arrivées à la femme par l'immodération de ses règles, etc. Tous ces procédés, tous ces accidens sont autant de causes occasionelles de l'hydropisie, parce que la diminution du volume du sang détruit l'action tonique des vaisseaux, ainsi que le vide qui en résulte favorise la filtration du fluide humoral, qui vient en prendre la place pour causer ensuite cette maladie.

Les moyens qu'on emploie ordinairement contre l'hydropisie, sont : les tisanes apéritives, diurétiques, sudorifiques, en vue de faire uriner extraordinairement le malade. (On semble ne pas faire attention qu'il en boit deux mesures pour n'uriner que valeur d'une demie); et lorsqu'il en a bu pendant long-temps, et une assez grande quantité pour en être devenu extrêmement volumineux, on lui fait la ponction. Cette opération lui tire beaucoup d'eau du corps ; le lendemain ou peu de temps après, il y en a encore autant, et on réitère la ponction. On ne connaît que trop, généralement parlant, le résultat de cette triste situation.

Cette maladie serait presque toujours prévenue et infiniment rare, si les moyens curatifs étaient employés contre les maladies auxquelles celle-ci succède ordinairement. Elle serait souvent détruite, si plutôt que de toujours emplir le corps des malades avec toutes ces boissons qui n'en sortent point, on usait de purgatifs propres à évacuer en abondance l'eau qui domine, ainsi que la masse entière des humeurs corrompues qui affaissent le malade.

il se trouve encore beaucoup de malades guérissables parmi ceux qui ont long-temps accordé leur confiance aux futiles moyens que nous repoussons. Le succès dépend de l'âge de ces malheureux, et du plus ou du moins de progrès de la maladie, comme aussi de leur énergie pour la combattre.

L'ordre de la purgation qui est à suivre dans ce cas, c'est celui de l'article 4. Si l'hydropisie est dans la poitrine, ou dans une partie des premières voies, le vomi-purgatif doit souvent être alterné avec le purgatif. S'il n'y a que plénitude momentanée de l'estomac, le vomi-purgatif n'est nécessaire que lorsqu'elle se reproduit. Si l'hydropisie est dans le bas-ventre, les pieds, les jambes, les cuisses ou autres parties basses, le purgatif seul suffit ; mais toujours, autant que possible, il doit être donné à fortes doses, afin d'en obtenir d'abondantes évacuations, ainsi que l'exige cet état de maladie, si l'on veut en détruire la *cause* et guérir le malade.

MALADIE DE POITRINE DITE PULMONIE.

Les maladies de poitrine sont toutes les affections qui se font ressentir dans la capacité du thorax, vulgairement poitrine. Elles sont la plupart tellement redoutables qu'elles passent pour mortelles ; mais l'erreur ou le préjugé sont presque toujours les plus grands ennemis des personnes atteintes de ces maladies. Avec un raisonnement plus juste que celui dont ces affections sont ordinairement l'objet, on sauverait beaucoup de malades du mauvais pas qui les menace, et plus souvent on le préviendrait.

Suivant la théorie, ces maladies ont des noms différens. Mais comme cette nomenclature n'a rien de commun avec la guérison d'aucun malade, puisqu'on pourrait détruire toutes les maladies de la poitrine en suivant le même raisonnement, et en les attaquant en temps utile, on citera seulement une partie des symptômes qui les caractérisent et les font reconnaître.

Les plus communs des symptômes sont ordinairement les suivans : Plénitude des premières voies, oppression, enrouement, nausées, vomissemens, chaleur brûlante partout le corps, soif ardente ou fréquente altération, toux, crachemens de sang, de pus, douleurs à la tête, entre les épaules, le long de l'épine, sur le sternum, dans les parties latérales, à la région lombaire, souvent des frissons, la fièvre plus ou moins violente, par la suite lente ou minante, la constipation ou le dévoiement, etc. Dans ces affections, le malade peut être forcé, étant au lit, de se tenir la tête et la poitrine plus élevées que de coutume sur le traversin. Le besoin de garder cette position annonce que la poitrine s'emplit. Lorsqu'il y a épanchement dans l'un des côtés du thorax, le malade ne peut se coucher sur celui qui est opposé à l'épanchement, par rapport à la pesanteur douloureuse que la matière déposée exerce sur le médiastin. Si l'épanchement est dans les deux côtés, le malade ne peut se coucher sur aucun ; il est forcé de rester sur le dos, la tête et la poitrine fort hautes.

Ces maladies doivent être fréquentes ; elles le sont effectivement, et, certes, la manière ordinaire de traiter les malades, dans toutes affections, n'est guère propre à rendre ces maladies plus rares. C'est parce qu'on ne purge point les corps de là *cause* d'aucune des maladies qui peuvent arriver à toute personne, à tout âge et à toute époque de la vie , que la partie fluide des humeurs corrompues, restée dans l'économie animale, passe, avec le temps, dans la circulation, et qu'alors le sang est forcé de la déposer pour conserver son mouvement, ou bien d'elle-même elle s'est fixée sur la partie qui en est affectée. Cette matière, avec la partie glaireuse recuite et collée aux parois des viscères, et celle qui croupit dans les entrailles, produisent l'ensemble des symptômes et des accidens qui arrivent par suite des maladies dites de poitrine. C'est aussi la structure cave du thorax qui favorise cet épanchement. Les lois de la circulation des fluides suivent en cela les lois générales de la Nature. Ne voit-on pas l'eau courante, qui roule dans son cours des matières hétérogènes, telles que terres mouvantes, sables ou immondices, les déposer aux angles, dans les recoins et cavités du bassin qui la contient ?....

Le sang en se déchargeant de la surabondance de fluides dans la capacité de la poitrine (sauf les subdivisions de ce dépôt, qui peuvent se porter plutôt sur tel viscère ou telle membrane que sur tels autres), la maladie en doit prendre le nom. Mais quel qu'il soit, il est moins important de le connaître qu'il est urgent de délivrer les malades, puisqu'on le peut sans s'arrêter aux dénominations propres, et sans connaître tous les points affectés.

Nous avons dit que l'erreur et le préjugé sont les plus grands ennemis des malades. Qui le prouve mieux que ce placement qu'ils font de leur confiance, d'après l'usage constamment en vigueur, sur des traitemens qui n'ont jamais guéri personne ? On a attribué une grande efficacité aux bouillons de navet, de poulet, de veau ; on a fait de gros livres en écrivant de longues et brillantes dissertations sur les propriétés des poudres hydragogues, des sirops de calebasse, de mou de veau, sur les expectorans, le lait de vache, d'ânesse, de chèvre, sur les emplâtres, les cautères, les sétons, etc. , etc. Mais quel homme de bons sens n'aperçoit pas que tous et chacun de ces moyens sont physiquement impuissans pour guérir, puisqu'il n'ont aucune efficacité pour expulser des matières gâtées que le sang a déposées et amasées dans la capacité de la poitrine, et qu'ils ne peuvent être rangés que dans la classe des palliatifs, sans autre vertu que de laisser aller plus doucement peut-être, les malades au tombeau. En présence de ces petits moyens, les matières corrompues qui remplissent le corps, finissent toujours, et souvent l'effet en est prompt, par pourrir les viscères, gâter les entrailles, consumer les membranes, racornir les

vaisseaux, enfin, par détruire tout priucipe constitutif de la vie.

On a divisé la pulmonie en différens degrés. Cette
division n'a encore rien produit de salutaire aux
malades. Ce qui pourrait avoir de l'efficacité, surtout
au premier degré de cette maladie ce serait l'application d'un raisonnement juste, le seul bon remède
qui puisse exister; en d'autres termes, ce serait de
préférer aux palliatifs dont nous venons de parler,
les moyens curatifs que nous indiquons.

Les maladies récentes de la poitrine sont dans le
cas de l'article 2 de l'ordre du traitement, sauf l'application du 3e, s'il est réclamé par la violence du
mal; et dans celui de l'article 4, si elles sont chroniques ou la suite d'une précédente maladie, faute à
ce que la *cause* n'en a point été évacuée. Elles sont
toutes, récentes ou chroniques, dans les cas de maladies des premières voies, dont il est parlé dans l'a-
bréviation de cette Méthode, chapitre XX.

DE LA PLEURÉSIE.

Tant que l'on croira que le sang peut être la cause
d'inflammation ou de points-de-côté, et qu'on le ré-
pandra, une autre maladie des premières voies, qui
cause beaucoup de ravages, fera toujours succomber
assez promptement la plupart des personnes qui s'en
touveront attaquées : cette maladie c'est la pleurésie. On la distingue en vraie et en fausse. En vrai
quand la plèvre est enflammée, lorsqu'il y a toux,
crachement de sang, fièvre brûlante, douleur de
côté; en fausse, quand l'inflammation et la douleur
existent seulement dans les muscles intercostaux de
la poitrine, et si les symptômes de cette maladie
sont bien moins graves que dans la première.

Les traitemens des deux maladies consistent ordinairement, en plus ou en moins, dans les saignées
réitérées, ou, pour varier l'effusion du sang, comme
s'il y avait un noyen d'éviter qu'elle ne fût également
ment meurtrière, dans l'apposition des sangsues. On
pratique différentes fomentations sur le côté douloureux; on y applique des emplâtres de différens genres,
et les vésicatoires, plus propres à y fixer la *cause* de
la douleur qu'à l'évacuer; et s'ils la déplaçaient, ils
n'en expulseraient pas la source, ce qui est incontestable. On fait prendre aux malades une quantité de
boissons émollientes et diurétiques; on use des expectorans, des sudorifiques; et si le malade survit
à l'insulte que l'effusion du sang a faite à sa vie, c'est
le plus souvent pour languir pendant long-temps, ou
jusqu'à la fin de ses jours.

Jamais avec succès on n'attaquera une maladie si
fréquente et si funeste, tant qu'on ne se pénètrera
pas du principe qu'elle est causée par la chaleur brûlante de la sérosité humorale. Il serait à désirer que
l'on se convainquît qu'une partie de la *fluxion*, qui
s'est répandue dans les vaisseaux, est la cause de la
fièvre symptomatique qui accompagne cette maladie,
et que c'est le dépôt d'une autre partie de la *sérosité*
sur la membrane appelée plèvre, qui fait ressentir la
douleur dite *point-de-côté*. Tant qu'on ne voudra
pas voir que c'est la *sérosité* qui corrode la plèvre,
en forme l'adhérence avec le poumon, et qu'elle produit la rupture ainsi que le déchirement des vaisseaux sanguins en cette partie, d'où résultent les crachemens et vomissemens de sang, jamais on n'expli-
quera et encore moins préviendra-t-on la *cause* de
l'ulcération, celle de la gangrène, ni la lésion ou

pourriture des viscères, qui amènent la mort des malades. Il faut, de toute nécessité, opérer l'évacuation des matières corrompues, cause unique de cette maladie.

La pleurésie vraie, au commencement du traitement, réclame l'évacuation comme il est dit en l'article 3, et par la suite selon le 2e. La fausse est souvent détruite en suivant seulement cet article 2. Le vomi-purgatif, tant qu'il a un objet d'après l'Abréviation de cette Méthode, doit être pris alternativement avec le purgatif, ainsi qu'il est enseigné à l'égard de toutes les maladies des premières voies.

DE LA FLUXION DE POITRINE.

Si aux symptômes de la fausse-pleurésie, le point-de-côté excepté, se joignent l'oppression, la difficulté de respirer, la toux, avec ou sans fièvre, on peut donner à la maladie le nom de fluxion de poitrine. Il n'y a de différence de cette maladie à la première, que parce que le sang, dans celle-ci, a fait autrement le dépôt de la *fluxion* que dans l'autre.

Le même procédé et les mêmes moyens employés contre la fausse-pleurésie, sont de nature à détruire la fluxion de poitrine. Son traitement est donc déterminé par l'article 2; mais, de peur d'insuffisance, on doit souvent donner au malade deux doses le premier jour. On commence par le vomi-purgatif, sauf à le répéter au besoin; ensuite, le purgatif est réitéré jusqu'à guérison.

DE L'ASTHME.

La difficulté de respirer, périodique ou continue, caractérise l'asthme. Cette maladie est causée par la *sérosité* que le sang a déposé sur les poumons; cette

fluxion les comprime, elle en durcit les bronches, et
rétrécit la capacité de ces viscères, ce qui les empêche de repomper l'air nécessaire à la respiration. Prenons les images partout où elles se trouvent, pourvu
qu'elles soient fidèles; c'est ici celle d'un soufflet que
de sa respiration, la compression resserant la voie em -
pêcherait infailliblement d'aspirer une aussi grande
quantité de vent que si la capacité de cette voie n'é-
tait pas diminuée.

On dit que l'asthme est humide lorsque le malade
a une plénitude de poitrine qui le fait tousser et cracher beaucoup; autrement c'est un asthmè sec.
L'asthme, quel que soit son caractère, est ordinairement assez aisé à détruire dès sa naissance; mais il
peut être incurable quand il est trop invétéré, ou si
la personne est trop âgée pour en être délivrée.

L'asthme récent et continu, doit être traité d'après
l'article 2 de l'ordre du traitement, avec le vomi-
purgatif et le purgatif alternativement ; sauf, en cas
d'accès violent, ou d'une excessive difficulté de respirer, à suivre l'art. 3, selon les observations consignées en l'abréviation par rapport au vomi-purgatif.
L'asthme périodique ou chronique, réclame l'application de l'art. 4, et d'après les observations de la
même abréviation. Il en est à l'égard de cette affection, comme de beaucoup d'autres maladies, dont on
ne peut être guéri; mais on peut espérer du soulagement en se purgeant souvent, c'est-à-dire à chaque
fois que l'oppression se reproduit. Les personnes qui
ont bien su se pénétrer des principes de cette Méthode réprouvent de notables soulagemens; et les
accès deviennent plus rares, ou ils sont de moins
longue durée.

RHUME, ENROUEMENT, TOUX, EXTINCTION DE VOIX.

Ces affections sont également causées par un amas de matières plus ou moins acrimonieuses qui s'est formé dans les premières voies. Le passage subit du chaud au froid, ou le froid éprouvè pendant long-temps, peuvent en être la cause occasionelle, ou leur donner le caractère qu'on leur remarque. Il est beaucoup de personnes qui sont très-sujettes à s'enrhumer, soit de la poitrine, soit du cerveau ; cette disposition provient toujours de plénitude humorale. Souvent elle est telle, dans certains individus, que la transpiration, à la moindre température froide, en est fort ralentie; alors la plénitude des vaisseaux, résultante de la répercussion que le froid a produite, reflue vers les cavités. Ces personnes, pour s'alléger ou se guérir de ces indispositions, ont besoin de concevoir la nécessité de se purger à différentes reprises, et même souvent et assez longuement.

L'âcreté des humeurs ou la sérosité humorale, en se posant sur les bronches des poumons, excite la toux; sur la trachée-artère, elle produit l'enrouement. Ces affections conduisent souvent à la perte de la parole, parce que la *fluxion* se porte sur les nerfs récurrens qui en sont les organes, et leur ôte le son et la vibration qu'ils sont susceptibles de produire, lorsqu'ils ne sont point affectés.

La plénitude fluant vers le cerveau, cause l'espèce de rhume de cette partie, autrement appelé *coryza*, et le canal nazal en devient l'émonctoire. Souvent la cloison du nez et la membrane pituitaire en sont affectées, et il en résulte l'enchifrénement, et l'éternuement plus ou moins répété. Quelquefois la matière qui découle est assez âcre pour faire érosion au nez et à la lèvre supérieure. La chaleur de la sérosité humorale reçoit une portion du flegme, que la poitrine expectore par des crachats d'une matière plus ou moins condensée ou visqueuse. Si l'évacuation de cette surabondance se fait facilement, si la poitrine et le cerveau peuvent s'en délivrer, cette incommodité se passe comme elle est venue ; autrement, cette affection prend un caractère plus sérieux.

D'après ce que l'observation et l'expérience apprennent, il n'y a pas de doute que pour détruire ces différentes affections, il est toujours utile d'évacuer les humeurs, avec le vomi-purgatif et le purgatif alternativement, comme affection des premières voies, ainsi qu'il est enseigné aux quatre articles de l'ordre du traitement. Cette pratique est préférable aux moyens d'usage par lesquels on veut adoucir ces matières. Ce système fait des rhumes négligés, qui trop souvent dégénèrent en maladie de poitrine, de nature même à conduire les malades au tombeau. Il devrait être fait cas de cet avertissement, puisque l'événement cité a de nombreux exemples.

DES CATARRHES.

Catarrhe : mot qui exprime une chute d'humeurs sur une partie quelconque du corps. La poitrine est une de celles qui sont le plus exposées à cet état morbide. Il est préférable, sans doute, d'évacuer les matières et la *fluxion* qui causent cette maladie, que de s'arrêter aux calmans, qui ne la détruisent jamais.

Dans le cas de suffocation, il faut opérer d'après

l'article 3 ; en cas contraire, il suffit de se conduire d'après l'article 2 ; et dans les deux cas, le vomi-purgatif et le purgatif doivent être employés alternativement, jusqu'à ce que l'oppression et la toux soient détruites ou notablement diminuées. Le traitement est achevé avec le purgatif seul, tant qu'il peut suffire, employé jusqu'à guérison.

AIGREURS D'ESTOMAC, VOMISSEMENT.

Les humeurs, par leur dégénération, sont susceptibles de prendre différentes sortes de caractères. Nous parlerons de leur nature purgative au titre DÉVOIEMENT. Elles sont devenues semblables à l'émétique dans les cas où elles font éprouver des vomissemens réitérés ; c'est en en remplissant en quelque sorte les fonctions qu'elles font contracter l'estomac, en lui imprimant ce mouvement répulsif qui caractérise le vomissement. On oppose souvent à ce mouvement, ce qu'on appelle des anti-émétiques ; mais en admettant qu'ils le neutralisent, la Nature ne reste pas moins affectée de matières nuisibles ; et le malade tombe bientôt dans un autre genre d'incommodité et de souffrance. Les matières dépravées acquièrent souvent dans l'estomac un principe aigre, qu'il importe d'évacuer ; car autrement il devient la source de bien des maux, en se répandant par les veines lactées, dans toute l'économie animale. L'existence de ce principe n'est pas douteuse à l'égard des personnes qui ne le ressentant autrement, vomisent leurs alimens décomposés, ou qui ne peuvent plus supporter le vin ou leur boisson habituelle, même trempée d'eau, ou qui rendent caillé le lait dont elles font usage. On dira ici, par forme d'observation, que c'est le seul cas où le lait puisse cesser de convenir aux personnes qui s'en nourrissent, ou le prennent par goût, tant en santé qu'en maladie.

Par ces considérations, il faut évacuer ces humeurs avec le vomi-purgatif et le purgatif, alternativement jusqu'à soulagement ; et ensuite avec le purgatif seul jusqu'à guérison, d'après celui des articles de l'ordre du traitement qui convient, soit à l'état récent, soit à l'état ancien de ces affections.

PITUITE, POITRINE DITE GRASSE.

Nous parlons d'une plénitude humorale dont beaucoup de personnes sont incommodées, et qu'elles désignent elles-mêmes par le nom de pituite, de poitrine grasse. Cette incommodité se fait particulièrement ressentir à l'heure du lever, où elle occasionne une expectoration plus ou moins laborieuse. Cette affection peut avoir des suites sérieuses et même funestes.

On les évitera indubitablement en évacuant cette plénitude d'humeurs dégénérées , et en se conduisant d'après celui des articles de l'ordre du traitement qui est applicable au degré d'ancienneté et de ténacité de la maladie , surtout en employant le vomi-purgatif et le purgatif d'après ce qui est dit en l'Abréviation de cette Méthode.

LA VOMIQUE.

La vomique est un dépôt de matières qui se forme dans une espèce de sac, que l'on connaît sous le nom de kiste. Quand il est plein, il se fait éruption, et le malade vomit. Cette affection qui est toujours le produit de la dégénération chronique des humeurs,

8

devient souvent périodique, se reproduisant à des époques indéterminées.

Le vomi-purgatif et le purgatif sont indiqués alternativement d'après l'article 4 de l'ordre du traitement ; et la guérison est sûre dans ce cas comme dans tous ceux où la cause capable de produire tous désordres peut être évacuée.

L'EMPYÈME.

Cette maladie est un dépôt purulent dans la poitrine ; il arrive souvent à la suite des autres symptômes des maladies de cette partie du corps humain. Toujours ce dépôt résulte d'une maladie chronique, faute d'avoir évacué les humeurs corrompues qui ont fait souffrir long-temps le malade auparavant de caractériser cette affection. Il n'y a point de doute que l'effet ne cesse si la *cause*, attaquée en temps utile, peut-être détruite ; mais le succès est rarement certain.

Le vomi-purgatif et le purgatif alternativement, sont applicables dans ces cas, en suivant l'article 4 de l'ordre du traitement ; sauf au commencement, à agir d'après l'article 3.

DE LA PALPITATION.

La palpitation est un mouvement extraordinaire et irrégulier des grandes voies de la circulation ; elle participe de l'affection nerveuse, et doit être considérée comme telle, à moins qu'il y ait lésion ou anévrisme au principal organe circulatoire. La *sérosité*, abreuvant les ventricules du cœur ou le tissu de cet organe principal, en dérègle la contraction naturelle et régulière.

On détruit cette affection lorsqu'elle n'est pas trop ancienne ou trop invétérée, comme on fait cesser toutes les affections nerveuses, avec lesquelles celle-ci ne diffère en rien que ce soit; on purifie le sang par une purgation suffisamment prolongée d'après l'article 4, si le 2ᵉ a été insuffisant. Le vomi-purgatif n'est nécessaire que contre la plénitude d'estomac, évidemment manifestée.

DÉFAILLANCE, SYNCOPE, ÉVANOUISSEMENT.

La syncope, la défaillance auxquelles certaines personnes sont sujettes, annoncent toujours au moins un état sanitaire bien chancelant; et le plus souvent c'est une affection chronique, suite d'une maladie dont la *cause* ne peut être différente de celle de tout dérangement de la santé.

En se purgeant d'après l'article 4 de l'ordre du traitement, ces malades évacueront la *fluxion* qui, par plénitude, par la compression qu'elle exerce sur la circulation, gêne le sang dans son mouvement, produit tous ces désordres, et avec une persévérance suffisante dans le traitement, ils pourront recouvrer une santé à l'abri d'accidens.

LE HOQUET.

Le hoquet est un mouvement convulsif de l'arrière-bouche, s'étendant sur l'œsophage vers l'estomac. Il peut être occasioné, comme on le remarque souvent, par suite de la déglutition des alimens, et dans ce cas, cesser incontinent. Mais les personnes qui y sont sujettes ont infailliblement à refaire à leur santé, car rarement elles sont sans éprouver d'autres affections.

On peut espérer d'en triompher, ainsi que du ho-quet périodique, si, d'après l'article 4, au cas où le 2ᵉ n'a pas suffi, on les attaque par des évacuations réitérées jusqu'à guérison. Quand le hoquet est symptomatique dans une maladie grave, il est présumable qu'il ne cessera qu'avec elle, et il importe de chercher à la détruire, s'il est possible.

DIGESTION LENTE, DIFFICILE, INDIGESTION.

Cette sorte de digestion, plus ou moins fréquente dans le même sujet, et l'indigestion arrivant aux personnes qui n'ont point usé d'un aliment étranger à l'espèce dont elles ont l'habitude de se nourrir, ou qui n'en ont point fait excès, ont toujours pour *cause* une partie de glaires, ou autres humeurs corrompues qui font une sorte d'enduit à l'intérieur de l'estomac, et empêchent les sucs digestifs de pénétrer les alimens pour en faire la digestion, ainsi qu'il doit être dans l'état sanitaire du ventricule. Les personnes qui sont sujettes à ce genre d'indisposition sont assurément malades, et elles doivent, d'après l'article 2, et au besoin selon le 4ᵉ de l'ordre du traitement, s'occuper sérieusement de leur santé, jusqu'à l'entier rétablissement des fonctions de l'estomac. Mais d'ailleurs, quelle que soit la cause de l'indigestion, il est incontestable qu'elle n'est autre qu'un corps indigeste et nuisible. Plus il est incommode, ou plus il est menaçant, moins il faut de demi mesure, et il est préférable, pour éviter des suites fâcheuses, d'en provoquer la sortie, plutôt que de s'arrêter à toutes sortes de boissons délayantes, dont trop souvent il est fait usage sans succès.

Il faut débuter par une dose de vomi-purgatif, et

donner suite au traitement par les purgations nécessaires, jusqu'à l'entier rétablissement de cette partie
des fonctions naturelles, la plus importante des
fonctions en général.

MAUX, TIRAILLEMENS DE L'ESTOMAC.

Il est beaucoup de personnes qui éprouvent des
douleurs ou maux d'estomac, qu'elles reconnaissent
elles-mêmes comme tenir du simple agacement de ce
viscère, en sorte que ce qui se passe dans son intérieur est pris par elles pour un besoin naturel d'alimens. Mais cette idée ne peut se soutenir quand ce
même sentiment se reproduit peu de temps après un
repas où elles ont pris une quantité suffisante de
nourriture. On a remarqué que ce besoin est souvent calmé en prenant, à l'instant, quelque peu
d'alimens, parce qu'ils émoussent la nature acidule
ou mordicante de la *sérosité*, ainsi que des matières
corrompues que l'estomac renferme, et qui exercent
une action nuisible sur lui. Cette Méthode a guéri
plusieurs individus attaqués de cette maladie ; et dans
le nombre il s'en est trouvé qui étaient obligés de placer à côté de leur lit, en se couchant, un morceau
de pain et un verre de boisson, pour en user dans
la nuit, réveillés qu'ils étaient par ce même besoin
d'alimens. Rendus à la santé, cette précaution leur
est devenue inutile.

Un tel état de choses est incontestablement le
produit de la dépravation, presque toujours chronique des humeurs, qui peut céder aux évacuans
dirigés d'après l'article 2 ou le 4e de l'ordre du traitement, s'ils sont employés comme en tous autres
cas, avant que le mal ne soit devenu incurable.

FAIM CANINE, FAIM-VALE.

La première de ces affections, aussi commune que l'autre est rare chez l'homme, mais qui a néanmoins assez d'exemples, peut précéder les maux d'estomac dont on vient de parler, comme elle peut en être aussi la suite. Elle a la même *cause*, dont l'action est plus souvent périodique que continue. De même que dans les douleurs d'estomac, la *fluxion* agit sur ce viscère, et dans la faim canine elle peut se porter sur les veines lactées, et en activer les fonctions au point qu'elles filtrent outre mesure. Dans ce cas il se fait plus de déperdition que dans l'état vrai de santé, et le malade mange étonnamment. Il se peut donc qu'une maladie excite un appétit désordonné, comme c'en est une autre qui empêche de manger assez pour se soutenir.

Dans la faim-vale, le besoin est si pressant et tellement impérieux, que le sujet ne peut faire un pas sans qu'il ait suffisamment satisfait à ce besoin pour pouvoir continuer sa marche : l'atonie est alors à son comble.

Ces affections appartiennent également à la classe des maladies chroniques ; et c'est pour cela qu'il faut, pour y remédier efficacement, conduire le traitement d'après les règles établies contre les maladies anciennes en général. En évacuant les matières qui dérèglent cette partie des fonctions naturelles, on la rétablira infailliblement. Le succès dépendra de ce qu'on aura attaqué la *cause* en temps opportun, ou de ce qu'elle ne sera pas trop invétérée, lorsqu'on emploiera ce moyen.

DE L'HÉMORRHAGIE.

L'hémorrhagie est la suite d'une rupture ou érosion de quelque vaisseau, ou des tuniques de plusieurs vaisseaux à la fois. Cet état de choses est causé par la *sérosité* qui circule dans le sang, et qui n'est pas moins abondante que corrosive à un haut degré. Cette affection qui est toujours majeure par sa nature et par son caractère, ne peut être considérée, lors de son avénement, comme une maladie récente, parce que jamais elle n'est autre chose que le produit d'une dépravation chronique des humeurs. S'il n'en était pas ainsi la *fluxion* n'aurait point autant de malignité qu'elle en présente en ce cas, et elle ne serait pas aussi volumineuse qu'elle l'est toujours dans une perte abondante de sang.

Il est évident que pour détruire cette maladie et sauver la vie au malade, il faut retirer de la circulation, la *sérosité* qui donne lieu à l'effusion du sang, et il faut l'expulser ainsi que les matières qui l'ont formée. Comme le cas est souvent des plus périlleux, il ne faut point de demi-mesure. Soit que l'hémorrhagie se manifeste par le nez ou la bouche, soit par d'autres voies, la vie du malade est toujours en grand danger, surtout si l'effusion du sang est considérable, ou si elle dure long-temps. Malheureusement dans ce cas, comme en beaucoup d'autres, on est dans l'usage de prodiguer ce fluide si précieux, et on en augmente encore la perte, soit par la saignée, soit par les sangsues.

Oh ! si le sang était un être animé, et qu'il parlât, il dirait indubitablement à ceux qui le répandent, notamment dans cette circonstance : ce n'est pas moi qu'il faut détruire , puisqu'en m'évacuant vous abrégez les jours de l'individu que vous voulez conserver. Il faut au contraire me purger de la *sérosité* qui gêne mon mouvement, comprime les vaisseaux, et en a, par son âcreté, rompu les tuniques pour m'en faire sortir. C'est la *cause* de la maladie qu'il faut évacuer ; je suis moi-même malade, et c'est moi qu'il faut guérir. Déjà la vie de cet être affligé a reçu de l'hémorrhagie elle-même, un coup meurtrier, par la perte de la chaleur naturelle, et la dissipation des esprits animaux qui émanent de mon tout, et qui constituent cette vie dans ce moment en danger, et que vous allez détruire ou abréger notablement par un procédé plus que téméraire.

Les astringens qu'on emploie dans ce cas de maladie, ne peuvent arrêter le sang qu'en resserrant les vaisseaux, et, conséquemment, en y renfermant la fluxion désorganisatrice. Quand la Nature n'est point délivrée du poids qui la surcharge, pourrait-on se flatter d'avoir soustrait un malade aux infirmités qui l'accableront plus tard. Si les malades, traités avec ces moyens, au moins insignifians, ne succombent pas sous les coups de l'hémorrhagie, ou les voit dans la suite tomber, les uns en consomption, sujets à la syncope et autres signes de défaillance ; les autres, dans l'hydropisie, l'affection de poitrine ; autrement, ils éprouvent une foule d'accidens , suite naturelle de leur état valétudinaire ; la vie de ces malades étant accablée d'infirmités de toutes espèces, il ne leur reste d'autre perspective que la fin prochaine ou langoureuse de leur existence....

Admettons l'emploi de ces faibles secours autant

qu'ils peuvent s'accorder avec le procédé curatif ; mais attaquons, en leur présence, la cause interne de la maladie ; il faut alors que les évacuations soient pratiquées d'après l'article 3 de notre ordre de traitement.

Si la perte du sang a lieu par les voies supérieures, il est nécessaire de purger alternativement avec les deux évacuans, si rien ne s'y oppose ; autrement, on emploie le purgatif seul. À mesure que le danger s'éloigne, le malade rentre dans l'article 4. Le vomi-purgatif n'ayant plus d'objet, le purgatif est uniquement employé.

Lorsque l'hémorrhagie se déclare au fondement, et aux femmes par la partie sexuelle, le vomi-purgatif n'est utile que dans le cas de plénitude d'estomac ; le purgatif est donné et répété seul. Il doit être, dans les deux cas, administré à fortes doses, pour produire d'abondantes évacuations, à l'effet de retirer, le plus promptement possible, de la circulation, la *sérosité* qui a causé l'accident, comme elle entretient le désordre.

Un emplâtre vésicatoire à une jambe, et peut-être aux deux, de peur qu'un seul soit insuffisant, est pour ainsi dire toujours de rigueur ; car en le supposant inutile, pour nombre de malades que la purgation pourrait délivrer sans ce secours, il est incontestable que dans une telle circonstance on doit employer les moyens qui donnent un surcroît de sécurité, puisque sans eux un malade pourrait périr.

DES COLIQUES EN GÉNÉRAL.

La colique est le nom d'une douleur ressentie au canal intestinal ; cette maladie est appelée *colique*, du nom colon, qu'on a prétendu être plus souvent attaqué de cette douleur que les autres boyaux. On a aussi donné à la colique différens noms, tels que colique flatueuse, venteuse, bilieuse, histérique, nerveuse, etc. Les souffrances de la colique s'étendent parfois jusqu'à l'estomac; mais elles ont toutes la même *cause*, quoique attaquant différemment les entrailles.

Ne déplaise cette vérité : c'est laisser s'invétérer cette maladie; c'est la rendre peut-être incurable, que de s'arrêter à des liqueurs spiritueuses, à des frictions sèches sur la partie antérieure du tronc, à des linges chauds sur le ventre, à la thériaque sur l'estomac; on en dira autant des boissons d'eau de gruau, d'eau chaude ou panée, des bains, des saignées, des lavemens et des calmans en général, et on ne passera pas sous silence cette pratique de faire avaler à ces malades jusqu'à une livre de vif-argent et des balles de fusil, au risque des plus grands accidens. Aucun de ces moyens ne peut être curatif, puisqu'aucun n'est propre à évacuer la cause humorale.

Les coliques ne peuvent être sûrement détruites que par l'évacuation des matières qui les font ressentir; car, soit que le volume de ces matières et le tiraillement qu'il peut faire éprouver aux intestins, produisent ces douleurs, soit que la *sérosité*, qui peut ronger les entrailles et causer la souffrance, en soit le principe, c'est la même chose ou le même procédé, quant à la guérison : il faut toujours évacuer la cause efficiente du mal. Si la douleur est dans l'estomac, il faut user du vomi-purgatif, alternativement avec le purgatif, jusqu'à ce qu'elle soit déplacée. Si c'est une véritable colique, la douleur n'est que dans les intestins ; c'est le purgatif qui convient ; le vomi-purgatif, dans ce cas, n'a d'autre objet que de vider la plénitude de l'estomac, si elle existe.

S'il s'agit d'une colique périodique et chronique, on doit se conduire d'après l'article 4 de l'ordre du traitement. Si cette maladie est violente, comme il n'arrive que trop souvent, il faut conduire les évacuations d'après l'article 3. Si cette affection est attaquée dès son commencement, elle peut être détruite en suivant l'article premier.

On ne parlera ici de la colique dite des peintres, que pour faire observer que le traitement ci-devant déterminé ne l'excepte pas.

COLIQUE DE MISERERE , CHOLERA-MORBUS.

Ces deux maladies, dont les symptômes sont effrayans par leurs caractères ci-après indiqués, ont pour cause la *sérosité* qui , dans ce cas, étant extrêmement brûlante ou corrosive , tortille l'intestin *ileum*, supprime toute déjection par les voies basses, excite d'horribles vomissemens, des crispations, des tiraillemens, une fièvre très-violente, et produit enfin les signes les plus alarmans , par rapport aux souffrances et à la vie du malade.

Les emplâtres vésicatoires aux deux jambes sont indiqués. L'évacuation la plus active est prescrite d'après l'article 3 de l'ordre du traitement ; le vomi purgatif et le purgatif doivent être administrés alternativement jusqu'à ce que le premier n'ait plus d'objet, et le dernier doit l'être jusqu'à guérison radicale, selon la marche générale du traitement.

DIARRHÉE, LIENTERIE, DÉVOIEMENT.

Si ces affections étaient causées par l'usage de certains alimens étrangers à la nature et aux habitudes de la personne, ou si ces affections étaient le résultat d'un excès dans l'usage des alimens ordinaires, il faudrait que cette personne se modérât dans cet usage ; à l'égard des autres, qu'elle renonçât, s'il lui était possible, à ces alimens étrangers, ou au moins il faudrait les corriger. Il est assez rare que ces causes ne soient pas compliquées avec la cause humorale, toujours trop souvent disposée à agir, ou qu'elles ne soient pas aggravées par elle; il est donc rare aussi que quelques purgations ne soient pas nécessaires dans tous cas de dévoiement, pour expulser le principe de dégénération qui s'est plus ou moins établi dans les entrailles.

Dans le titre VOMISSEMENT, page 168, nous avons dit que les humeurs acquièrent parfois la nature des émétiques, et nous nous sommes réservé de démontrer ici qu'elles peuvent prendre pareillement celle des purgatifs.

La diarrhée est causée par les matières dépravées qui accélèrent le mouvement péristaltique du canal intestinal, et produisent des évacuations extraordinaires, plus ou moins nombreuses ; en cela elles opèrent semblablement à un purgatif.

La lienterie diffère de la diarrhée, en ce que, dans cette première affection, les alimens sont évacués sans avoir subi de coction et sans, pour ainsi dire, avoir éprouvé de changement dans leur nature. Il n'y a pas de doute que, dans les deux cas, le canal intestinal et l'estomac ne soient comme tapissés de

matières glaireuses capables de neutraliser toute action digestive ou de coction; il est également hors
de doute que les alimens journaliers ne peuvent plus
servir, dans ce cas, qu'à entretenir cet état de dé-
sorganisation et de maladie, qui ne tarderait pas à
devenir funeste, si l'on ne s'empressait d'expulser
un *semblable* fond d'humeurs.

L'emploi des astringens en général se rattache à
un système erroné ; car ils ne peuvent, en resserrant
la voie des déjections, que concentrer davantage la
cause de tout dévoiement, et conduire aux résultats
les plus fâcheux. Les personnes qui ne reconnaissent
point la *cause* des maladies, croient aisément qu'il
est inutile ou dangereux d'employer la purgation
lorsque, comme elles le disent, le malade évacue
déjà trop. Il est cependant vrai que plus on purge
dans ce cas, plus on diminue les évacuations du dévoiement.

Nous avons rencontré dans notre pratique, entre
autres personnes attaquées de dévoiement, un homme
demeurant à Etampes, dont les évacuations étaient
portées jusqu'au nombre de soixante dans l'espace
de vingt-quatre heures. Cet état durait depuis long-
temps ; le malade, ne prenant plus aucune espèce de
nourriture, était bien et dûment condamné à mort,
ou réputé dans un état désespéré : il ne pouvait se
trouver dans une pire situation. Notre Méthode fut
appliquée. On donna au malade une légère dose de
purgatif ; les évacuations ordinaires en furent réduites aux deux tiers environ du nombre accoutu-
mé ; la dose du lendemain les réduisit encore ; et
successivement il y eut réduction, tellement que
bientôt il fallut augmenter l'action ou le volume des

doses pour avoir le nombre d'évacuations exigé par notre Méthode. Alors le pauvre malade, un peu allégé, put trouver du goût aux alimens, l'appétit reparut, et enfin il fut guéri.

L'évacuation, dans ce cas, doit être pratiquée d'après l'article 2 de l'ordre du traitement, au moyen de quelques doses de vomi-purgatif, quand le besoin en est indiqué, et d'autant de doses du purgatif qui sont nécessaires pour rétablir les fonctions naturelles, et par suite, la santé.

Il faut remarquer que, dans tous les cas de dévoiement, la prudence veut que l'on commence la purgation par des doses plus légères que dans tous les cas de maladie où il n'y a point de dévoiement.

On a remarqué souvent, à l'égard de certains malades en traitement, qu'une dose purgative a été suivie de dévoiement, c'est-à-dire que les personnes ont évacué le lendemain comme le jour même qu'elles l'avaient prise, ce qui leur fit dire que cette dose était de force à les purger pendant deux jours ou plus. Ce dévoiement peut arriver aux individus dont les humeurs renferment un principe purgatif tel que nous en avons déjà parlé, et lorsque probablement ces individus étaient à la veille de l'éprouver. Ce cas arrivant, il faut se conduire comme nous l'avons prescrit, c'est-à-dire donner suite à la purgation, sauf à diminuer la dose comme nous venons de le recommander.

DE LA DYSSENTERIE.

La dyssenterie se reconnaît aux caractères suivans : des évacuations alvines, des tranchées ou coliques des déjections sanguinolentes, ou l'évacuation de sang pur, la fièvre plus ou moins brûlante. C'est la

serosité qui provoque le canal intestinal aux évacuations, et qui, par sa grande âcreté, rompt ou
déchire les vaisseaux sanguins ; la fièvre a ses causes
ordinaires.

L'évacuation, dans le cas de cette maladie, doit
être pratiquée suivant l'article 3, jusqu'après l'éloignement du danger ; ensuite on doit se conduire selon le deuxième. Dans cette affection, l'usage du
vomi-purgatif est généralement nécessaire, et il n'est
peut-être pas un seul cas où l'on puisse s'en dispenser entièrement.

Lorsque, dans le pays qu'on habite, plusieurs personnes sont déjà attaquées de la dyssenterie, car
cette maladie est souvent endémique, il est prudent
de songer qu'on en peut être atteint soi-même ; et,
comme dans la crainte de toutes les maladies épidémiques, il est également utile de s'observer de
près, en consultant souvent le TABLEAU DE LA SANTÉ.
Si l'on ressent l'atteinte de cette maladie, il ne faut
point différer de s'évacuer dès lors activement et
fortement. C'est un pernicieux système que de prétendre adoucir l'humeur dyssentérique, et de lui
opposer les astringens, car ils ne peuvent que la
concentrer dans les entrailles ; la dyssenterie ne
produit ordinairement de ravages si effrayans et si
terribles par leurs résultats, que par une conséquence de cette méprise. Les calmans ont obtenu
une faveur qu'ils sont bien loin de mériter.

On remarque quelquefois, particulièrement dans
le traitement des maladies chroniques, des évacuations sanguinolentes et même de pur sang. C'est
alors que ceux qui ne comprennent point la *cause*
des maladies, et ne connaissent point les effets des

purgatifs, deviennent inquiets. Qu'ils se tranquil-
lisent et reconnaissent, dans cet effet, la nature
acrimonieuse ou corrosive de leurs humeurs, qui
produit une érosion aux vaisseaux, et que, dans ce
cas, comme dans celui de la dyssenterie caracté-
sée, ils doivent expulser promptement de semblables matières.

TENESME, ÉPREINTES.

La *sérosité* acrimonieuse, rassemblée à l'extrémité du canal intestinal, appelé *rectum*, met cet
intestin en action presque continuelle, et de cette
manière, excite de fréquentes envies d'aller à la selle,
qu'on est convenu d'appeler épreintes ou tenesme;
des douleurs ou tranchées en sont les suites, sans
qu'il en résulte, pour ainsi dire, aucune évacuation.
Cette affection, qui peut être primitive, peut aussi
survenir durant le traitement de cette Méthode, et
nul n'en peut être surpris, vu l'avertissement que
nous en donnons.

Le purgatif, suffisamment réitéré, délivre de cette
maladie, qui, négligée, prendrait bientôt un caractère plus menaçant, comme aussi la chute de l'anus
en pourrait être la suite.

CONSTIPATION, VENTRE PARESSEUX.

Cette affection a pour *cause* la chaleur des humeurs, ou la *sérosité* rassemblée sur le canal intestinal, vers sa partie inférieure; la *fluxion* le durcit
et le rend insensible à l'expulsion des déjections
journalières. Cette même chaleur produit un effet
tout naturel, c'est-à-dire celui de dessécher les matières fécales et de les cuire souvent en forme de
masse dure; alors ce même effet devient une seconde

cause de resserrement, et par sa réunion à la première, la constipation ou la suppression d'une partie importante des fonctions naturelles s'établit. Ces fonctions doivent être exercées comme nous le dirons au TABLEAU DE LA SANTÉ; autrement le sujet est malade ou dans un état voisin de la maladie.

On ne saurait trop prendre de mesures pour ne pas laisser la constipation s'établir à poste fixe, car on ne peut qu'en attendre de fâcheux résultats. Il est hors de doute que les excrétions retenues acquièrent, par leur corruptibilité, un degré de corruption susceptible de produire les plus funestes effets. On doit aux observations de pratique, la conviction évidente que la moitié des maladies chroniques, chez les femmes, et les jeunes personnes surtout, dérive de la constipation. C'est à la suspension habituelle des déjections, qu'une partie de l'intéressante moitié de l'espèce humaine doit les couleurs animées, presque violettes, qu'on lui remarque; de même les fréquens maux de tête, d'estomac, qui l'accablent, et les écoulemens qui sont si souvent suivis d'affections aux organes de la génération, etc., etc.

Qu'ils sont funestes ces préjugés qui font accroire que la constipation est un signe de force et de santé!.... Elles ne conçoivent pas, ces victimes de l'erreur, que la santé dont elles se croient en possession, n'en est que le simulacre, et qu'elles ne la doivent bonne en apparence, qu'au siége que cette humeur chaleureuse a plutôt pris sur cette partie du corps que sur une autre, et que si la *fluxion* vient à se déplacer, il se déclarera une maladie plus ou moins dangereuse, si elle ne produit tout son effet au siége primitif. Avec la constipation on repose sur un volcan, dont l'éruption, presque infaillible, est toujours redoutable.

Reconnaissez, vous qui êtes dans cette situation, que les forces que l'on vous attribue ne sont que l'effet de la tension de la fibre et de l'irritation du système nerveux, par l'action de la *cause* qui vient de vous être indiquée. Reconnaissez également que vous éprouvez de la constipation, le même préjudice que si, dans le cas de ventre libre, un méchant vous fermait, vous *bondonnait* l'issue par laquelle la Nature a voulu que votre corps expulsât ses déjections : la comparaison est des plus justes.

Nous ne pouvons terminer cet article sans nous sentir obligé de faire participer le lecteur à nos réflexions sur les excrétions du corps humain, en ce que celles-ci se rattachent, par leur libre sortie, à la santé comme à la prolongation de l'existence. A leur égard nous oserons dire que le sort de la brute est plus heureux que celui de l'homme ; car elle jouit, relativement à cet objet, d'une liberté dont elle use à l'instant et que l'homme ne peut avoir ; ce qui lui porte préjudice par la retenue des excrétions, et de là il est plus exposé, plus sujet aux maladies que *les* animaux, proprement parlant, ainsi que l'observation en peut convaincre.

La purgation réitérée d'après l'article 2, si la constipation est récente, et d'après l'article 4, si elle est chronique, rétablit cette fonction importante de la Nature.

LES VENTS, LA TYMPANITE.

La plénitude humorale est la *cause* qui intercepte le libre cours de l'air aspiré ; elle l'empêche de se

raréfier et de sortir par le mouvement d'expiration,
en quantité égale à celle qui est entrée par celui
d'aspiration. Les flatuosités, ou les vents, ne peuvent donc cesser de se reproduire qu'autant qu'on
aura évacué suffisamment les humeurs. Cette pratique est préférable sans doute à l'usage des remèdes
carminatifs, puisque la plénitude ne peut exister
sans plus ou moins de corruption dans les matières,
et que c'est se préserver de leurs effets ultérieurs,
si on les chasse avant qu'elles aient acquis plus de
malignité. D'ailleurs, l'état venteux existe rarement
seul, il y a toujours quelques autres souffrances qui
donnent à la purgation un double objet. Le besoin
de purger est assez indiqué lorsque les vents rendus
portent avec eux une odeur à ne pas laisser ignorer
l'existence d'un germe ou d'un foyer de corruption
dans les entrailles.

La tympanite, qui est un gonflement résultant
d'un amas d'air dans les différentes parties du tronc,
cédera, comme l'affection venteuse, aux évacuations
réitérées ; on doit suivre l'article 2 pour les cas récens, et l'article 4 si ces affections sont chroniques.

DES HÉMORROÏDES.

L'hémorroïde est une varice semblable à celle
qu'on remarque aux jambes de quelques personnes.
Elle est causée par une partie d'eau qui, après avoir
fait un gonflement ou engorgement, produit ensuite
la dilatation des vaisseaux veineux. Ceux qui avoisinent l'anus ont été nommés hémorroïdaux, et c'est
à cause de cette dénomination que la varice a été
appelée hémorroïde, tant interne qu'externe, soit
qu'elle flue, soit qu'elle ne flue pas. La *sérosité* qui

a pris siége pour faire éprouver l'engorgement hémorroïdal, est souvent extrêmement acrimonieuse ;
c'est lorsqu'elle est assez mordicante pour percer
les vaisseaux, que s'écoule le sang hémorroïdal, imprégné de la *fluxion*, et quelquefois de matières purulentes.

On n'oppose ordinairement à cette affection que
quelques topiques adoucissans, toujours insuffisans
pour guérir. C'est pourtant une maladie curable
comme beaucoup d'autres ; et il n'importe pas moins
de détruire les hémorroïdes que les autres affections, puisqu'elles ont la même *cause*, puisque le
transport de la *sérosité*, abandonnant le siége des
hémorroïdaux, peut se faire sur toute autre partie
du corps, et causer une sérieuse maladie, ou un
grave accident.

On a presque osé assurer que pour qu'un homme
pût se bien porter, il fallait qu'il eût les hémorroïdes.
Quelle étrange manière de raisonner sur la *cause* des
maladies ! Eh quoi, parce qu'il y aura une espèce
d'exsutoire établi à l'anus, par lequel s'écoulera une
portion de la *sérosité*, on se croirait en sécurité
quand on a tout à craindre de la source de la *fluxion*,
lorsque tout à coup, quittant son siége, elle peut se
porter sur quelques valvules des vaisseaux et arrêter
subitement la circulation !... Mais réfléchissons donc,
et cessons de méconnaître les faits avoués par l'observation, et de sacrifier à l'erreur.

Contre l'hémorroïde récente, la purgation doit
être pratiquée d'après l'article 2 ; et si cette affection
est chronique, d'après l'article 4.

FAUSSE NÉPHRÉSIE. (NÉPHRITE SIMPLE.)

La fausse néphrésie est une douleur souvent rhu-

matismale, qu'on désigne presque toujours par le
simple nom de mal de reins. Sa cause est la *fluxion*
qui se porte dans les muscles des lombes , ou quelquefois aussi dans le bassin. Cette maladie ne diffère
de la néphrésie vraie qu'autant que la *sérosité* n'a
pas la malignité dont elle est pourvue dans cette
maladie.

Attaquée dès son commencement, la fausse néphrésie peut céder à l'application de l'article premier ou
le second de l'ordre du traitement. Si elle est chronique , on doit se conduire d'après le quatrième. Le
vomi-purgatif n'a *ici* d'objet que dans le cas de plénitude d'estomac ; si elle n'existe pas le purgatif seul
peut suffire.

NÉPHRÉSIE VRAIE. (NÉPHRITE CALCULEUSE.)

La douleur néphrétique, ou l'inflammation des
reins , reconnaît pour cause intrinsèque la présence
des humeurs dépravées et de la *fluxion* dans la capacité du bassin , ou région lombaire. En travaillant
efficacement à détruire la *cause* de cette maladie, on
sera grandement fondé à espérer de prévenir un genre
d'affection dont les suites graves sont assez connues :
la formation de la pierre ou de graviers.

Cette douleur, appelée quelquefois colique néphrétique, a pu être périodique avant que la *sérosité*
n'ait été définitivement fixée ; elle est vive ou aiguë
comme le sont toutes les souffrances lorsque la
fluxion est revêtue d'une grande malignité. Si plutôt
que de saigner ou sangsuer les malades et de les rafraîchir ; si en place de tous ces topiques insuffisans,
dont on use ordinairement , on pratique la purgation
réitérée, on détruira cette maladie comme on détruit

toutes celles dont la *cause* est également interne,
quand on l'attaque en temps utile.

Le vomi-purgatif n'est nécessaire que contre la plénitude de l'estomac. Si elle n'existe pas, c'est le purgatif qui est seul réclamé jusqu'à guérison, et d'après
l'article 4, si l'affection est ancienne ou invétérée.

DES GRAVIERS ET PIERRES DANS LA VESSIE.

Faute d'évacuer la *cause* de la fausse néphrésie,
elle peut acquérir le caractère de la vraie; de même
qu'en n'évacuant pas la *cause* de cette dernière, il en
peut résulter, comme nous venons de le dire, les
conséquences funestes dont nous allons tracer l'affli-
geant tableau.

En principe général, ainsi que nous l'avons nombre
de fois répété, quand la *sérosité* est le produit de matières corrompues à l'excès, elle est toujours excessivement malfaisante. C'est avec ce caractère qu'elle
agit dans la formation de la pierre ou des graviers,
et c'est aussi parce que ces matières se composent,
dans certains individus, de parties susceptibles de
la concrétion pierreuse ou graveleuse, que rassemblées dans la substance des reins, la *sérosité* opère
par sa chaleur propre, la cuisson d'une portion sa-
line du flegme qui s'y trouve, et la convertit d'abord
en une substance semi-purulente, puis en sable ou
graviers, dont une partie reste quelquefois dans les
reins; mais il est plus ordinaire qu'ils descendent
par les uretères dans la vessie. Là ils se réunissent
et forment par la continuation de la même chaleur,
la pierre proprement dite, qui, avec le temps, est
susceptible de prendre un volume plus ou moins
considérable. Quelquefois il se forme plusieurs pierres

de grosseurs différentes ; ou s'il n'y en a qu'une elle peut être accompagnée de grains de sable, ressemblant à des morceaux de sel, ou de sucre candi. Cet état de chose semble permettre d'assimiler la formation des pierres de la vessie à celle du sel marin dont la concrétion est due à l'action du soleil sur l'eau de la mer, mise en réservoir à cet effet ; car dans les deux cas il y a matières salines pour matières salines, chaleur pour chaleur, concrétion pour concrétion, et l'effet est le même.

La pierre soulevée par l'abondance d'urine, peut se présenter avec elle au col de la vessie, comme pour en sortir au moment de l'émission de ce fluide ; mais ne le pouvant, vu son volume ou l'étroitesse de l'urètre, elle doit frapper contre la membrane formant le col ou sphincter de la vessie, des coups redoublés : de là ce semble, les douleurs que le malade éprouve. Ces douleurs peuvent encore être augmentées, tant par la plénitude du viscère, suite de l'obstacle apporté à la sortie de l'urine par ce corps étranger, que par l'acrimonie ou la chaleur brûlante de l'urine elle-même, effet immédiat de l'inflammation et de toutes causes inhérentes pouvant produire divers genres et degrés de souffrances.

L'opération de la lithotomie réussit assez pour extraire la pierre de la vessie ; mais trop souvent il arrive qu'une autre pierre se forme dans la suite, et alors une seconde opération devient nécessaire. On en a fait successivement jusqu'à trois sur le même individu, et un observateur exact devait naturellement s'y attendre, puisqu'on n'avait point employé les moyens propres à détruire les causes formatrices de ce corps étranger.

Une découverte toute moderne semble nous assurer un moyen de broyer la pierre dans la vessie, par conséquent de faire oublier l'opération de la taille. Nous faisons des vœux pour que cela soit ; mais notre crédulité ne s'est point encore portée jusque là, et nous attendons que nos espérances se réalisent avec celles de beaucoup d'autres que nous.

Le moyen de la purgation peut éviter beaucoup de dangers, soit avant, soit après l'opération de la taille. Nous pensons donc qu'il faudrait, avant d'opérer l'extraction de la pierre, avoir purgé le malade d'après l'art. 4 de l'ordre du traitement, et jusqu'à ce que sa santé fût tellement améliorée qu'il pût dire qu'elle est parfaitement bonne, abstraction faite de cette infirmité. Plusieurs fois dans le cours de notre pratique, nous avons eu l'occasion de vérifier l'excellence de ce procédé. Nous pouvons citer le père de notre bien aimé gendre, M. Cottin, affligé de la pierre, il y a plusieurs années, et qui a suivi le traitement prescrit dans cette Méthode, avant de se faire opérer. Le premier bienfait qu'il en a reçu a été de ne point éprouver de fièvre après l'opération, qui fut faite par un habile chirurgien de Châlons-sur-Saône ; et en second lieu, la plaie qui ne suppura point a été rapidement cicatrisée. Cet homme, âgé au moins de soixante ans, lors de cette opération, jouit aujourd'hui d'une santé telle que, d'après son témoignage, il n'en a jamais eu une meilleure. Il a recouvré des forces et une vigueur, telles qu'à cet âge peu d'hommes pourraient se prévaloir de semblables, même parmi ceux qui n'ont point éprouvé de maladies graves. Or on le demande aux hommes impartiaux : à quoi ce malade doit-il ce précieux avantage, si ce n'est pas à la dépuration préalable de ses fluides, par l'usage d'une purgation suffisamment répétée !

De ce succès et de plusieurs autres qui nous sont connus, nous pouvons déduire qu'à défaut de purgation, convenablement réitérée après l'opération, de nouvelles pierres peuvent se former.

Si la plaie résultant de l'opération ne marche point vers la guérison, comme il en doit être d'une plaie simple et récente dans un sujet bien portant; s'il y vient de l'inflammation; si elle suppure beaucoup et pendant long-temps ; si elle menace de dégénérer en ulcère; si les fonctions naturelles se dérangent; si la santé du malade s'altère ; si, enfin , il n'est pas dans une disposition conforme au TABLEAU DE LA SANTÉ, il faut que la purgation soit reprise suivant le même art. 4. Enfin, d'après la cicatrisation de la plaie, le malade doit avoir soin de répéter, d'époque à époque, quelques purgations, à l'effet d'empêcher toute espèce de reproduction ; et c'est en suivant de point en point les règles que nous venons de prescrire , que le malade pourra se trouver à l'abri d'une nouvelle attaque.

Nous avons dit , en parlant des effets de la purgation , qu'elle agit sur les voies urinaires ; c'est ce que tout le monde peut vérifier. Elle y exerce une telle action, que nombre de fois elle a fait rendre de petites pierres; notamment à Nevers, la Ferté-sous-Jouare, Etampes, Orléans , Verdun-sur-Saône, à la Martinique et ailleurs. Nous pouvons assurer qu'il en serait de même de celles qui présentent un plus gros volume , sans l'étroitesse du passage qui s'oppose à leur sortie , plus chez l'homme que chez la femme.

9

AFFECTION DE VESSIE, ISCHURIE.

La rétention ou suppression d'urine appelée is-churie, a pour cause intrinsèque la *fluxion* rassemblée sur le col, ou sphincter de la vessie ; par son âcreté, elle fait si fortement contracter ces membranes, en les crispant de dehors en dedans, en rapprochant leurs parois, qu'elles ne peuvent plus se dilater pour livrer passage à l'urine.

Les procédés que l'on oppose à cette affection consistent ordinairement dans l'introduction de différentes bougies, à l'effet de dilater le canal de l'urètre et l'entrée de la vessie ; on y emploie aussi la sonde creuse dans les mêmes vues, et pour extraire l'urine amassée, qui devient alors une matière nuisible dont le séjour trop prolongé pourrait traîner les plus grands dangers à sa suite.

Eh quoi ! on n'a pas encore reconnu que ces procédés, dont parfois on use trop légèrement, ne sont pas toujours des moyens de soulagement, puisque la sonde et les bougies sont des corps étrangers qui agissent de vive force contre la *fluxion* qui leur résiste. Ces moyens peuvent être d'autant plus dangereux, que de la violence qu'ils font au sphincter ou col de la vessie pour l'ouvrir, il en résulte trop souvent à ces parties, le même effet qu'une destruction totale de ressorts dans une mécanique quelconque. Voilà la cause de l'incurabilité de la maladie, et celle qui souvent conduit à l'opération de la ponction au périnée, dont les suites sont presque toujours accompagnées des plus funestes accidens.

Enfin, en supposant qu'il fallût, dans un cas pressant, avoir recours à ce que nous appellerons le remède extrême, c'est-à-dire à l'introduction des soudes ou bougies, il ne faudrait pas moins, dans l'espoir de guérir le malade, employer la purgation d'après les articles cités, afin de détourner la cause de la suppression, qui peut encore être tout humorale et évacuable.

Cette maladie caractérisée par l'absolue suppression de l'urine, demande que la purgation soit pratiquée d'après l'article 3 de l'ordre du traitement, à l'effet de déplacer promptement la *fluxion* qui a pris siége sur les voies expulsives de cette partie excrémentitielle des fluides. Afin d'aider la purgation, les emplâtres vésicatoires peuvent quelquefois être utiles et ne point avoir l'inconvénient, ainsi qu'il a été remarqué, de porter leur action sur l'urine ou la vessie, comme il peut arriver en d'autres cas que celui-ci. Dans le cas dont il s'agit, on doit les appliquer aux jambes, de préférence à toute autre partie du corps. Le cours de l'urine étant rétabli, on suit le traitement d'après l'article 4 jusqu'à guérison.

ÉNURÉSIE, VULGAIREMENT INCONTINENCE D'URINE.

L'écoulement involontaire de l'urine, tout opposé qu'il est à la suppression du cours de ce fluide, a lieu par la présence de la *fluxion* rassemblée sur les mêmes parties que dans la rétention proprement dite; mais dans le cas présent, la *fluxion*, plutôt que d'agir de dehors en dedans, comme elle fait dans le premier cas, crispe au contraire ces parties de dedans au dehors, les tient continuellement ouvertes, et les empêche de se rapprocher et refermer; de là l'écoulement involontaire de l'urine.

Cette affection peut céder au traitement des purgatifs, pratiqué selon qu'elle est récente ou ancienne
d'après celui des articles de l'ordre du traitement
qui lui est applicable. Cette maladie peut succéder
à l'ischurie, et devenir incurable par l'état d'iner-
tie et de paralysie des parties organiques des voies
urinaires.

STRANGURIE , DYSURIE.

Ces deux affections se confondent parce que leur
cause est à peu près distribuée de même dans le
siége qu'elle a pris pour les produire. Le besoin d'u-
riner est continuel dans la strangurie, et l'urine
sort goutte à goutte avec douleur ; *dans* la dysurie,
il est le même, l'urine coule avec peine, mais la
vessie étant déchargée, l'envie d'uriner cesse pour
assez long-temps. Ces deux sortes d'affections sont,
ce semble, bien suffisantes pour faire reconnaître
l'existence de la *sérosité*, extrêmement âcre de sa
nature, qui est rassemblée au col ou sphincter de
la vessie, et qui de là se répand sur le canal de l'u-
rètre. D'ailleurs qui pourrait douter que l'urine ne
renfermât en elle-même un principe acrimonieux,
plus ou moins imprégné de parties salines ou ni-
treuses, et propres à aggraver la maladie.

Ces affections étant le produit de la dépravation
chronique des humeurs, il faut pratiquer la purgation d'après l'article 4 de l'ordre du traitement. Le
vomi-purgatif y est rarement nécessaire.

DIABÈTE OU DIABÉTÈS.

La maladie dite diabétès est une excessive évacuation de l'urine, c'est-à dire beaucoup plus considérable que la quantité de liquide dont le malade

fait journellement usage. Cette urine est fort éloignée de l'état naturel, car elle présente divers changemens, et toutes sortes d'altérations dans sa nature
ordinaire. Le diabétès est, dans quelques cas, une
crise salutaire ; dans beaucoup d'autres, ou presque
toujours, cette évacuation est aux voies urinaires ce
que la diarrhée et la lienterie sont au canal intestinal ; par conséquent c'est une affection produite par
la dépravation des humeurs qui pourraient, en le
minant, dessécher entièrement l'individu.

Des savans ont débité beaucoup de choses sur le
prétendu principe sucré, qu'ils ont dit avoir trouvé
dans plusieurs de ces sortes d'urines. On peut en
tirer des conjectures, même bâtir des systèmes à
perte de vue ; et peut-être que, comme l'a déjà dit
certain goguenard, on y trouvera l'extrême avantage de remplacer le sucre de canne ou de bette-
rave...... Toutefois, il est plus utile de reconnaître
la *cause* de cette maladie et d'en guérir les malades,
que de se repaître l'esprit de vaines chimères.

La purgation, d'après l'article 4 de l'ordre du
traitement, peut détruire cette grave infirmité ; au
moins y a-t-il des exemples de succès.

HERNIE OU DESCENTE.

Comme il est aisé de se rendre raison de la cause
du déplacement des parties contenues dans les cavités, de même il est facile d'expliquer clairement
celle de toutes les hernies ou descentes. Ce genre
d'infirmité est beaucoup plus que ne le pense le
commun des hommes, l'effet de la *cause* générale
des maladies, ou tout au moins celui d'une mauvaise disposition des fluides. On attribue communé-

ment la cause des hernies à un exercice violent , à des efforts, à des cris; et on semble ne pas faire attention que la hernie arrive de même à celui qui n'a éprouvé aucun de ces contre-temps , ni aucun accident.

Presque toujours la hernie a été précédée par la colique ; quelquefois elle apparaît dans un accès de cette douleur du canal intestinal. Nous ne ferons ni nomenclature ni description des hernies; il suffit de savoir qu'elles ont toutes la même cause interne, et qu'on peut y remédier par le même moyen.

La hernie est l'effet d'un relâchement , tant des membranes qui enveloppent les viscères contenus ; que des ligamens qui leur servent d'attache; c'est la partie contenante, dilatée ou relâchée, qui laisse échapper la partie contenue. Nous avons dit , chapitre premier , que les solides sont subordonnés aux fluides. Personne ne peut élever de doute contre cette vérité ; car c'est d'après une dépravation quelconque des humeurs qu'il y a des hernies , et tous autres désordres dans les solides.

Dans l'état de santé , qui admet l'état de saincté des fluides, les sucs nourriciers alimentent et corroborent toutes les parties qui composent le corps des solides. Quand au contraire les humeurs sont corrompues , lorsque le sang est surchargé de la *fluxion* qu'elles produisent, les chairs, les tégumens, et toutes parties contenantes, qui sont ces mêmes solides, ne sont plus alimentées que d'un fluide débilitant et relâchant. L'équilibre entre elles et les parties contenues est détruit; la force qui retient est alors au-dessus de sa surcharge, et la hernie se déclare. Si dans cette circonstance le malade a fait quelque mouvement extraordinaire, ou s'il a été passible de l'action de quelque cause externe, on attribue à l'un comme à l'autre la cause de la hernie. On ne semble pas faire attention que souvent ce même malade a fait d'autres exercices autrement pénibles, et qu'il ne lui est survenu aucun déplacement. On ne fait pas attention non plus que, dans un pareil cas, l'action de la cause externe ou accidentelle, n'aurait eu aucune suite sans l'adjonction de la cause humorale.

Dès l'apparition d'une hernie, soit qu'elle soit complète, *soit* qu'elle ne soit que commencée, il faut la réduire et la contenir d'après les procédés d'usage, car si l'on diffère de porter ce secours, la réduction pourra devenir difficile par la suite. Dans ce cas, la purgation, activée selon que le prescrit l'article 3, pour favoriser la réduction, est préférable sans doute aux saignées, aux sangsues que l'on emploie dans ce cas.

La réduction étant achevée, et la hernie bien maintenue, on pratique l'évacuation des humeurs d'après l'art. 4 de l'ordre du traitement, avec le purgatif, seul autant qu'il se peut ; ou si le vomi-purgatif est indispensable, c'est à une faible dose qu'il doit être employé pour qu'il opère doucement. Si le sujet est déjà avancé en âge, ou s'il est, quant à ses humeurs, dans un état de dépravation chronique, la cure peut être difficile. Mais plusieurs exemples de succès font rejeter toute crainte d'incurabilité, et laissent l'espérance de guérison. Lorsque le malade est bien assuré de sa guérison, il quitte le bandage.

Dans les hernies sont comprises la descente de matrice et la chute de vagin. Le pessaire est, comme le

bandage, un palliatif qui a besoin d'être secondé par
la même purgation. La chute de l'intestin rectum
ou de l'anus, n'a non plus d'autre cause que la dépravation chronique des humeurs. On emploie ordinairement des astrigens, une décoction de roses dites
de Provins dans de gros vin rouge, ce qui n'est pas
sans mérite. Ces trois sortes d'affections sont, comme
les hernies, l'effet du relâchement des attaches ou
ligamens, et il est produit par la même *cause* ; généralement il est difficile d'y remédier, mais il y a des
exceptions, et la purgation en a souvent triomphé.

JAUNISSE OU ICTÈRE.

Cette maladie est efficacement traitée par l'évacuation de la bile dont la circulation est inondée et les
cavités remplies ; la purgation est sans doute préférable à tous ces breuvages qui ne peuvent au plus
que la tempérer ; mais elle est plus ou moins corrompue, conséquemment il est préférable de la faire sortir du corps. Il faut se conduire d'après l'art. 2 de
l'ordre du traitement, et au besoin d'après le quatrième ; le vomi-purgatif y est généralement nécessaire, ainsi qu'il est indiqué dans les affections des
premières voies.

EMBONPOINT FACTICE, PLÉTHORE.

L'embonpoint est souvent confondu avec ce qui
n'est véritablement qu'une plénitude humorale.
L'embonpoint est chose naturelle et ne fait point
souffrir ; la plénitude, au contraire, incommode : la
cacochymie, maladie plus grave, en peut être la suite.
Contre ces deux affections, il faut user de la purgation, autant qu'il en est nécessaire pour détruire la
cause des souffrances ; l'article 4 de l'ordre du trai-

tement doit être suivi, car cette affection est toujours un résultat de la dépravation chronique des
humeurs. Il faut renouveler ces matières autant que
la constitution du sujet peut permettre d'y parvenir.

L'état pléthorique est presque toujours attribué à
une surabondance de sang : c'est une méprise. Si on
est tombé dans cette grave erreur, et dans beaucoup
d'autres du même genre, c'est parce qu'on n'a point
reconnu la présence de la sérosité humorale qui
surabonde dans les vaisseaux. On doit concevoir que
l'évacuation de la *fluxion* est le seul moyen qui remé-
die à cette maladie; il faut la pratiquer avec le pur-
tif, d'après l'art. 4 de l'ordre du traitement.

CONSOMPTION, MARASME, etc.

L'atrophie, le marasme, la consomption, la phthi-
sie, sont autant de dénominations d'un état de maigreur, qui est toujours causé par une dépravation
chronique humorale, à laquelle ont pu se joindre les
effets nuisibles de la diète, ceux des pertes sanguines,
ceux des bains, dans les cas que nous les proscri-
vons, et ceux résultant de l'usage des préparations
mercurielles, du quinquina, par suite d'antécédentes
affections que ces malades ont éprouvées. C'est par
leur chaleur brûlante que les humeurs corrompues
minent, consument, dessèchent l'individu, ainsi
qu'elles lui font éprouver les souffrances qu'il endure
dans cet état.

Lorsqu'on n'a point à redouter de lésion à l'intérieur, et quand le sujet n'est ni trop âgé, ni trop dé-
crépi, on peut espérer de changer cette situation.
Il faut qu'il évacue suivant l'article 4 de l'ordre du
traitement, et qu'il use de bons alimens propres à le

fortifier. On a vu , dans cet état , nombre de malades recouvrer une santé parfaite.

CHAPITRE XIII.

Maladies dites de la tête.

La tête est le chef renfermant le cerveau et nombre de parties organisées pour exécuter différentes fonctions vitales et animales, et où se reportent toutes les affections morales. La tête a aussi ses maladies physiques, tels les étourdissemens et plusieurs autres affections de différens genres, tant dans son intérieur qu'à ses parties externes. La *cause* de ses maladies , quelles qu'elles soient, c'est la sérosité humorale que lui apportent les artères carotides , de la même manière que ces vaisseaux lui distribuent les sucs nourriciers, base de la substance, du jeu et de l'action de toutes les parties qui constituent le chef du corps humain.

CÉPHALALGIE.

La *sérosité*, parvenue au crâne, et y étant déposée ou arrêtée, fait ressentir une douleur très-aiguë , à laquelle on a donné le nom de céphalalgie; cette douleur est accompagnée de fièvre, et quelquefois d'un abattement général.

L'ordre du traitement doit être réglé d'après l'article 3 , si la violence de la douleur le commande ; autrement, d'après l'article 2. Le vomi-purgatif et le purgatif sont nécessaires alternativement dans le commencement de ce traitement ; et vers la fin, le purgatif seul peut être suffisant.

MIGRAINE.

Lorsque la *fluxion* n'occupe qu'un côté de la tête,

la douleur prend le nom de migraine; elle est souvent périodique, ainsi qu'elle est chronique dans beaucoup de malades. Elle ne diffère des autres douleurs dites rhumatismales, que par le nom ou le siége qu'elle occupe.

Si cette douleur est récente, elle peut être détruite en suivant l'article 2 de l'ordre du traitement; si elle est chronique, il faudra se conduire d'après l'art. 4; et dans un cas comme dans l'autre, le vomi-purgatif et le purgatif sont nécessaires alternativement, au moins au commencement du traitement; on l'achève comme il se pratique généralement, avec le purgatif seul.

ALIÉNATION MENTALE, FOLIE.

La folie est un mouvement déréglé des esprits animaux, comme la fièvre est un mouvement déréglé du sang. La *cause* de la folie ne diffère point de la cause générale des maladies; elle dérive également de la dépravation des humeurs renfermées dans les cavités. La *sérosité* qui émane de ces matières, est toujours, dans cette maladie, extrêmement âcre; elle se mêle parmi les esprits animaux, comme elle s'est filtrée avec le sang, quand elle cause la fièvre. Elle trouble le cours régulier de ces mêmes esprits, ainsi que pour faire éprouver la fièvre elle dérange le mouvement naturel du sang. Elle agit sur le cerveau et les organes de la circulation des esprits, comme elle durcit les valvules, les tuniques et les parois des vaisseaux sanguins pour produire l'engorgement. Comme la fièvre, la folie a ses accès, ses intermittences, sa continuité, ses périodes; elle est plus ou moins caractérisée d'après la malignité de la *sérosité* qui la fait éprouver, et selon toutefois l'influence des affections morales dont il est parlé chapitre III.

Il est nombre de situations qui participent de l'état de l'esprit aliéné, qui quelquefois précèdent la folie, ou lui succèdent. Le vertige, l'hypocondrie, la frénésie, la manie et les aberrations en général sont de ce nombre. Ces affections ont la même *cause* que la folie; mais cette cause est autrement fixée que dans cette maladie, et c'est pour cela qu'elles sont diversement caractérisées. Traitées ainsi que la folie dès leur apparition, dans un sujet bien constitué, elles peuvent être détruites comme une autre maladie, par l'évacuation de leur cause matérielle, pratiquée avec le vomi-purgatif et le purgatif, alternativement au commencement du traitement et jusqu'à l'affaiblissement notable de leur caractère. Contre la folie proprement dite, et lorsque l'attaque en est récente, l'application de l'article 3 présente plus de chance d'une prompte réussite que la marche tracée par l'article 2, pour les cas les plus ordinaires. Dans la suite de ce même traitement, on doit se conformer à l'article 4, parce que ces dérangemens d'esprit sont presque toujours le produit de la dépravation plus ou mois chronique des humeurs, et il en doit être de même, par l'article 4, quand la maladie se présente au traitement avec quelqu'ancienneté d'existence. Les emplâtres vésicatoires ne peuvent produire qu'un bon effet dans ce cas, pour faire diversion à la *fluxion* fixée au cerveau.

Un être qui a perdu l'esprit n'est pas facile à traiter; il faut souvent user de force et de violence pour le contenir, et pour lui faire prendre les remèdes qui lui sont nécessaires. Une vive affection morale, ainsi que nous en avons parlé, chapitre III, pourrait être un puissant obstacle à la guérison de ces malades. Ils ont à cet égard un pressant besoin d'être secourus par des actes de bienveillance, et peut-être aussi de bienfaisance, et enfin par tout ce que l'amour de l'humanité peut inspirer aux cœurs bons et généreux.

Les moyens dont on use ordinairement sont, comme on le sait, les saignées, les sangsues, les douches, les bains, *les topiques*, et toutes choses qui, comme on ne l'éprouve malheureusement que trop, sont ou dangereuses, ou au moins insuffisantes. La perte du sang et l'usage prolongé des bains ne sont pas, pour ces sortes de malades, le moindre des fléaux ; ils peuvent établir l'absolue incurabilité de la maladie, ou au moins la rendre très-difficile à détruire, à l'égard des malades auxquels on voudrait dans la suite administrer notre Méthode de traitement, parce que ces procédés fixent irrévocablement, sur les organes de la circulation des esprits, sur le cerveau et ses membranes, la *sérosité* qui les désorganise trop souvent pour toujours. Si la saignée a paru modérer les accès de la folie, c'est par un effet semblable à celui que peut produire l'effusion du sang dans tous les autres cas où elle est pratiquée : c'est, enfin, parce qu'une portion de la *sérosité* est évacuée avec le sang. Mais ce procédé, destructeur en tout temps de la cause motrice de la vie, est d'ailleurs bien insuffisant pour tarir la source de la fluxion désorganisatrice de l'intelligence humaine.

APOPLEXIE.

Le caractère de l'apoplexie est la privation des sens

et des mouvemens volontaires. On est dans l'usage de la diviser en séreuse, et en sanguine ou coup-de-sang. La première est déjà reconnue humorale; la seconde est, dit-on, causee par le sang. C'est une erreur de croire que le sang entrave quelquefois lui-même son mouvement. La loi générale de la circulation n'est-elle pas toujours fixe et invariable?... L'eau dans la rivière gêne-t-elle elle même son cours naturel?...... Ne voit-on pas distinctement la cause spéciale de cette gêne?..... Ne sont-ce pas des corps étrangers, tels que des terres, des sables, des immondices quelconques, si ce n'est pas le travail des hommes, qui ont détourné le cours de l'eau, quand il est troublé dans sa marche?... Il ne peut rester de doute, si l'on veut réfléchir que c'est faute d'avoir reconnu la nature de la sérosité humorale et sa présence dans les vaisseaux, qu'on a cru à la possibilité que le sang pût se gêner lui-même, ainsi qu'on a admis la pléthore sanguine, qui ne peut pas exister. On ne peut persister dans cette erreur sans admettre, contre toute raison, des effets sans cause pour les produire.

Ces deux espèces de maladies peuvent être détruites par l'évacuation de la *cause* qui les produit : évacuation pratiquée par le vomi-purgatif et le purgatif alternativement, s'il s'agit de la première, dite séreuse; et avec le purgatif seul, dans l'apoplexie rouge, dite sanguine. Dans le cas des deux maladies, c'est d'après l'art. 3 de l'ordre du traitement, et très activé, qu'il faut se conduire au moment de l'attaque, usant de lavemens purgatifs en même temps; et par la suite d'après le 4e, par la raison que ces maladies sont toujours l'effet d'une dépravation chronique des humeurs. Les emplâtres vesicatoires, appliqués au moment de l'attaque, peuvent produire un bon effet dans la suite; mais si on les appose, ce doit toujours être sans négliger ni suspendre la purgation, jusqu'à ce que le malade soit hors de danger.

Dans l'apoplexie rouge on doit débuter par le purgatif, parce que, ordinairement, les sujets sont très-replets; et pour ceux-là, il est toujours utile de faire du vide par les voies basses, avant de leur donner la commotion vomi-purgative, sauf cependant à employer plus tard le vomi-purgatif, quand le besoin en sera indiqué. Pourtant il est des cas où cet évacuant est tellement nécessaire qu'on ne peut faire autrement que de se conduire comme pour l'apoplexie blanche, parce qu'il y a une telle plénitude d'estomac que, si on ne la diminuait point par un vomi-purgatif d'abord, le purgatif ne passerait pas dans les voies basses, et serait rejeté par les voies supérieures.

LÉTHARGIE.

Cette affection absorbe si fortement le malade, qu'on le croit privé de la vie. Cet état ne peut avoir d'autre cause que la masse des humeurs corrompues, ou leur *sérosité* qui absorbe les esprits en comprimant ou troublant fortement le système propre de leur circulation. Si la Nature a assez de force, si le sang peut écarter la matière qui tend à arrêter son cours, et si les esprits animaux peuvent encore se dégager de ce qui leur fait obstacle, le malade revient à la vie, même sans le secours de l'art. Mais si la Nature était utilement secondée par des évacuations propres à dégager la circulation, la vie du malade en serait efficacement protégée.

Le vomi-purgatif et le purgatif, alternativement, sont nécessaires, d'après l'article 3 de l'ordre du traitement, sauf, après soulagement, à suivre le quatrième. Les emplâtres vésicatoires ne doivent point être négligés non plus qu'aucun des moyens qui peuvent évacuer, n'importe par quelles voies, ou qui au moins sont susceptibles de produire une utile diversion.

PARALYSIE.

La paralysie est caractérisée par la perte du mouvement, et quelquefois celle du sentiment. Elle peut être générale, ou particulière; dans ce dernier cas, c'est ce qu'on est convenu d'appeler hémiplégie. La paralysie succède parfois à l'apoplexie et alors elle est réputée plus difficile à détruire. Cette maladie est toujours le produit d'une dépravation chronique des humeurs. L'âge avancé est un obstacle plus ou moins insurmontable pour la guérison du malade.

Dans tous les cas, il faut pour obtenir, sinon la gnérison, au moins l'espérance de guérir, brusquer l'évacuation en commençant le traitement d'après l'artice 3, et le suivre d'après le quatrième. Le vomi-purgatif y est nécessaire et il le devient davantage si l'affection est portée à l'une des parties supérieures du corps.

ÉPILEPSIE.

On a disserté longuement et long-temps sur cette maladie. Toujours les causes occasionelles, ou les affections morales ont été mises seules en avant. Les systèmes les plus hasardés ont vu le jour, et ont été mis en pratique; mais jamais, dans les scientifiques dissertations qui ont été faites sur ce sujet, un seul mot n'a été dit sur la cause humorale, qui, pourtant, mérite le plus d'attention. Nous entreprendrons avec confiance de combler le vide ; ou au moins de jetter un jour lumineux sur ce point important. C'est avec des faits de pratique que nous nous proposons de réduire à sa juste valeur tout l'effet de ces impressions qu'on appelle causes, et dont le moral d'un individu peut être passible pendant la durée de sa vie.

Deux hommes affligés de cette maladie, et qui ont été guéris par les moyens indiqués dans notre Méthode, nous fournissent chacun leur part dans le récit qu'on va lire.

Le premier était un jeune homme. Cet heureux degré de la vie l'avait peut-être rendu plus sensible à la mort d'une jeune demoiselle d'à peu près son âge qui avait été élevée dans le même hameau que lui. Cette mort fut annoncée à ce jeune homme d'une manière à le surprendre comme à l'affecter beaucoup. Cette jeune personne était atteinte de l'épilepsie, et sa mort est arrivée à la suite des progrès de cette maladie. Peu de temps après en avoir appris la nouvelle, le jeune homme eut la première attaque d'épilepsie, qui fut bientôt suivie d'une seconde ; et ainsi successivement pendant plusieurs mois, au bout desquels, n'espérant plus rien des traitemens ordinaires, il eut recours à notre Méthode. Nous pourrions le citer comme un modèle de courage et de résolution, qui sont si nécessaires à quiconque entreprend de se délivrer d'une maladie grave et invétérée. (Voir le n. 131 des faits de pratique.)

Mais, ô funestes effets de l'empire du respect humain, et de l'erreur qui ne lâche prise que difficilement, ce malheureux jeune homme, guéri depuis environ quatre ans, s'étant trouvé pris, en travaillant

à la terre, d'une transition de la chaleur à la froidure, en a éprouvé une maladie contre laquelle, à la
sollicitation de ses parens qui ne virent pas le danger,
on appela les moyens ordinaires, et il n'est plus !

Le second malade, nommé Manceau, marchand
de veaux, dans les environs de Houdan, était un
homme d'un âge mûr. Les affaires de son commerce
le conduisirent dans une maison pour faire un achat.
L'objet qui était à vendre lui fut montré par une
domestique qu'il ignorait être attaquée d'épilepsie :
elle en eut en sa présence un accès. Seul avec elle,
il lui donna les secours ou les soins qu'il put. Il fut
peiné de la situation de cette malheureuse, et il en
éprouva une certaine frayeur. Dans la même semaine
il tomba du premier accès, et la maladie se caracté-
risa par des chutes subséquentes. Un de ses amis, le
sieur Bréchot, marchand de veaux pour l'approvi-
sionnement de Paris, au même lieu de Houdan,
qui devait le rétablissement de sa santé au traitement de notre Méthode, à l'occasion d'une maladie
également chronique et grave, lui fit reconnaître
l'urgence d'abandonner les traitemens inutiles dont
il était l'objet depuis déjà quelque temps, et de leur
préférer celui de la *Médecine curative*, avant que
la maladie ne fût plus invétérée. Le malade céda aux
conseils de son ami, et parce qu'il n'avait point essuyé les traitemens dommageables que nous signalons, il fut assez promptement guéri ; au moins, il
ne fut pas désespéré de nous-même, ainsi que nous
désespérâmes du premier, et n'eut pas besoin, comme
celui-ci, de faire un appel à l'héroïque courage, ce
courage que déploie un homme vaillant et intrépide,
qui a adopté la devise des braves : Vaincre la ma-

ladie, ou succomber sous ces traits, tout en la combattant.

Portée au cerveau, sur là dure-mère, la *sérosité* humorale peut causer des accès d'épilepsie, ou faire ce qu'on appelle tomber du haut-mal ou mal caduc. Pour causer cette maladie, la *fluxion* émane de la bile noire, qui est la couleur des humeurs lorsqu'elles sont très-corrompues. Le sang l'envoie au cerveau par les artères carotides ; il la rassemble goutte à goutte dans un sac membraneux, appelé kiste, qui s'est formé au-dessus de la dure-mère. Lorsque ce petit sac, qui n'en peut contenir qu'une certaine quantité, est rempli, le mouvement des artères et l'action de la membrane nerveuse, irritée sans doute par l'acrimonie de la matière, le forcent à se vider ; il se fait en conséquence un épanchement de la *fluxion* sur les meninges, le long de la moelle allongée, sur les nerfs, et par l'action inhérente à sa nature et relativement à leur éminent degré de sensibilité, elle les met dans cet état de contraction qui forme le caractère de cette affreuse maladie.

La *sérosité*, pendant le paroxisme ou accès, dérange le cours des esprits, prive de connaissance le malade et le fait tomber. Les nerfs, fortement attaqués, impriment aux muscles une action tellement violente que les yeux en sont retournés et les membres secoués d'une vive force. Les dents se serrent si précipitamment que souvent la langue se trouve coupée par suite du mouvement convulsif de la mâchoire. La bouche rend une matière écumeuse. La *fluxion*, dans ce cas, découle de la tête dans l'estomac ; quelquefois on l'entend descendre ; presque toujours le malade semble avaler à pleine gorge, comme s'il buvait de l'eau en abondance. Par son volume elle pèse sur ce viscère et sur les artères principales, qu'elle comprime, ainsi qu'elle ralentit le mouvement des fluides, et c'est pour cela que le malade s'endort en ce moment. Réveillé, il ne se souvient pas de ce qui lui est arrivé; il est étourdi; ses esprits ne sont pas rassurés; il ne sait ni ce qu'il dit, ni ce qu'il fait : au moins cette remarque est générale.

Il y a du plus ou du moins dans cette maladie, comme dans toutes les autres. Il est des malades qui ont des accès infiniment plus violens que d'autres personnes attaquées de la même maladie. Quelques-uns jettent un cri en tombant; d'autres sentent assez l'approche de l'accès pour avoir le temps de se coucher; plusieurs se souviennent de tout et continuent d'entendre; d'autres n'entendent rien et ne conservent aucun souvenir. Les accès sont plus ou moins longs ou fréquens, selon la malignité de la *fluxion*, et le degré de corruption des humeurs qui l'ont formée, et d'après l'ancienneté de l'infirmité. On a vu des malades éprouver les accès nombre de fois dans un jour : ce n'est pas un signe favorable, néanmoins plusieurs en ont triomphé.

Cette maladie doit être attaquée d'après l'article 4 de l'ordre du traitement, quand même elle serait récente ou au premier accès, parce qu'elle est toujours une suite de la dépravation chronique des humeurs. Le vomi-purgatif, par lequel le traitement doit être commencé, sera au moins répété une fois contre quatre ou cinq doses de purgatif; mais il n'est pas nuisible qu'il soit alterné pendant assez long-temps avec le purgatif, si nulle raison ne s'y oppose.

Cette maladie, qu'on peut regarder comme une des plus tenaces et des plus opiniâtres, ne peut être considérée comme radicalement détruite, par la raison que ses accès ne se montrent plus dans leurs périodes ordinaires, ou parce qu'il s'est écoulé un certain laps de temps sans que les accidens se soient manifestés. Le malade doit être long-temps sur la défiance, et ne pas craindre de trop réitérer les évacuations de distance en distance, lors même qu'il se croit guéri.

MOUVEMENS CONVULSIFS, TREMBLEMENS.

Épanchée sur les nerfs ou sur les membranes nerveuses, la *fluxion* peut faire éprouver, soit périodiquement, soit continuellement, des mouvemens involontaires, en toutes les parties du corps, selon la distribution de cette matière, et le degré de sensibilité de ces parties.

Ces affections étant la conséquence de la dépravation chronique des humeurs, leur cessation ne peut avoir lieu qu'après l'évacuation de ces matières ; évacuation qu'il faut pratiquer d'après l'article 4 de l'ordre du traitement. Ce qui a été dit des maladies nerveuses et des convulsions, ainsi que de l'épilepsie, s'applique incontestablement, en plus ou en moins, à ce genre d'affection.

AFFECTIONS DES OREILLES.

Portée dans l'intérieur des oreilles, distribuée sur les différens organes de l'ouïe, la *sérosité* peut causer les bruits, tintemens et sifflemens qui affectent ces mêmes organes, et produire aussi la surdité. Quelquefois il se forme un dépôt dans ces parties, et la suppuration peut en être la suite.

Ces différentes affections, et la surdité non con-
sommée par la paralysie du nerf acoustique, peuvent
être détruites par l'usage des deux évacuans, pris
alternativement dans le commencement du traitement et d'après l'article 2, pour un cas récent; d'a-
près l'article 4, s'il est chronique; et s'il y a douleur
aiguë, d'après l'article 3.

AFFECTION DES YEUX.

Rassemblée sur l'organe de la vue, la *fluxion* fait
éprouver les différentes maladies des yeux, telles
que l'inflammation et le collement des paupières,
leur renversement, le sarcôme, le larmoiement,
l'ophtalmie sèche et humide, les taches qui obscur-
cissent la cornée, les taies, la cataracte ou l'opacité
du cristalin, la goutte-sereine, qui est la perte de
la vue sans vice apparent dans l'œil, et tous les accidens qui arrivent à ces parties, ainsi que ceux qui
peuvent, dans la suite, conduire à la perte partielle
ou totale de la vue.

La saignée ou les sangsues sont ordinairement
mises en usage, sans être plus salutaires et sans
moins fixer l'humeur sur la partie affectée, dans ce
cas, que dans tous les autres où on les emploie.
Quant aux topiques et aux opérations dont on use
ordinairement contre toutes les maladies des yeux,
ils ne peuvent produire sûrement de bons effets sans
le secours des moyens capables d'évacuer la cause
matérielle qui fait éprouver la douleur ou l'accident.

Toutes les affections qui menacent de la perte de
la vue exigent, eu égard à leur violence ou à la délicatesse des organes qui sont attaqués, des évacua-

tions d'après l'article 3 de l'ordre du traitement. On ne peut trop s'empresser d'agir pour sauver la vue; deux doses de vomi-purgatif contre une de purgatif, sont dans ce cas généralement indiquées. Cet ordre d'évacuations ne peut être interrompu sans risque de paralysie du nerf optique, et sans le danger de voir bientôt la maladie devenir incurable. Dans les autres cas, on suit celui des articles qui peut leur être applicable. Si on emploie l'emplâtre vésicatoire, souvent indiqué contre les affections des yeux, il ne faut pas pour cela ralentir la purgation; il ne faut pas non plus, autant que possible, négliger le vomi-purgatif, qui convient toujours contre ces sortes de maladies.

AFFECTIONS DE LA BOUCHE.

Répandue dans la bouche ou ses adhérences, la *sérosité* peut, par sa chaleur ou sa corrosion, causer des aphtes, affecter les gencives, les ulcérer, les ronger, déchausser les dents, produire le caractère ou les symptômes du scorbut; c'est aussi à sa présence que sont dues la tuméfaction et autres affections de la langue, le renversement de la luette, les différens gonflemens que l'on remarque, etc., etc.

Toutes les affections de la bouche et de ses parties adhérentes peuvent être détruites par la purgation suffisamment réitérée, d'après l'article 2 de l'ordre du traitement, pour les cas récens, et d'après le 4e, s'ils sont chroniques, ou si leur manifestation est la conséquence ou le produit d'un vice de dépravation anciennement existant. L'emploi du vomi-purgatif est généralement recommandé.

DOULEURS DES DENTS.

Ce n'est souvent qu'une faible portion de la *séro-*

sité, ou une seule goutte d'eau brûlante, qui cause le mal de dents, lorsque le sang l'a déposée sur la membrane nommée périoste qui revêt la base de ce corps osseux. La sensibilité de cette membrane, et la corrosion que la *sérosité* exerce sur elle, font que les douleurs sont souvent si vives qu'elles en sont insupportables. La *cause* du mal de dents est la même que celle de toutes les affections douloureuses, et presque toujours ce mal est le signe avant-coureur d'une maladie plus grave. Par la seule raison que cette même humeur peut se porter sur toutes les parties du corps, soit qu'elle se soit déplacée, soit qu'elle se soit partagée, il est sensible que si l'on use d'assez de prévoyance pour évacuer l'humeur qui fait souffrir aux dents, outre qu'on se délivrera d'une douleur souvent cruelle, on évitera les accidens, même funestes, dont on peut être menacé d'ailleurs.

Il est en quelque sorte impossible d'avoir mal aux dents, puisqu'elles ne sont presque point sensibles. Cette vérité est tellement évidente, que la *fluxion* rassemblée dans la partie spongieuse des dents, les carie, les pourrit et les fait tomber par morceaux, souvent sans que l'individu y ait ressenti aucune douleur.

Si la *fluxion* s'épanche dans la joue, cette partie devient enflée, la douleur est alors moindre, et quelquefois on ne la ressent point du tout, parce que la cause de la douleur a changé de siége.

Il n'est pas moins déraisonnable d'arracher une bonne dent, qu'il serait absurde de couper un bras ou une jambe, par cela seul qu'il y serait survenu une douleur. Chacun a besoin de dents pour broyer les alimens; on sait aussi que dans une bouche sans dents, la langue articule difficilement; du reste, les dents sont l'ornement de la bouche, contribuant souvent à la beauté du visage.

L'extirpation des dents ne tarit point la source de la *fluxion*; le sang peut fixer le séjour de celle-ci aux places que les autres occupaient, ou la déposer sur la dent voisine; il arrive que la *fluxion* s'épanche sur toute la mâchoire, tellement qu'on ne peut plus distinguer laquelle de toutes les dents est la plus affectée. Les dents gâtées sont les seules qu'il soit convenable d'extirper. Cependant on remarque des personnes qui ont été fort sujettes aux maux de dents, et qui, ayant eu soin de se purger à propos, gardent depuis long-temps des dents attaquées de la carie, sans qu'elle ait fait de progrès sensibles; et ces dents leur servent, à peu de chose près, comme si elles étaient bonnes.

On use de différens topiques qui soulagent, s'ils changent la *fluxion* de place, ou s'ils l'amortissent; mais pourquoi s'arrêter à de vains palliatifs, quand un moyen curatif de ce genre de mal, et préservatif de maux plus dangereux, se présente pour les remplacer?....

C'est la violence de la douleur aux dents qui détermine d'après quel article de l'ordre du traitement les humeurs doivent être évacuées, et l'on doit suivre celui qu'on croit propre à procurer le plus prompt soulagement. On distingue, pour le traitement, la personne qui depuis long-temps est sujette au mal de dents, de celle qui en est attaquée récemment; l'article 2 pour celle-ci, et l'article 4 pour l'autre, sont indiqués. L'article 3 est applicable, lorsque, d'après les autres, le malade n'est point assez promptement soulagé. Le vomi-purgatif est nécessaire, et on le répète plus fréquemment, si le purgatif ne soulage pas avec assez de promptitude.

POLYPE.

Le polype est une affection qui peut venir en différentes parties du corps; mais le canal nazal en est le plus souvent attaqué. C'est une excroissance charnue qui, pour le polype du nez, naît à la base de la membrane pituitaire, et descend vers la cloison du nez; il varie dans son caractère, eu égard à la malignité de l'humeur, et au siége qu'il occupe. L'extirpation du polype est le remède usité; mais ce procédé peut être insuffisant si la source de la matière qui a formé le polype n'est pas tarie, parce qu'il pourra s'en reproduire un autre; ou bien la plaie résultant de l'opération ne se guérira peut-être point.

C'est d'après l'article 4 de l'ordre du traitement qu'il faut évacuer, c'est-à-dire pendant quelques semaines auparavant l'opération, qu'il ne faut faire toutefois que lorsque le malade se porte bien, quant au libre exercice des fonctions naturelles. L'opération faite, le malade reprendra l'évacuation d'après le même article, jusqu'à cicatrisation de la plaie et un parfait rétablissement de santé. Le vomi-purgatif doit être employé quelquefois, c'est-à-dire autant qu'il est réclamé par les indications qui en déterminent ordinairement l'usage.

VISAGE COUPEROSÉ, GOUTTE-ROSE.

Epanchée dans les vaisseaux du visage, parce que le sang a été gêné dans son mouvement, en cette partie de la circulation, la *sérosité* est la cause de cette rougeur accompagnée de bourgeons, boutons ou pustules, qui caractérisent la goutte-rose, ou le visage couperosé.

Le vomi-purgatif est nécessaire quelquefois ; le purgatif doit être employé d'après l'article 4 de l'ordre du traitement, vu que cette affection est toujours le résultat d'une dépravation chronique des humeurs.

ESQUINANCIE OU ANGINE.

Rassemblée en cette partie de la bouche appelée le gosier, la *fluxion* peut, par sa chaleur ardente, produire l'inflammation du pharynx, du larynx, de l'œsophage, de la trachée-artère, et de toutes autres parties adhérentes : ainsi se caractérise l'angine ou l'esquinancie. Cette maladie, traitée par la Méthode ordinaire, peut être suivie de tout accident grave, même de gangrène, en raison du plus ou du moins de dépravation des humeurs, que les moyens usuels n'évacuent pas.

Si cette maladie a eu le temps de prendre un caractère sérieux, elle doit être traitée d'après l'article 3 de l'ordre du traitement, jusqu'à ce qu'elle ait perdu ce caractère. On la traite ensuite d'après l'article 2, lequel suffit quand elle a encore de la bénignité, ou qu'elle en a repris. Dans tous les cas il faut commencer par le vomi-purgatif, et le répéter alternativement avec le purgatif, autant qu'il en est besoin pour dégager le gosier en général ; alors on administre le purgatif seul, selon que le siége primitif de la maladie est débarrassé.

CHAPITRE XIV.

Maladies dites des extrémités.

DOULEURS RHUMATISMALES.

Un état de souffrance qui se fait souvent ressentir sans fièvre ni perte d'appétit, ou sans dérangement dans les fonctions naturelles, est ordinairement désigné sous le nom générique de douleurs. Ces affections sont très-communes, et généralement répandues. Il est des climats et des contrées qui en occasionent plus que d'autres ; mais nulle part ces affections ne diffèrent par la cause efficiente ou interne qui les fait ressentir. On désigne les douleurs par leur caractère ; elles sont ou ambulantes, périodiques ou fixées. On les distingue par les noms qu'on est convenu de leur donner.

Le caractère de la douleur ambulante se reconnaît en ce qu'elle change souvent de place, c'est-à-dire lorsque la *sérosité*, qui ne s'est pas encore arrêtée, ne fait en quelque sorte qu'effleurer les parties ; elle se porte tantôt dans une jambe, une cuisse, une épaule, dans un bras, au cou (torticolis), et successivement dans toutes les parties charnues du corps. On est convenu de donner à cette douleur le nom de rhumatisme.

La douleur périodique est celle qui, après avoir cessé de se faire ressentir, ne se renouvelle qu'à des époques indéterminées, et qui, lorsqu'elle se reproduit, se porte indistinctement, ou sur la même partie, ou sur une autre qu'elle n'a point encore affectée.

La douleur fixe ou continue provient incontestablement de ce que la matière qui a produit antécé-
demment, ou une légère douleur, ou des douleurs
ambulantes ou périodiques, n'a point été évacuée en
temps utile. Par les effets progressifs de la dépravation des humeurs, il s'est formé une plus grande
quantité de *sérosité*, ainsi qu'elle a augmenté en
principes acrimonieux ou mordicans, de sorte que le
sang s'est trouvé forcé de la déposer et de la fixer.

Les praticiens, qui n'ont point encore reconnu la
cause des maladies, consultés sur ces genres d'infirmités, se croient souvent quittes envers leurs
malades, lorsqu'ils leur ont répondu *qu'il n'y a
rien à faire*. Cette réponse leur est suggérée par
l'état extérieur, où souvent on ne voit ni gonflement,
ni tumeur, ni inflammation. Ce défaut d'expérience
compromet la santé des malades, en ne les délivrant
point de leurs souffrances.

On croit avoir résolu la difficulté, lorsqu'on s'est
servi du mot vague de *fraîcheur*, mot qui n'exprime
rien, ou, tout au plus, il n'indique qu'une cause
occasionelle. Que d'erreurs à la suite l'une de l'autre, et qu'on ne doit attribuer qu'au défaut de connaissance de la véritable *cause* des douleurs et des
maladies en général, quelle que soit leur dénomination. A défaut de bonnes raisons on en donne de
mauvaises. Ainsi il n'est rien de plus commun que
d'entendre attribuer aux variations de l'atmosphère
la cause des douleurs, et, par suite de ce futile
raisonnement, les pauvres malades sont renvoyés à
la belle saison, qui trop souvent ne peut rien contre
leurs souffrances. Les observations les plus minu-
tieuses sur l'espèce et la quantité des alimens ne

tiennent pas la dernière place , et sont réputées être
d'un grand poids. Il n'est pas jusqu'aux phases de
la lune dont on ne tire profit auprès d'un malade
plein de docilité et de confiance. Tout est *cause* à
ce que l'on croit, et l'on se tait sur la véritable, à
laquelle l'être qui souffre est bien loin de songer.
C'est ainsi qu'on se complaît à confondre les causes
occasionelles avec la cause efficiente , ou la cause
propre et véritable.

Il n'est personne qui ne connaisse les variations
qui ont lieu dans le tube ou tuyau d'un baromètre, à
l'approche de la pluie ou du beau temps. Ces changemens divers sont l'image de ce qui arrive aux personnes qui attribuent leurs douleurs aux variations
athmosphériques. Il est bien évident que si leur corps
ne contenait pas des matières spécialement propres à
les faire souffrir, elles n'éprouveraient rien d'extraordinaire à l'occasion des changemens de température.
La preuve en est sensible , d'après les observations
que voici : si les changemens de temps , comme tout
ce qui a rapport aux habitudes et à la manière d'être
des individus, pouvaient être assignés comme cause
efficiente, il est physiquement démontré que tous
subiraient les effets de la même cause dont ils éprouveraient l'inévitable influence. Or , l'expérience
prouve tous les jours le contraire. Il y a donc dans
ces corps souffrans , une matière susceptible de variation , de dilatation ou de condensation ; et voilà
la vraie cause , la cause efficiente , subordonnée à
l'influence des causes occasionelles. La simple raison n'indique-t-elle pas qu'il faut évacuer la première, ou au moins ne faire à la seconde que la part
qui peut lui appartenir.

Dès lors que la matière qui peut faire ressentir les douleurs en général est formée, ces douleurs sont presque toujours ambulantes et périodiques; et il est rare qu'elles débutent par le caractère de fixité; ce n'est que dans la suite qu'elles deviennent continues, ou qu'elles se fixent. Si on en évacuait la *cause* dès sa première manifestation, on éviterait de grands maux pour l'avenir.

En pratiquant l'évacuation de la *cause* des douleurs, dès leurs premières atteintes, on en pourra être délivré, en observant l'article 2 de l'ordre du traitement. Si la douleur est très-violente, on sera plus tôt soulagé et plus promptement guéri en suivant l'article 3, jusqu'à soulagement obtenu. S'il s'agit de douleurs chroniques, on conduit les évacuations d'après l'article 4. Bien entendu que si la douleur est dans un bras, dans une main, aux doigts, ou autres parties dépendantes de la circonscription des premières voies, le vomi-purgatif peut y être nécessaire; souvent même il est indispensable qu'il soit pris au commencement du traitement, alternativement avec le purgatif.

Il est reconnu, par une longue pratique, que toute douleur qui change souvent de place est sans danger pour la vie, en quelque lieu qu'on l'éprouve. Elle change, parce que la matière qui la fait ressentir est ambulante; elle est sans danger, parce que cette matière n'a pas le temps d'endommager la partie sur laquelle elle ne fait pour ainsi dire que passer. Cette douleur est presque toujours aisée à détruire, par la raison que la matière qui la fait éprouver est en mouvement, et comme telle, facile à évacuer.

Mais la douleur qui ne varie plus, et que pour cela on appelle douleur fixe, peut être dangereuse ; elle l'est, notamment si la partie affectée est délicate, parce que le séjour de la *sérosité* peut promptement léser cette même partie, et la détruire. Cette même douleur peut aussi être très-difficile à faire disparaître, vu que la *fluxion* rassemblée ou rejetée par le sang, a beaucoup plus de peine à rentrer dans la circulation qu'avant d'être fixée ; et c'est pour cela qu'elle est toujours plus difficile à évacuer que si la douleur était ambulante.

Dans l'intervalle du temps où l'action de la douleur est suspendue, la *sérosité*, unique cause de cette même douleur, rentre dans les voies générales de la circulation, et se mêle avec la masse des fluides, jusqu'à ce qu'elle s'arrête de rechef pour se fixer sur quelque partie nouvelle. Voilà la cause qui produit l'absence de toute douleur périodique, mais la cause efficiente n'existe pas moins dans l'individu qui en est atteint.

La même pratique nous a fait remarquer que, si pendant l'action des purgatifs, la douleur cesse, ou devient moins aiguë, c'est parce que la cause en est évacuée en tout ou partie, ou qu'elle est au moins déplacée. Lorsque les souffrances cessent de se faire ressentir pendant que les évacuans opèrent la sortie des humeurs, c'est parce qu'ils déplacent la *cause* de la douleur et l'attirent à eux. C'est un signe certain de guérison, qui paraît même prochain ; car cette même *cause* est alors en bonne voie d'évacuation.

Quand après la cessation des effets d'une dose évacuante, les souffrances modérées ou suspendues pendant ces mêmes effets, se reproduisent telles qu'elles étaient primitivement, c'est un signe que la *fluxion*, qui n'est plus maîtrisée par l'action de cette dose, se reporte comme de coutume à la partie affectée. Cette remarque dit explicitement qu'il faut donner suite aux évacuations, c'est-à-dire réitérer la purgation avec autant de célérité que précédemment, et autant de fois qu'il en est nécessaire pour l'entière expulsion de la *cause* de la douleur. Certes, cette même remarque s'applique également à toute espèce de maladie contre laquelle tout malade suit le traitement de cette Méthode.

Il est sensible que si un effet contraire à ce que dessus se produit; si la douleur est plus forte ou la maladie plus grave pendant ou après l'action des doses purgatives, il en faut conclure qu'elles en ont excité la *cause*, et il n'est pas surprenant qu'elles l'exaspèrent, puisque leur action et leur récidive tendantes à l'évacuer, l'ébranlent et la mettent préalablement en mouvement; alors, il faut persévérer le plus long-temps possible dans la purgation avant de la suspendre, pour, après quelques jours de repos, qui aura été reconnu nécessaire au malade, la reprendre à l'effet d'atteindre et expulser cette *cause* de douleur.

On ne peut méconnaître que toutes les maladies ne soient des douleurs de la nature de celles dont on vient de parler, et dont la cause matérielle est toujours la même, soit que la maladie se porte aux extrémités du corps, soit qu'on l'éprouve dans les cavités, car ce qui est souffrance est douleur, et toute maladie fait souffrir.

La source du mal, quel que soit son caractère, soit douleur, soit tumeur, soit ulcère, soit dépôt quelconque, n'est point où l'on ressent ce mal; ce qui fait souffrir est toujours une émanation de l'unique source de tous maux, ainsi que l'une et l'autre sont indiquées dans le chapitre premier de cette Méthode. D'après cette vérité, et l'évidence démontrée que la *cause* des maladies est toute interne, les règles de notre langue devraient permettre qu'on pût dire : *Les êtres animés meurent par dedans, et nul n'est malade, ni ne meurt par dehors.*

Il est donc inutile de traiter seulement par dehors, et en tout cas il faut prendre garde qu'un topique ne produise un mauvais effet, au point de faire tellement épancher l'humeur, qu'on ne puisse plus l'évacuer dans la suite. Les cataplasmes émolliens sont presque toujours dangereux, lorsqu'on ne veut pas amener à suppuration la partie affectée par dépôt, blessure ou autrement, vu qu'ils relâchent souvent trop, et qu'ils peuvent provoquer l'épanchement de la matière, et amener la mortification de cette partie. Des compresses trempées dans un liquide indiqué par le caractère ou le genre de mal, ne présentent pas les mêmes inconvéniens. Il est incontestable que les purgatifs sont les seuls moyens qui existent contre toutes les affections de cause interne et les douleurs en général.

SCIATIQUE.

La douleur sciatique est une douleur fixe. Elle a presque toujours été précédée des douleurs périodiques ou ambulantes dont on vient de parler. Elle est causée par la *fluxion* qui circulait dans les vaisseaux sans prendre le siége, et que le sang a enfin déposée dans les muscles d'une des extrémités inférieures. Cette douleur occupe souvent l'extrémité depuis la hanche jusqu'au bout du pied, où elle cause presque toujours les souffrances les plus difficiles à endurer, et c'est à cause du siége qu'elle occupe, qu'elle porte le nom qui lui a été donné. Les saignées, les sangsues, les bains ordinaires ou spiritueux, ainsi que les topiques, n'en peuvent faire que trop souvent une infirmité incurable.

La goutte sciatique, si elle est très-aiguë, exige la purgation d'après l'article 3 de l'ordre du traitement; autrement on la combat d'après l'article 2. Si elle est chronique, ou si elle succède à de précédentes douleurs, on agit selon l'article 4. Le vomi-purgatif n'est prescrit que quand il y a plénitude dans l'estomac.

CRAMPES.

Portée sur les muscles, ou sur les membranes aponévrotiques, la *sérosité* met ces parties en contraction; elle y produit ce tiraillement qui caractérise les crampes, dont les souffrances sont assez souvent insupportables. Elles ne présentent aucun danger, tant qu'elles ne se manifestent qu'aux extrémités; mais elles peuvent causer des accidens graves, en agissant sur les voies principales de la circulation, car le sang en peut être arrêté. Il est rare que la crampe ne soit pas bientôt suivie d'un accès de douleur quelconque, parce qu'elle en peut être l'avant-coureur, comme elle en a la même *cause*. La crampe est pour ainsi dire toujours une affection passagère et de peu de durée; ce n'est pas toujours non plus pendant qu'elle existe que l'on peut y remédier; il n'y a alors le plus souvent d'autre moyen à employer pour la faire cesser, que de s'agiter, de se donner un mouvement quelconque, poser la partie affectée sur quelque corps froid, le fer par exemple, dont on s'est, dit-on, bien trouvé.

Les personnes sujettes aux crampes, feront bien de se purger amplement, d'après l'article 4 de l'ordre du traitement, soit que cette affection se porte uniquement aux extrémités, soit qu'elle se manifeste intérieurement, et ce dernier cas ne repousse point la purgation au moment même de l'attaque. Le vomi-purgatif n'est nécessaire que contre la plénitude de l'estomac.

GOUTTE.

Cette maladie, selon le sage sentiment des anciens, tira sa dénomination d'une goutte de fluide qu'ils ont reconnue en être la cause intrinsèque. Cette affection, qui passe pour incurable, ne l'est pas à l'égard de tous les individus qui en sont attaqués ; et si on pouvait en bien concevoir la *cause* telle qu'elle existe, et que, pour la détruire, on reconnût les moyens que l'expérience avoue d'après de nombreuses réussites, cette affection serait moins à craindre qu'elle est généralement redoutée.

Cette douleur commence ordinairement par de courts accès, qui ne reviennent qu'à des époques éloignées, souvent d'un an, dix-huit mois, et même de plusieurs années : alors elle est périodique. La maladie s'invétérant, ou les matières augmentant en dépravation, et par conséquent en malignité, les accès deviennent plus fréquens, plus longs, plus douloureux ; et par la suite les malades demeurent perclus, chargés de nodus et tourmentés par des douleurs fixes qui ne finissent ordinairement qu'avec la vie.

La *sérosité*, pour produire la goutte, est âcre et chaleureuse à un haut degré ; elle passe dans la circulation ; elle y trouve une portion de flegme auquel elle donne une préparation préalable ; cette matière s'est arrêtée aux articulations inférieures ou supérieures, sur *leurs* membranes ligamenteuses ; la *fluxion*, par sa chaleur spécifique, chaleur produite par le genre de dépravation des humeurs, recuit ce qu'elle a déjà préparé, et le convertit enfin en une espèce de plâtre mouillé ou de chaux détrempée, et cette forme d'humeurs sert bientôt à produire ou élever les nodus dont nous venons de parler : la *fluxion* produit l'inflammation. Telle est la *cause* de cette maladie, et ce qui nous le prouve, ce sont les succès de notre traitement contre cette affection, basé qu'il est sur le principe de la purgation.

Néanmoins il est vraisemblable qu'il y aura toujours des goutteux ; comme aussi l'on croira la goutte sans remède curatif, tant que l'art de guérir ne sera que conjectural ou sans base fixe, et que l'on ne s'en rapportera qu'à des topiques, insuffisans en ce cas comme en bien d'autres. C'est beaucoup faire, dira-t-on, que de soulager, quand ces topiques soulagent en effet ; oui, sans doute, lorsque plus tard on n'est pas forcé de reconnaître qu'ils ont aggravé le mal. Mais si l'on voulait ouvrir les yeux, si l'on voulait s'affranchir du despotisme des préjugés et de l'erreur, il arriverait infailliblement que le nombre des goutteux serait beaucoup moins considérable. Il suffirait, pour remporter la victoire sur le préjugé, qui serait mieux appelé aveuglement, d'apprendre à détruire les douleurs en général, lorsqu'elles ne sont encore que rhumatismales, périodiques, ambulantes et légères, parce que ce sont ces mêmes douleurs, dont la cause et la manière de l'évacuer ont été amplement expliquées, qui finissent presque toujours par prendre le caractère de la goutte.

Plus d'une fois, à l'occasion de la goutte, il a été fait de jolies pointes d'esprit, surtout quand on a dit que celui qui aurait le talent d'en guérir serait riche comme Crésus. C'est ce même esprit pointilleux qui s'égayait sans doute, quand il a prononcé ses arrêts sur le mérite des prétendus guérisseurs en fait de goutte, au seul aspect de leur non-opulence. Quelle force peuvent avoir des discours en général si peu sensés, par lesquels, tout à la fois, on convient qu'il n'y a point de remède à la goutte, et l'on prétend qu'il y a des remèdes aux maladies ? La vérité est qu'il y a remède à la goutte et aux maladies, sans que pour cela il y ait remède pour guérir indéfiniment, ou toujours ; car alors l'homme serait immortel. Tous ces propos, tous ces dires, étrangers au fond de la chose, n'empêchent pas que, d'après cette Méthode, il n'ait été guéri ou soulagé des goutteux en grand nombre, qui savent mieux que personne apprécier le service qu'ils en ont reçu, et le raisonnement que l'on peut faire au sujet de cette maladie, comme à l'égard de toutes les autres.

La *cause* de la goutte, au premier accès de cette douleur, et de toutes autres douleurs autrement dénommées, peut être évacuée ; et, dans ce cas, les goutteux seront guéris par l'usage du purgatif, pris dès son apparition, en suivant l'article 2 de l'ordre du traitement, ou l'article 3, si la violence de la douleur le commande. Si la dépravation des humeurs est ancienne, si l'individu a essuyé les attaques d'autres douleurs, ou s'il a déjà éprouvé plusieurs accès de goutte; de même que si l'accès, par sa durée, est chronique, ou si le premier accès ne cède pas au précédent ordre de traitement, le malade doit suivre l'article 4, indiqué en pareil cas. Il faut user du vomi-purgatif autant de fois que le besoin en a été reconnu, soit contre la plénitude de l'estomac, soit parce que la douleur est fixée aux extrémités supérieures, ou dans les premières voies; car la goutte ou la *fluxion* ne les respectent souvent pas plus que les extrémités ou les articulations.

Les personnes qui ont déjà été attaquées de la goutte, et celles qui sont plus sujettes à éprouver cette douleur, peuvent, par un fréquent usage de la purgation, réitérée dans l'intervalle d'un accès à l'autre, lorsqu'elles se sentent légèrement indisposées, prévenir le retour des accès; car c'est par un traitement précautionnel, que l'on peut porter à la goutte le remède le plus efficace, notamment envers les personnes de moyen âge. Et dans l'hypothèse d'un retour d'attaque, sa durée sera abrégée, sa violence modérée; plus sûrement encore, si les personnes auxquelles la purgation vient d'être recommandée, n'ont pas craint de se purger par reprises rapprochées les unes des autres, ainsi qu'il doit être pratiqué.

CHAPITRE XV.

Maladies particulières au sexe.

PUBERTÉ CHEZ LES FILLES.

Lorsque des jeunes filles sont malades à l'âge ap-

prochant celui de la puberté, vers onze à douze ans,
il est rare qu'on n'attribue pas la cause de leur maladie au retard qu'éprouve la Nature dans l'émission
du flux menstruel caractéristique de l'état nubile.
Pourquoi, jusqu'à présent, n'a-t-on pas raisonné
plus juste, en reconnaissant que c'est, au contraire,
parce que ces jeunes personnes sont malades que la
Nature ne peut se prononcer pour la menstruation?
Cependant l'expérience journalière prouve et démontre que les jeunes filles qui se portent bien à
cet âge, deviennent réglées sans ressentir aucune
incommodité, sans même s'apercevoir d'aucun dérangement dans leur manière ordinaire d'être.

Cette méprise provient, comme beaucoup d'autres, de ce que l'on raisonne si peu sur la *cause* des
maladies. On a recours alors à ce qu'on appelle les
emménagogues, dont on compose différens breuvages, qui sont loin d'avoir la vertu qu'on leur attribue, et ces jeunes et intéressantes personnes sont
trop souvent les victimes de l'insuffisance. Il est pour
elles un moyen salutaire à employer : c'est en débar-
rassant ces jeunes malades de la masse de bile et
autres humeurs qui causent la jaunisse ou la pâleur,
et tous les maux qu'elles peuvent éprouver, qu'on
peut favoriser la circulation et l'établir dans ses
fonctions naturelles. Si on agissait ainsi, on préserverait sûrement beaucoup de ces malades des accidens dont elles sont menacées. On prend si peu
soin de les éviter, qu'on voit une quantité de jeunes
filles tomber en langueur, et devenir la proie d'une
mort qu'on peut appeler justement prématurée.

Il est d'autant plus important de guérir à son bas
âge, la petite fille malade, que si elle reste avec

une santé frêle, la menstruation pourrait avoir de la peine à se prononcer à l'époque où elle a des droits, et qu'il en peut résulter de fâcheux accidens, même la mort, comme malheureusement il n'arrive que trop souvent.

Ils sont bien pernicieux ces contes de commères d'après lesquels l'apparition des règles doit guérir la jeune fille, et qu'il faut les attendre en toute sécurité, sans autres secours que ceux de la Nature. Ils sont bien déraisonnables, ceux qui prétendent que si cette jeune personne reste malade, quoique devenue nubile, elle sera guérie par l'effet du mariage, et qu'il faut par conséquent la marier. Il faut être bien ignorant pour assurer que lorsque l'apparition des règles et le mariage ont été insuffisans pour la guérison, la jeune femme sera guérie après ou au moyen de ce qu'elle sera devenue mère. Que d'absurdités prennent la place de la vérité ! que de victimes elles entassent les unes sur les autres !

Si les deux sexes étaient mieux avisés qu'ils ne le sont, et s'ils étaient assez réflechis, ils ne se marieraient qu'en bonne santé ; car on ne peut attribuer la dégénération, malheureusement trop évidente, de l'espèce humaine, qu'à ce défaut de précaution : les causes et les motifs en sont expliqués, chapitre VI. Mais les pères et mères, qui doivent tous leurs soins à leurs enfans inexpérimentés, ont-ils fait, feront-ils même, quoique nous leur donnions des instructions à ce sujet, une partie seulement de ce qui leur tombe à charge dans cette circonstance périlleuse ? Oh ! ne nous prononçons pas pour l'affirmative....

Si une fille est malade à l'âge où elle pourrait être

réglée, elle ne deviendra sûrement nubile qu'autant qu'on l'aura guérie. Dans ce cas, il faut pratiquer l'évacuation des humeurs qui s'opposent à son nouvel état, et agir d'après l'article 4 de l'ordre du traitement, jusqu'à ce que la jeune personne soit dans celui qui est conforme au TABLEAU DE LA SANTÉ. Arrivée en cet état, l'émission du flux menstruel pourra avoir lieu, au moment même où l'on y pensera le moins, et la jeune fille sera réglée tant qu'elle sera bien portante, ou jusqu'à ce qu'une cause naturelle vienne s'y opposer.

RETOUR D'AGE.

On attribue presque généralement au retour d'âge, la cause des maladies qui arrivent aux femmes depuis quarante jusqu'à cinquante ans, plus ou moins. C'est une erreur qu'il importe d'anéantir, et le succès n'en sera peut-être pas si difficile, en se servant des moyens que la saine raison suggère à l'observateur qui réfléchit. D'abord on sait assez que la carrière de beaucoup de personnes finit vers l'époque précitée, et qu'un sexe n'en est pas plus exempt que l'autre. Il doit être reconnu comme évidente vérité, que ce qui est naturel ne rend point malade : ne nous éloignons jamais de ce principe. Donc, les changemens qui arrivent à la Nature dans la femme ne peuvent avoir de rapport avec la *cause* des maladies, ni avec celle de la mort, puisque l'une et l'autre sont toujours causées par corruption, tandis que la cessation des règles est un événement naturel.

Ici la Nature, à l'égard de la femme, doit être considérée sous l'aspect de trois différens degrés. A son premier degré, ou durant l'accroissement de la

jeune fille, la substance individuelle prépare l'abondance de fluide nécessaire à la nubilité. Au second
degré, et pendant que la jeune fille reste dans l'état
menstruel, la Nature épanche périodiquement le
superflu du fluide dont elle a pourvu la femme pour
exécuter dignement l'œuvre de la reproduction. Et
au troisième degré, arrivant le terme mis à la durée
de cette surabondance ou superfluité, l'émission
périodique cesse. Mais la Nature, pour cela, n'est
pas en décrépitude dans le sujet qui est passible de
ce changement; elle n'est pas non plus desséchée :
elle a seulement perdu son aptitude du second degré.

C'est seulement alors que le sujet est arrivé à l'âge
de vieillesse, on le répète, il en est de même pour
un sexe comme pour l'autre, que le fluide vital s'atténue jusqu'à l'extinction. Mais on peut remarquer
que cette cessation de la vie, effet de la corruption
innée qui s'oppose à ce que l'existence soit éternelle,
est bien rare; et si ce cas n'arrive que trop peu,
c'est parce que la corruption secondaire et auxiliaire, à laquelle tous les êtres sont si exposés, a
abrégé la durée de la vie de tous ceux qui n'ont pas
eu le bonheur de s'en délivrer, ou d'avoir su la
prévenir.

Lorsqu'une femme cesse d'être réglée dans un âge
suffisamment avancé, ce n'est point une suppression
qu'elle éprouve. L'expérience apprend que la femme
qui jouit d'une bonne santé à l'époque où elle doit
cesser d'être réglée, n'éprouve point de maladie
de ce qu'on appelle le retour d'âge. Or, il faut
reconnaître en quoi peut consister la véritable *cause*
des accidens que l'on remarque à cette époque, et
clairement expliquer les causes occasionelles, pour

qu'en cessant de confondre la *cause* intrinsèque avec l'effet immédiat, il soit pris des mesures plus efficaces dans ces circonstances, qu'on ne le fait ordinairement.

Le flux menstruel s'écoule pur ou chargé de la sérosité des humeurs corrompues, selon l'état de santé ou de maladie de la femme. Celle qui est maladive, qui souffre continuellement ou périodiquement à l'époque de son retour d'âge, est exposée, sans contredit, à devenir plus malade, du moment qu'elle ne sera plus réglée; et pourquoi? c'est parce que le flux menstruel était pour cette femme une purgation périodique, et que son sang se dépurait, chaque mois, d'une portion de la *sérosité* qui circule encore avec lui. Cet écoulement venant à cesser, il en est à l'égard de cette portion d'humeurs comme d'un ruisseau dont le cours est arrêté; ce ruisseau n'est pas plus tari dans sa source que ne l'est l'humeur périodique de cette femme, qui la renferme dans ses cavités.

C'est alors que le corps de la femme n'a plus de purgation naturelle qu'il faut, si elle est malade, qu'elle aide à la Nature par des évacuations provoquées. Elle doit donc user de la purgation comme il est dit en l'ordre du traitement, jusqu'à ce qu'elle ait recouvré la santé, c'est-à-dire que les humeurs qui accompagnaient le flux menstruel et s'évacuaient avec lui, aient repris la voie générale des excrétions, la seule qui leur reste.

Si l'esprit des femmes pouvait gagner assez pour leur faire connaître les effets salutaires d'une purgation bien adaptée aux diverses circonstances dans lesquelles elles se trouvent durant leur jeunesse, combien, à l'avenir, d'accidens n'éviteraient-elles pas! Mais rien de plus ordinaire que de voir de jeunes personnes se faire une espèce de jeu des bains, de la saignée et des sangsues, au lieu d'évacuer une masse de putréfaction qui les fait souffrir de toutes les manières, en s'accroissant tous les jours.

Ces femmes, par leur insouciance ou leur peu de savoir, s'exposent à tous les accidens, et notamment à cet écoulement si commun et si connu sous le nom de *fleurs blanches*, qui seraient mieux nommées si on les appelait écoulement jaune, écoulement vert ou mélangé, ainsi que souvent il se trouve. Elles ne font pas attention que le beau nom de fleurs blanches désigne une vilaine chose, et que de là leur vient la perte de leurs couleurs naturelles, que tous les cosmétiques imaginables ne pourront rétablir : de là aussi cet air de vieillesse avant l'âge.

Si les femmes, si intéressantes à tous égards, se purgeaient à propos, elles soigneraient efficacement leur santé; peu d'entre elles auraient à craindre, pour l'avenir, ce qu'on appelle le retour d'âge. Les unes préviendraient les écoulemens dont nous venons de parler, et les chaleurs brulantes, les inflammations, les acrimonies qui les caractérisent si souvent; elles préviendraient également les dépôts glanduleux, les ulcères qui en sont les suites, la consomption, dans laquelle elles tombent la plupart. Les autres détruiraient toutes ces affections, non trop invétérées; et toutes se préserveraient de la mort, qui est souvent leur partage à un âge où elles ont le plus de droits à l'existence. De plus, la femme, quoique peu favorisée sous le rapport de la beauté, est toujours physiquement attrayante lors-

qu'elle jouit de la santé ; toujours par conséquent,
dans cet état, elle serait préférable, à tous égards,
à celle qui est dans un état habituel de malaise ou
de souffrance, mît-elle à contribution tout l'art de
la toilette la plus recherchée..... Ne faut-il pas savoir tout compter dans la vie?...

RÈGLES SUPPRIMÉES.

La suppression des règles, qu'il ne faut pas confondre avec le retour d'âge, est attribuée à différentes causes, selon la manière diverse d'en raisonner.
Elle n'en a cependant qu'une qui soit matérielle, et
qui agit seule ; c'est la même que celle de toutes les
maladies, et c'est le même procédé pour rétablir les
règles que pour détruire les autres infirmités.

On ne tient ordinairement compte que de causes
morales et prédisposantes, à la suite et par l'influence desquelles les règles ont pu être supprimées;
on ne parle, le plus souvent, que des positions,
des situations plus ou moins gênantes ou préjudiciables, et des contre-temps que la femme a éprouvés
dans le moment de ses règles.

Pour que la menstruation puisse se rétablir, et
avec elle la santé, il faut que la femme qui a perdu
l'une et l'autre mette de côté toutes les considérations frivoles dont on s'occupe le plus souvent,
et qu'elle oublie les causes occasionelles pour ne
plus voir que les humeurs plus ou moins dégénérées
qui maintiennent la suppression. Cette seule cause
est le plus grand et peut-être l'unique obstacle à la
purgation naturelle des femmes, et c'est elle aussi
qui produit tous les accidens qui sont presque toujours les suites inévitables de la suppression.

Sans doute, on n'entend pas ici suggérer le mépris des causes occasionelles dont on vient de parler; seulement on désire, pour le bien qu'une juste attribution peut produire, qu'il ne leur soit jamais donné plus de valeur qu'elles n'en ont, afin qu'il n'en soit rien conservé qui puisse nuire à la guérison de la femme, dans l'état de maladie où elle se trouve.

Il n'y a suppression que dans le temps où la jeune femme, pourvue de l'abondance du fluide ainsi qu'elle en reproduit à des époques fixes le superflu, éprouve tout à coup un retard dans l'émission périodique *des* menstrues. Cet accident, quelle qu'en soit la cause occasionelle, n'a de cause efficiente que la plénitude ou dégénération humorale, et la *fluxion*, qui compriment les vaisseaux, bouchent, obstruent les organes de l'excrétion du superflu du sang menstruel. Telle est la cause qui produit la suppression, et bientôt, dans le sujet, l'état avéré de maladie. Alors la femme peut éprouver des maux de tête, des douleurs dans différentes parties du corps, la fièvre, des dégoûts, la perte de l'appétit, l'insomnie, etc.

La purgation, comme il est dit en l'article 2 de l'ordre du traitement, peut procurer la reproduction des règles. S'il y a douleur aiguë, affection d'un organe quelconque, et quelque sujet de crainte pour cet organe, il faut suivre l'article 3 ; et s'il y a affection chronique, il faut se conduire d'après le 4e., aussi long-temps que le besoin l'exige, pour rétablir une santé solide; car, dans ce cas, ainsi qu'à l'égard des jeunes filles, les règles ne se reproduisent que par la conséquence du rétablissement de la santé ;

ce qui arrive quelquefois, en suivant ce traitement,
au moment où la personne y pense le moins

RÈGLES IMMODÉRÉES. — ÉCOULEMENS.

La femme qui éprouve des règles immodérées,
ou extraordinaires, par la quantité de l'émission de
ce fluide, ou par sa trop longue durée, est assurément une personne dont la santé au moins ne repose
pas sur des bases solides. Ce dérangement se rattache
presque toujours à une cause de maladie antécédente.
C'est une sorte d'hémorragie produite par une masse
d'eau plus ou moins acrimonieuse, répandue avec
le sang : de là l'évidente nécessité de purger jusqu'à ce qu'on en ait tari la source.

Certaines femmes, malades sans doute, éprouvent
un changement de couleur dans l'émission de leurs
menstrues; après la couleur rouge vient la blanche,
et souvent elles sont mélangées. Ces femmes sont les
mêmes que celles qui ont l'écoulement appelé *fleurs
blanches*, dont nous avons parlé, au retour d'âge.

Il en est aussi qui, à l'approche de l'époque de la
reproduction de leurs règles, éprouvent de très-fortes
douleurs dans toute la capacité du bassin, la région
des reins, etc. Tous ces cas annoncent un bien mauvais état des humeurs ; aussi la santé en est-elle
considérablement délâbrée.

C'est, comme nous venons de le dire, une abondance d'eau qui cause la plénitude des vaisseaux
chargée de l'excrétion du flux menstruel, et qui
donne lieu aux règles immodérées, appelées vulgairement *pertes*. C'est une matière acrimonieuse qui
cause la douleur qui précède le retour des règles;
c'est la plénitude de bile et de glaires corrrompues,

concentrée dans les entrailles ou les cavités qui produit ces écoulemens acrimonieux, quelquefois sans
acrimonie et de différentes couleurs, dont nous
avons parlé il n'y a qu'un instant. Il a été donné à
ces écoulemens le nom de gonorrhée bénigne, et
on a reconnu qu'ils pouvaient acquérir toute la malignité de la gonorrhée syphilitique. Nous sommes
loin de contester cette assertion, ainsi qu'on le
verra dans notre dissertation sur les mêmes maladies syphilitiques.

Nous croyons rendre un grand service au sexe, en
lui expliquant pourquoi ou comment ces écoulemens
humoraux l'affligent, et voici notre opinion à ce
sujet, qui n'est pas le fruit d'une idée systématique. La Nature, en donnant un fluide superflu, qui
est celui dont se composent les règles, a pratiqué une
voie pour l'expulsion de cette superfluité. Quand la
femme est malade, elle a les cavités remplies d'une
masse d'humeurs corrompues, qui lui ôtent la santé
en menaçant sa vie; elle a cela de commun avec
l'homme : là-dessus l'on sera généralement d'accord,
ce semble. Mais ce à quoi on ne fait en quelque sorte
aucune attention, c'est que, chez la femme, la Nature se sert de la voie du flux menstruel pour expulser le superflu de ces matières : avantage dont
l'homme ne jouit point, ainsi que tout le monde le
sait. C'est alors un ruisseau que la Nature établit,
et voilà pourquoi la femme peut avoir des écoulemens par la partie sexuelle.

Les femmes qui sont dans cet état ont presque
toujours l'estomac délabré ou douloureux, ou bien
toutes sont menacées de cet accident. Faute d'instruction, ces victimes de l'erreur attribuent les maux

d'estomac qu'elles ressentent, à l'existence de cet
écoulement, ou à la sortie de la matière qui s'é-
coule, tandis qu'il faut en reconnaître la *cause* dans
l'amas de corruption et de *sérosité* dont ce viscère
est encombré, et qui est la source de l'écoulement.
De même ces humeurs sont la *cause* de tous les autres
maux.

Pourquoi les femmes qui sont dans ce cas, éprou-
vent-elles ces sortes d'accidens? N'est-il pas évident
que c'est pour avoir anciennement négligé de donner
à leur santé les soins qu'elle réclamait indispensablement; c'est-à-dire pour n'avoir pas été purgées
selon le besoin qu'elles en avaient dans le temps où
leurs humeurs n'avaient ni toute la malignité, ni tout
le degré de corruption qu'elles ont acquis depuis.

Si l'affection est chronique, il faut se conduire
d'après l'art. 4 de l'ordre du traitement; si au contraire elle est récente, il pourra suffire de pratiquer
suivant l'article 2. On usera du vomi-purgatif selon
que le besoin s'en trouvera indiqué. Dans le cas de
perte, surtout lorsqu'elle est abondante, la femme
doit se considérer comme attaquée d'hémorragie,
et se conduire comme il est prescrit au traitement
indiqué contre cette maladie.

FEMMES ENCEINTES.

On ne devrait jamais attribuer à la grossesse la
cause des maladies ou souffrances que les femmes
enceintes éprouvent, puisque, ainsi que nous l'avons
tant de fois fait remarquer, ce qui est naturel n'est
point *cause* de maladie. Une femme enceinte ne perd
la santé que par la même *cause* qui rend malade un
homme, ou une femme qui n'est pas dans l'état de

grossesse. La corruption ne fait point d'exception, et ce n'est que quand elle a atteint les humeurs de la femme enceinte, que celle-ci éprouve des souffrances.

L'état de grossesse peut occasioner et non causer l'état de maladie ; ce sont les humeurs corrompues et la *sérosité* qui sont les agens des souffrances. La femme enceinte peut être malade comme la femme qui est à l'époque du retour d'âge, par la cessation de sa purgation naturelle ; ce qui a été dit de celle-ci s'applique incontestablement à celle-là. L'enfant ne peut être bien portant dans le sein de sa mère, il ne peut avoir une formation heureuse, il ne peut recevoir une constitution solide, puisqu'il est formé des fluides de sa mère, dans ce cas, entachés du vice de la corruption.

Si l'on purge au besoin une femme enceinte, c'est-à-dire aussitôt qu'elle n'est plus dans l'état vrai de santé, on la rendra bien portante ; on empêchera que ses humeurs ne se corrompent profondément, on préservera l'embryon de la corruption, et on évitera par conséquent la fausse-couche.

Nous tiendrons un autre langage à l'égard de la femme dont la maladie est chronique et grave. Souvent il est prudent d'attendre que cette femme soit accouchée pour entreprendre de la guérir, car venant à faire une fausse-couche, ou bien éprouvant quelque autre accident pendant le traitement, l'inexpérience ne manquerait pas de le lui attribuer, et ce serait dans ce cas nuire à cette Méthode.

Quant à la fausse-couche, on l'attribue souvent à des circonstances ou prétendues causes qui n'y ont de rapport que comme causes occasionelles. On se trompe à cet égard, comme en ce qui concerne les causes éloignées de la hernie, ainsi que nous en avons fait faire la remarque en parlant de cette affection, et qu'on peut le revoir page 214.

Mais dans les cas les plus ordinaires, si l'on use convenablement de la purgation envers la femme enceinte, on guérira deux individus à la fois, la mère et l'enfant. Si on ne guérit pas la mère, l'enfant deviendra malade et pourra mourir avant d'avoir vu le jour.

Les femmes enceintes agissent sagement, et pour elles-mêmes et pour leurs enfans, lorsqu'elles ne se font ni saigner, ni sucer par les sangsues. Nous avons dit, chapitre IV, que le sang n'est jamais superflu. Si quelque contradicteur voulait élever une controverse au sujet de ce que nous allons dire, nous l'inviterions à réfléchir pour reconnaître de lui-même combien il serait mal avisé. Le flux menstruel est bien une superfluité de sang; mais cette superfluité cesse d'en être une aussitôt que la femme est enceinte; il ne se fait plus d'émission de sang, parce qu'il est employé à la formation et au développement de l'enfant. Les femmes feraient donc toujours pour le mieux de leurs intérêts et pour ceux de la société entière, si, dégagées d'un préjugé funeste, elles pratiquaient l'évacuation de leurs humeurs, et autant qu'il en est nécessaire à tout individu malade pour se rendre bien portant. A la faveur d'un traitement évacuatif qui nettoie les entrailles et purifie le sang, les femmes enceintes éviteraient, non-seulement la fausse-couche, mais nombre d'accidens plus ou moins graves ou funestes qui leur arrivent si communément à défaut d'emploi de ce moyen;

elles mettraient au monde des enfans forts et vigoureux, puisque ceux-ci seraient formés d'élémens purs et sains. C'est parce qu'on ne se rend pas un juste compte de la *cause* des souffrances, et qu'on ignore les bienfaits de la purgation dans cette circonstance, comme dans toutes les autres, qu'on ne voit, pour ainsi dire, naître que des enfans dont le corps n'est que le produit de la masse des humeurs de leurs mères, et qui, pour la plupart, périssent à l'aurore de la vie, parce qu'ils sont malades en naissant comme avant de naître.

Nous avons déjà fait un abrégé de l'état de santé de notre fille unique, madame COTTIN. Pour l'utilité de ses pareilles, nous parlerons d'elle encore dans cet article des femmes enceintes. Nous dirons, avec vérité, qu'elle s'est purgée, comme plusieurs autres sans doute l'ont fait, non pas une fois, mais à différentes époques de sa grossesse, et que sa couche a été aussi heureuse qu'on pouvait le désirer. L'enfant qui s'est ressenti du traitement de la mère, a présenté tous les signes d'un bon état sanitaire.

ACCOUCHEMENT LABORIEUX.

L'accouchement laborieux à l'égard de la femme bien conformée, ne peut avoir d'autre *cause* que celle des maladies en général. Dans le cas où les douleurs se prolongent extraordinairement, et que l'on croit la vie du malade en danger, on doit invoquer les secours des purgatis. Si on reconnaissait l'utilité de ce moyen, et qu'on l'employât à propos, il n'y aurait que très-peu, ou point d'accouchement laborieux ; il y en aurait peu contre Nature, si durant la grossesse on eût purgé à toutes les indications du besoin. On conserverait par ce même moyen l'existence de beaucoup de mères, et de petits êtres qui courent souvent le plus grand danger dans cette occasion. C'est aussi une erreur bien préjudiciable que celle qui porte à répandre le sang d'une femme en travail d'accouchement; car, sous l'espoir d'aider sa délivrance, on lui ôte ainsi la force de se délivrer.

Toutes les fois qu'une femme n'accouche point librement, supposé que l'enfant se présente comme il convient, la *cause* en est dans un état plus ou moins voisin de celui de maladie. Dans ce cas, les cavités renferment des humeurs qui font plénitude et exercent la compression; le sang de cette femme, surchargé de la *sérosité*, a rassemblé la *fluxion* dans les vaisseaux avoisinant le siége de la grossesse et les parties expulsives de l'enfant, vers lesquelles la *fluxion* a été attirée par le travail de l'accouchement. Cet accident arrive comme dans les cas où la portion fluide des humeurs se dirige sur la partie forcée par un travail quelconque, ou lésée par un effort, un coup, une chute, une blessure, ainsi que nous en avons parlé, chapitre III. Pour faciliter la délivrance de la mère, et donner heureusement le jour à l'enfant, il faudrait, plutôt que de lui tirer du sang, la purger des matières qui font plénitude, gonflement, engorgement, ainsi que de la *sérosité* âcre ou brûlante qui crispe ou durcit les membranes susceptibles de dilatation.

Ayant peine à croire aux vices de conformation, à l'étroitesse du bassin, ou du passage, qu'on allégue si souvent, nous n'opposons d'autre raison à ce sentiment, que la persuasion dans laquelle nous sommes, que la Nature a pourvu à tout. L'opinion contraire ne paraît avoir d'autre base que le défaut d'avoir reconnu la *cause* des maladies et les ressources de la purgation, méconnues à tant d'égards.

Désespérant des forces de la Nature pour l'accouchement, après toutefois avoir opéré par la manœuvre usisée, si l'enfant se présentait mal au passage, il faut purger la femme en couche, d'après l'art. 5 de l'ordre du traitement. On doit commencer par une dose de vomi-purgatif ; si d'ailleurs rien ne s'oppose à l'emploi de cet évacuant ; autrement, on donnerait le purgatif. Si dans l'espace de sept à huit heures, ou même plus tôt, la femme n'accouche pas, et si elle est toujours également en danger, il faut administrer une dose de purgatif ; et si l'accouchement ne s'effectue point par les effets de cette dose, il en faut, dix heures après ou même avant, donner une troisième. On suppose que toutes ces doses ont convenablement opéré sous le rapport du nombre d'évacuations qui est déterminé dans cette Méthode ; car autrement il faudrait rapprocher ces doses, vu leur peu d'effet. Il n'y a point d'exemple qu'un accouchement ait résisté à trois doses ; mais si le cas s'en présentait, il faudrait répéter le purgatif d'après le même article 5.

L'accouchement étant terminé, et si la femme est bien pour son état, on la nourrit, on la fortifie ; si, au contraire, elle éprouve des souffrances insupportables, ou si sa vie est en danger, il ne faut pas différer de répéter la purgation. C'est donc à tort que l'on croit une femme trop nouvellement accouchée pour la purger. Si la femme, après l'accouchement, continue d'être malade, c'est évidemment parce que son corps n'a pas été suffisamment purgé. Plutôt que de la laisser mourir ; plutôt que de se reposer sur l'évacuation de ses lochies, qui peut être insuffisante, il est préférable de donner suite à la purgation jusqu'à guérison entière.

LAIT RÉPUTÉ ÉPANCHÉ.

Presque tout le monde croit que les dépôts ou engorgemens douloureux, venant aux seins d'une femme nourrice, ou qui a nourri, et lui arrivant par suite de couche, sont causés par le lait ; et cette idée est si généralement prédominante, qu'il est peu de personnes qui ne croient pas au lait épanché. Si l'on voulait reconnaître la *cause* des maladies, et raisonner plus juste sur les fonctions en général du corps humain, on ne confondrait pas le lait, qui est une liqueur bienfaisante, émanée du sang, et aussi pure que lui, avec un pus corrosif qui, indubitablement, fait ressentir des douleurs, puisqu'il ronge ou brûle la chair, et finit par percer la peau, ainsi qu'on le voit clairement quand le dépôt vient à suppuration. Si le lait était caustique, il serait un poison ; or, l'enfant qui en aurait sucé seulement quelques gouttes, tomberait aussitôt en convulsion, et périrait sur-le-champ : voilà ce qui n'a point d'exemple.

Il n'est donc pas raisonnable d'attribuer à de prétendus épanchemens laiteux la cause des douleurs périodiques, continues, fixes ou ambulantes que la femme nourrice peut éprouver. Le lait ne paraît mauvais ou malfaisant que quand la femme est malade. Elle a perdu la santé, parce que ses humeurs sont corrompues, et, dans ce cas, il y en a une portion de passée avec le sang et le lait, pour causer toutes les espèces de douleurs , et tous les accidens qui peuvent survenir à tout individu malade. Si la corruption fait des progrès, la maladie devient grave; l'enfant qui tète ce lait éprouve bientôt le sort de sa mère. Que l'on apprenne donc , et il en est bien temps , à distinguer les fluides purs d'avec la corruption qui advient pour les empoisonner ou corrompre. La vérité produit autant de bien que l'erreur cause de mal.

Le lait d'une femme est comme le sang de tous les individus , exposé à être gêné dans son mouvement, dans ses sécrétions ou sa marche naturelle. Si le lait figure par fois parmi les matières corrompues qui sont évacuées , c'est parce que cette partie que l'on remarque est corrompue elle-même ; ce n'est donc pas plus le lait qui agit dans ce cas, que ce n'est le sang lui-même, lorsqu'un abcès rend les matières mêlées de ce fluide corrompu, caillé ou pourri.

Pour détruire toutes les affections que l'on attribue au lait, c'est le même procédé que contre toutes celles auxquelles on ne donne pas ces attributions , ou que l'on reconnaît pour provenir de causes humorales , et que l'on doit traiter comme toutes les douleurs et tous les dépôts dont il est fait mention, chapitre XVIII de cette Méthode.

LA PURGATION A L'ÉGARD DES NOURRICES.

Lorsqu'une femme nourrice se purge pour quelques affections légères , il est à propos que, pendant les effets de sa purgation , elle fasse téter son enfant, des deux seins, au moins une fois ; sans cette précaution, son lait pourrait disparaître. Si, en même

11*

temps, l'enfant et sa nourrice sont indisposés, et celle-ci, usant de la purgation, lui donne à téter plusieurs fois pendant cette purgation, il en sera purgé aussi, et il pourra être délivré de ses souffrances. Si une nourrice devient gravement malade, nous lui conseillons, pour la sûreté de la santé de cet enfant et aussi pour faciliter le rétablissement de la sienne, de cesser de le nourrir, dès qu'il lui est possible d'agir autrement par les moyens supplétifs connus. Lorsqu'une nourrice renvoie son lait, elle fait bien de se purger au moins une fois, en même temps qu'elle applique sur ses seins les répercussifs d'usage; c'est le moyen de prévenir tout engorgement. Du reste, une nourrice peut se purger selon le besoin qu'elle en a pour soigner ou rétablir sa santé.

PURGATION EN PRÉSENCE DES RÈGLES.

Supposons une femme attaquée d'une maladie assez meurtrière pour l'enlever à la vie dans l'espace de deux ou trois jours, ou plus tôt encore, comme dans le cas d'épidémie; la laissera-t-on périr sans secours parce qu'elle est dans ses menstrues? Ne peut-il pas arriver qu'elle soit affligée d'une douleur aiguë, menacée d'un péril imminent, ou de la perte d'un organe quelconque, la vue par exemple? Dans ces sortes d'hypothèses attendra-t-on la fin de ses règles, qui peuvent durer une semaine et plus, avant de lui porter secours? la maladie, dans un tel espace de temps, ne peut-elle pas avoir fait des ravages irréparables? Puisque la purgation rétablit les règles, ainsi que nous l'avons dit en parlant de leur suppression, elle n'est donc point nuisible dans l'autre cas. En supposant qu'une dose purgative fût suivie de la suppression des règles, les doses subséquentes les rétabliraient, par les raisons qui en ont également été données en parlant de leur suppression.

Mais quand il s'agit d'une maladie chronique, ou d'une indisposition légère, on s'accorde, lorsque rien n'est pressant, avec les époques des menstrues, de manière à ne point purger pendant leur éruption. Cette exception est fondée sur ce que nous considérons les règles comme une purgation naturelle, et leur présence comme un état de gêne qui pourrait être augmenté par la purgation, sans que dans ce cas il en résultât un avantage caractérisé pour la malade.

CHAPITRE XVI.

Maladies des enfans jusqu'à l'adolescence.

CRISES OU ÉVACUATIONS NATURELLES.

La durée de la vie d'un très-grand nombre d'individus n'est que le résultat de crises ou évacuations salutaires, que fait la Nature dans ces corps ou sujets que l'on peut dire être privilégiés; on en voit de nombreux exemples dans les parties du monde où l'art de la Médecine est inconnu, et chez nous dans la classe trop insouciante pour appeler un médecin. Les dévoiemens, les différentes éruptions, soit dans le derme chevelu ou la peau de la tête, soit par les pores de la peau, ou par toutes autres voies ouvertes aux excrétions, sont des crises dont le jeune âge est plus particulièrement favorisé. Elles sont protectrices de la vie, sans doute, toutes les fois que leur terminaison est heureuse, puisque c'est par elles que beaucoup d'enfans, et même de grandes personnes, abandonnées pour ainsi dire au hasard, survivent à leurs souffrances.

La Nature est sans contredit son premier médecin; dans beaucoup d'êtres elle se suffit par de libres évacuations; mais souvent les individus succombent faute de ce que ces crises n'ont pas été suffisantes. La Nature ne réjette donc jamais les secours qui sont propres à la conduire à la dépuration du fluide moteur de la vie, puisque c'est le but vers lequel elle se dirige constamment. Si on ne lui laissait pas le soin de se guérir; si l'art plus sûr dans se marche la secondait par l'évacuation de la corruption, on sauverait la vie à un grand nombre d'individus qni succombent; on délivrerait les autres de leurs souffrances actuelles; et finalement on couperait dans la racine, ces maladies ou infirmités chroniques de toutes espèces, toujours trop difficiles à détruire quand on leur a laissé le temps de s'invétérer. La purgation employée dans ces vues et à cette fin, est toujours à propos. C'est parce qu'on la néglige, ou qu'elle est insuffisamment pratiquée, que tant de malades périssent, et que la mort prématurée termine l'existence de beaucoup d'infortunés qui ont tant de droits à la vie.

La purgation, d'après le principe qui lui sert de base, peut être administrée avec espérance de succès, depuis le jour de naissance jusqu'aux extrémités les plus reculées de l'existence humaine, à tous individus ayant encore des droits positifs ou naturels à la vie. Si l'on fait attention qu'à ces deux âges différens et opposés, l'homme mange également, on reconnaît facilement que, pour appliquer ce moyen de guérir à tous les individus, il suffit d'adapter les doses purgatives aux différentes périodes de la vie, ainsi qu'on proportionne les alimens. Nous nous en expliquerons plus longuement, chapitre XX.

Les souffrances qu'endurent le plus souvent les enfans du plus jeune âge, sont les coliques ou tranchées. Ces petits infortunés crient et donnent beaucoup de peines à leurs mères, ou à celles qui les élèvent. Si celles-ci veulent accueillir les conseils de l'expérience, elles peuvent être assurées de se procurer beaucoup de tranquillité, en même temps qu'elles donneront à leurs enfans le précieux avantage de la santé, par l'évacuation des matières qui leur rongent les entrailles, pratiquée d'après l'article premier de l'ordre du traitement.

A l'expérience que nous avions à cet égard, et par l'allaitement que notre épouse avait donné à notre enfant, se joint celle que nous fournit notre petit-fils, nourri par sa mère. Il ne s'est pas manifesté de souffrance en lui, qu'on ne lui ait donné aussitôt une potion évacuante, et on l'a répétée à chaque fois que la douleur s'est reproduite. Avec cette attention il n'a jamais fait passer une mauvaise nuit à sa mère, ni fait relever sa garde, ni troublé le repos de personne, le sien étant toujours paisible. Nous affirmons que, pendant les deux premières années de sa vie, il a été purgé de soixante à quatre-vingts fois, tant avec le vomi-purgatif que le purgatif, aux doses appropriées à son âge.

On se repose ordinairement sur les adoucissans, les calmans; s'ils neutralisent l'action de la matière mordicante, l'individu n'en reste pas moins surchargé, et il est à craindre qu'elle ne produise dans la suite une maladie grave. On pare à cet inconvévient par l'évacuation, qui mérite évidemment la préférence sur le système des absorbans.

DENTITION.

On croit encore que la dentition rend les enfans malades, ou qu'elle est la cause des maladies qui trop souvent les conduisent au tombeau ; c'est une erreur qu'il importe de combattre, comme celle qui porte à croire que les dents causent des douleurs, parce que l'inflammation se manifeste aux gencives. Si les humeurs de ces enfans n'étaient ni corrompues, ni corrosives, ils ne seraient pas malades, leurs dents pousseraient sans qu'ils en fussent incommodés : on ne s'apercevrait même pas de leur dentition. C'est encore dans ce cas comme dans celui dont il a été parlé, chapitre III, la présence de la *sérosité* qui est susceptible d'être attirée à toute partie passible de quelque changement ou d'une impression quelconque, et c'est le travail de la dentition qui attire la *sérosité* acrimonieuse ou brûlante dans la bouche et sur les gencives. Les dents ne sont ni la cause des douleurs qu'on peut éprouver à tout âge, ni la cause d'aucune maladie, parce que ce qui est naturel (on le répète encore) ne fait jamais souffrir.

Si l'on évacue ce qui est contre Nature, c'est-à-dire la corruption qui fait ressentir toute douleur interne, corruption qui fait mourir plus de la moitié des enfans, comme elle cause la mort prématurée d'un grand nombre d'adultes, on verra l'heureuse différence de ce procédé, comparé, dans ses résultats, avec ceux d'un système opposé.

MAUVAIS ALLAITEMENT.

La purgation bien comprise dans son objet, et suffisamment répétée pendant le bas âge, c'est-à-dire d'après l'article 4 de l'ordre du traitement, change presque toujours ces mauvaises constitutions que les enfans reçoivent de l'allaitement de leurs mères ou de leurs nourrices malades. Mais pour l'emploi de ce moyen, et pour jouir des bienfaits qu'il peut assurer, il faudrait que les pères et mères se débarrassassent du bandeau qui leur a toujours couvert les yeux, et les a habitués à ne voir que l'erreur avec laquelle ils sont généralement familiarisés. Il faudrait aussi, que, pour plusieurs d'entre eux, dans les campagnes surtout, les personnes dont les connaissances sont autant de guides pour ceux que l'éducation a moins favorisés, se pénétrassent de la vérité, et qu'elles leur fissent le sacrifice de la routine ou des préjugés contraires.

Il est une autre erreur qu'on serait quasi tenté de prendre pour une vérité, tant elle est universellement répandue. On entend dire tous les jours que le lait d'une femme enceinte, par cela seul qu'elle a conçu, rend malade l'enfant qu'elle allaite. D'après quelle donnée, tant soit peu probable, a-t-on pu, pour la première fois, hasarder une assertion si peu fondée, que la conception corrompt le lait au point de le gâter et de le rendre nuisible ? c'est encore ici, comme ailleurs, une méprise sur la véritable cause de l'effet dont on s'occupe. La marche de la Nature est constante et uniforme. Si la conception corrompait le lait d'une nourrice devenue enceinte, il faudrait en dire autant de ces ani-

maux domestiques dont le lait entre dans la plupart de nos alimens. Nous ne cessons d'en faire
usage que quand l'animal pour ainsi dire cesse d'en
fournir. Quel nom donner aux partisans d'une semblable opinion?

Ce que nous avons dit de la femme malade , à
l'époque de son retour d'âge , ou lorsqu'elle est enceinte , peut répandre quelque lumière sur ce préjugé , et le réduire à sa juste valeur ; car c'est la
même cause qui dans ce cas agit sur l'une et sur
l'autre de ces deux femmes , soit qu'elles aient ou
n'aient pas allaité d'enfant.

GLANDES DITES DE CROISSANCE.

On paraît encore , en général , persuadé que l'engorgement des glandes est nécessaire à l'accroissement des enfans , ou qu'il en est une conséquence ;
beaucoup de personnes , d'après cette fausse idée ,
les appellent glandes de croissance. C'est une grande
erreur qu'il importe essentiellement de signaler.

Les glandes ne peuvent être tuméfiées ou engorgées , que par la présence de la *fluxion* ; par la raison que le sang en est surchargé , il la dépose dans
ces parties , dont la structure cave sert d'entrepôt
à cette matière ; et il en résulte cette affection caractérisée et dénommée ainsi qu'elle l'est. La même
matière se déplaçant , peut donner lieu à une autre
maladie , ainsi qu'on le remarque dans la suite du
temps.

Pères et mères , assurez-vous souvent par le toucher , si les glandes du cou de vos enfans ne sont
point engorgées. Dans le cas où elles le seraient , il
faudrait pratiquer la purgation autant de fois et aussi

long-temps qu'il en serait nécessaire , c'est-à-dire
d'après l'art. 4 de l'ordre du traitement, pour évacuer cette surabondance d'humeurs , avec ce qu'elles ont de malignité. Par ce moyen on pourrait sûrement parer aux suites fâcheuses qui en résultent
et qui se réalisent , telles que les écrouelles, les hu-
meurs-froides : affections graves dont les suites funestes sont assez connues.

<h3 style="text-align:center">PISSEMENT INVOLONTAIRE.</h3>

On croit en général que les enfans qui lâchent
leur urine au lit, dans un âge assez avancé pour
qu'on ait le droit d'en attendre la plus grande propreté , le font par négligence ou paresse ; on les blâ-
me , on les punit d'autant plus injustement qu'il n'y
a point de leur faute.

Les enfans qui lâchent l'urine au lit , sont affectés d'un genre d'hydropisie qui leur est particulière.
Ils ont de l'eau épanchée dans la capacité de l'abdomen. Quand ils sont couchés , cette eau, remontant au-dessus des artères principales , en ralentit
le mouvement , et c'est ce qui plonge ces enfans
dans un sommeil profond , semblable à une espèce
d'anéantissement. Les reins , les uretères et le col
de la vessie , abreuvés ou inondés de cette eau, ont
perdu leurs ressorts naturels , et l'enfant devient
insensible à l'expulsion de l'excrétion des fluides. Il
est rare que les enfans qui , en grandissant, triom-
phent par les secours de la Nature de cette infirmité , n'en conservent pas un germe capable de leur
faire éprouver dans la suite plusieurs sortes d'incommodités ou de maladies. Il ne s'agit , pour détruire radicalement cette affection , que de les pur-

ger d'après l'article 4 de l'ordre du traitement, jusqu'à ce que l'on soit bien assuré de leur guérison.

SAIGNEMENT DU NEZ.

J'ai, à l'égard de cette affection, l'expérience que j'ai prise en moi-même. Le saignement du nez auquel j'ai été sujet pendant plusieurs années de mon enfance, en me quittant, fut remplacé par des douleurs affreuses sur les dents, contre lesquelles on employa le *baume d'acier*, ce qui veut dire en bon français, l'extirpation des dents par le fer. Après ce genre de douleur terminé, j'éprouvai dans les articulations, des douleurs périodiques, qui devinrent continues, et me jettèrent dans la triste situation dont j'ai fait le tableau fidèle, page 118. Mes humeurs nuisibles, en changeant de place, augmentèrent en malignité dans la suite, ce qui ne serait point arrivé si l'on m'eût purgé convenablement pour détruire la *cause* du saignement du nez.

On ne parle de cette affection que vaguement, ou pour dire que le sujet est échauffé, ou pour prétendre que c'est un effet de la fougue de la jeunesse, de la vivacité du sang, de la force de l'individu, de l'exercice et de l'application, etc., etc.

Si, généralement parlant, les fonctions du corps humain, et la *cause* des maladies étaient mieux connues, ou si l'expérience était plus universellement accueillie, on penserait tout autrement qu'on le fait, et on agirait ainsi que cette situation réclame. Le saignement du nez ne diffère de l'hémorragie que par la nature de la *cause* qui le produit, et le caractère qu'il présente. Il se peut que, dans la suite du temps, cette cause, tant soit peu bénigne encore, acquière la malignité de celle de l'hémorragie, et c'est comme pour cela que le saignement du nez la précède assez souvent. La *fluxion* rassemblée par le sang dans les vaisseaux du canal nazal, ou ceux qui avoisinent la membrane pituitaire, produit par son volume un gonflement et un engorgement dans ces parties; elle en rompt ou dilate les tuniques, et s'écoule teinte du sang qu'elle entraîne avec elle. Cette incommodité est périodique, et se reproduit plus ou moins souvent. Mais si la *sérosité* est assez chaleureuse pour rompre ces mêmes tuniques, au point que le sang s'écoule réellement, c'est alors une hémorragie, qui peut être périodique aussi, et se reproduire à des époques plus ou moins rapprochées. Souvent le saignement du nez se trouve précédé de douleurs ou pesanteur de tête, qui cessent momentanément par le moyen de l'écoulement qui le caractérise, parce qu'il désemplit les vaisseaux engorgés; mais elles ne disparaissent pour ainsi dire jamais, sans que la personne n'éprouve peu de temps après une autre maladie, plus ou moins grave, selon le degré de dépravation des humeurs, la malignité de la *fluxion*, et la délicatesse ou sensibilité de la partie qui s'en trouve affectée. La *sérosité*, pour produire l'affection nouvelle, sous quelque dénomination qu'on la présente, n'a fait que changer de place. Nous en avons déjà parlé en dissertant sur l'hydropisie, le marasme, la consomption, etc.

Tant pour détruire la fréquence du saignement du nez, que pour éviter les accidens qui peuvent lui succéder (et il en peut résulter de très-graves), il faut pratiquer la purgation, et suffisamment la réitérer jusqu'à ce qu'elle ait rétabli une santé à l'abri de toute incommodité. Comme c'est toujours le résultat d'une dépravation chronique des humeurs qui occasionne cette affection, c'est par conséquent d'après l'article 4 de l'ordre du traitement qu'il faut purger.

AFFECTION PÉDICULAIRE.

Cette affection n'est autre chose qu'une quantité prodigieuse de cette vermine trop connue sous le nom de poux. Soit qu'ils existent à la tête seulement, soit qu'ils s'établissent sur toute l'habitude du corps, ils sont toujours causés par une corruption interne, lorsqu'elle ne provient point du dehors. On sait que les poux de la tête peuvent naître de la négligence de peigner les cheveux, ou de la tenir propre ; on n'ignore pas qu'ils s'engendrent, sur toute l'habitude du corps, par le défaut de changement assez fréquent de linge, et l'on doit comprendre aussi que c'est la corruption croupissante à la peau qui contribue au développement de cette vermine. Mais quand, après avoir employé tous les moyens capables de maintenir la propreté extérieure, un individu conserve des poux, il faut reconnaître que la cause qui les produit est dans l'intérieur, et par conséquent dans les humeurs dégénérées : c'est alors la maladie pédiculaire.

Cette affection, à laquelle sont sujets beaucoup d'enfans et d'adultes, et aussi des vieillards, est détruite, surtout dans le jeune âge, comme toutes les autres affections, par l'évacuation des humeurs dépravées, pratiquée d'après l'article 4 de l'ordre du traitement. Si cette vérité était généralement reconnue, que de maux pour l'avenir on éviterait aux enfans ! En les délivrant de la matière qui leur donne

de la vermine, on les préserverait de maladies graves
et probables dont la cause existe déjà.

Les contes de bonnes femmes sont, à cette occasion, en trop grande faveur. On a vu des mères
persuadées que les poux donnaient la santé à leurs
enfans. On se croit peut-être encore fondé dans
cette opinion, parce que souvent on remarque que
les poux venant à disparaître, les enfans sont malades, ou plus incommodés que dans le temps qu'ils
portaient cette vermine. Si l'art de guérir était basé
sur le principe vrai que la Nature indique elle-même,
les praticiens, alors en possession d'un talent certain
et utile, en remplacement d'une science purement
conjecturale, auraient des certitudes en place de
doutes, et le public, qui est assez souvent l'écho de
leurs assertions, publierait des vérités au lieu de
vaines conjectures. Si un individu est malade après
que l'affection pédiculaire a disparu, c'est parce que
l'humeur qui se portait à la peau, et qui y entrete-
nait la vermine, s'est portée, en la quittant, sur une
autre partie du corps, où ces matières causent une
maladie autrement caractérisée que la première. On
a pu voir ce que j'ai dit de cette affection en parlant
de moi-même, page 189.

DE LA TEIGNE.

D'après la manière ordinaire de traiter la teigne,
on ne doit point être surpris de ce que cette affection soit mise au rang des maladies incurables.
Quoique le traitement usuel fasse beaucoup souffrir
le malade, c'est toujours en pure perte pour la guérison. Qu'y a-t-il de plus mal adapté à la source des
maladies que cet emplâtre en forme de calotte, avec

lequel on arrache le produit du dépôt teigneux ?
Cette opération douloureuse ne peut pas empêcher le
sang de continuer à porter les matières au derme
chevelu ; on en a bien la certitude, puisque plusieurs
fois cette opération a été réitérée, sans que le succès
en ait été à la fin plus assuré. De plus, on peut remarquer que si la teigne quitte son siége, le sujet
ne reste pas moins menacé ; parce que sa constitution n'a pas été dépurée.

Tous les topiques émolliens et résolutifs peuvent
être employés sans danger, et souvent avec avantage ; mais la destruction de cette maladie ne peut
avoir lieu que par l'entière évacuation de sa cause
matérielle. C'est, en conséquence, d'après l'article 4
de l'ordre du traitement qu'il faut purger ; le vomi-
purgatif y est souvent nécessaire, au moins dans la
proportion d'une dose contre trois ou quatre du purgatif, jusqu'à guérison.

PETITE VÉROLE.

La variole est une crise plus particulière à l'enfance qu'à un autre âge de la vie ; cependant tous les
humains sont exposés, à tout âge, à la subir, même
sous sa forme éruptive. La *cause* de cette maladie
consiste en une portion de flegme qui s'est filtrée
dans la circulation, où elle a été convertie en pus par
la chaleur de la *sérosité*. Ce sont ces matières qui
causent le frisson, la fièvre, l'assoupissement, les
lassitudes, les douleurs, parce qu'elles gênent et dérèglent la circulation du sang. Ces symptômes sont
ceux du premier temps de la maladie.

Le sang qui, dans cette circonstance comme dans
toutes celles de la vie, tend à sa dépuration, milite

contre ces matières ; il les porte à l'extrémité des vaisseaux capillaires pour les expulser et pour faire éruption. Alors la peau se couvre successivement de *pustules purulentes*, en plus ou moins grande quantité ; ce qui fait que la fièvre se calme, et que bientôt elle cesse entièrement. Tel est le second temps de la maladie.

Le troisième se caractérise par le desséchement et la chute en poussière des pustules varioliques, douze jours, environ, après la manifestation des premiers symptômes.

La petite vérole est meurtrière, ou par la malignité de la contagion, ou d'après la mauvaise nature des humeurs du malade. Si le sujet se portait mal avant d'être attaqué de cette maladie, ou si ses humeurs étaient corrompues depuis plus ou moins de temps. il est infiniment plus exposé que s'il jouissait d'une parfaite santé ; il l'est encore davantage si la contagion est maligne. Si la malignité porte le caractère de pourpre ou de putridité, elle peut empêcher que la crise ne s'accomplisse ; en résistant aux efforts de la Nature, les matières peuvent très-promptement causer la mort, en gangrenant les viscères, ou en arrêtant la circulation du sang, par la compression que la *sérosité*, dans ce cas excessivement brûlante, exerce sur les vaisseaux.

Pour empêcher que cette maladie ne cause la mort, et pour prévenir tous autres accidens, il est une précaution préservatrice et facile à prendre, que voici.

Quand il est reconnu que la contagion variolique a pénétré dans la contrée ou dans la ville que l'on habite, c'est un avertissement pour s'en défier, et

pour prendre garde de ne point confondre ses avant-
coureurs avec une incommodité passagère, ou une
autre maladie ; sans doute qu'on n'est mieux averti
sur son compte que par les signes du premier temps
dont il vient d'être parlé. Mais pour ne point se mé-
prendre dans ces conjonctures, ni compromettre la
vie d'un individu, il faut, sans différer, dès qu'il
perd la santé, provoquer des évacuations réitérées
avec le vomi-purgatif et le purgatif, comme si on
voulait détruire la *cause* d'une fièvre ordinaire, ou
de toute autre affection ; alors on se conduit d'après
l'article 2 de l'ordre du traitement, et même d'après
le 5e, jusqu'à ce que la violence du mal ait cédé. En
supposant que ce ne fût pas la petite vérole dont le
malade dût être atteint, il sera, par ces évacuations,
guéri de la maladie qui l'a attaqué, et le but, quant
à sa santé, sera également rempli.

Au second temps, et lorsque la fièvre continue,
ou si la situation du malade laisse encore des inquiétudes, il faut donner suite aux évacuations, quoique
l'éruption variolique ait lieu, afin de prévenir tout
engorgement ou dépôt dans l'intérieur. Par ce procédé, réitéré autant de fois que le besoin l'exige, la
crise s'effectue, et soit que les matières soient légèrement corrompues, soit qu'elles soient fortement
dépravées, la vie du malade est également à l'abri
du danger, si toutefois dans le cas de nouvelle douleur ou menace d'accident, on répète la purgation
dans l'intervalle du desséchement des pustules.

Ce qui est également sûr, c'est qu'en évacuant
ainsi la *sérosité* corrosive qui est de nature à creuser
des cavités à la peau, ainsi qu'il arrive, l'éruption
n'y laissera aucune trace, et le malade, ainsi traité,

n'éprouvera aucun reliquat capable de produire dans la suite ces incommodités qu'on a de si fréquentes occasions de remarquer.

INOCULATION, VACCINE.

On a connu et pratiqué autrefois l'inoculation de la petite vérole. Ce système qui a éprouvé le sort de beaucoup d'autres, devait mourir plus tôt, puisque la saine raison l'a toujours repoussé. Un autre a pris sa place, et jouit aujourd'hui d'une grande faveur; c'est l'opération de la vaccine, qui a réuni tous les suffrages.

L'objet de l'inoculation était de communiquer la petite vérole, et on espérait par ce moyen rendre cette maladie moins funeste (vaine espérance, illusion trompeuse); mais celui de la vaccine est de la faire totalement disparaître. Voyez à ce sujet, le Chapitre III du *Charlatanisme démasqué*; il vous fournira d'importans renseignemens sur cette matière.

La vaccine est l'opération, et le vaccin est la matière que l'on insinue dans le corps poreux de la peau. Cette matière a été originairement tirée d'une pustule trouvée au pis d'une vache anglaise ou écossaise. Cette découverte ayant été accueillie, l'enfant vacciné a fourni du vaccin pour tous les autres; ainsi se transmet cette matière comme se transmettait le virus variolique du temps de l'inoculation.

On regarde comme avéré que la vaccine éteindra la petite vérole, tellement qu'on ne verra point cette maladie régner tant que la vaccine sera pratiquée. Nous sommes loin de vouloir élever un doute à cet égard. Mais en toutes choses il faut considérer la

fin, et porter ses regards plus loin que n'a encore
fait le commun des hommes jusqu'à présent. Doit-on
croire que, d'après la vaccination, la cause matérielle de la petite vérole ne subsiste plus ? Pour avoir
cette croyance, il faudrait être convaincu qu'il ne
restât plus de *cause* pour produire des maladies. Or
s'il n'y avait plus de *cause* de maladie, il s'en sui-
vrait qu'il n'y aurait plus aucun malade, puisque
la *cause* de la petite vérole est la même que celle
qui est attachée à l'existence de tous les êtres, et
qui fait éprouver tout état de maladie.

Telles nous paraissent les conséquences qui doivent dériver du principe que voici : La petite vérole
étant une crise par son caractère, et ayant la même
cause et le même objet que les crises en général, on
doit reconnaître que la classe malade, que l'on croit
bien affranchie de la petite vérole au moyen de la
vaccine, ne gagnerait point assez à cette découverte
si l'art ne venait ultérieurement à son secours. On
ne peut pas contester que les malades vaccinés,
comme ceux qui ne l'ont point été, peuvent également
ment perdre la vie, soit à défaut, soit par l'insuffisance de crises essentiellement protectrices de
l'existence humaine. L'observation démontre que la
vie leur est souvent redevable de sa durée, dans
nombre de cas où la malignité de la putréfaction
des humeurs n'est pas telle que la Nature n'en
puisse faire la crise ou provoquer l'évacuation.

Si un père est redevable à la vaccine de ce que
ses enfans ne seront point attaqués de la petite vérole, qui les lui enlèverait peut-être, ce chef de fa-
mille doit être bien content de ce moyen préservatif.
Mais si ces mêmes enfans, après avoir éprouvé les

différentes crises qu'on remarque, soit par des dévoiemens, soit sous les différentes formes éruptives
à la peau, ou bien par quelque dépôt, quelque
fièvre éphémère ou autrement, deviennent tellement malades que la mort les enlève à la tendresse
paternelle, soit par inflammation, gangrène, pourriture des entrailles, soit par l'effet de toutes autres
lésions à l'intérieur, alors il est démontré que cet
accident n'a d'autre cause que l'impuissance où s'est
trouvée la Nature d'évacuer les matières putréfiées
qui ont produit ces ravages. Et si après avoir, en
temps utile, appelé l'art au secours de ses enfans, ce
bon père néanmoins vient à les perdre, quoiqu'il
ait pris toutes sages précautions pour les conserver,
n'est-il pas indubitable que leur mort résulte du
défaut d'évacuation de ces matières ?

Disons donc, en toute assurance, que l'art, jusqu'à présent, n'a point secondé la Nature par une
purgation analogue à ses besoins, en égard aux humeurs dépravées qui causent toutes maladies ; et
qu'à défaut de possibilité de la Nature de s'en délivrer, ces matières corrompues causent la mort,
qu'on peut nommer justement mort prématurée,
parce qu'elle arrive à toute époque où la cessation
de la vie n'est pas la conséquence de son assez longue
durée.

DE LA ROUGEOLE.

Cette éruption est une crise comme la petite vérole ; mais elle est généralement moins funeste, et
elle n'est caractérisée que par élévation de pustules
séreuses. Sans doute qu'il est indispensable de bien
évacuer la *fluxion* qui les produit, et de même la
masse des humeurs qui en sont la source. C'est in-

contestablement la même conduite qu'il faut tenir dans le cas de cette affection que contre la petite vérole , eu égard à la bénignité ou à la malignité de cette éruption, et au caractère de l'affection générale du malade. Elle commande les mêmes procédés que la variole, tant dans les cas qui font craindre pour la vie des malades, que pour éviter les reliquats que la rougeole laisse souvent après elle , faute de les avoir suffisamment purgés.

SUR LA COQUELUCHE.

Les enfans sont plus sujets à s'enrhumer que beaucoup de grandes personnes, lorsque par leur défaut d'expérience, ou le manque de soin de leurs surveillans, ils s'exposent aux brusques transitions du chaud au froid, par des jeux ou exercices qui souvent n'ont d'autre frein que l'extrême lassitude : telle est la principale cause occasionelle de cette maladie. Mais l'embarras ou l'encombrement des premières voies par la plénitude humorale, mérite une autre attention pour délivrer ces malades de la *cause* qui produit en eux l'enrouement, le vomissement, la toux convulsive, et autres symptômes à la suite. L'âcreté de leurs humeurs, bientôt corrompues, forme la *fluxion;* celle-ci, pour l'ordinaire, ne tarde point à produire des effets variés, des interruptions et des retours périodiques ; dès lors il s'établit des accès plus ou moins violens , quelquefois même convulsifs, selon que la matière a acquis plus ou moins de malignité, et que les membranes de la poitrine et les organes de la respiration s'en trouvent affectés. Tel est le caractère de la coqueluche.

Cette maladie trop souvent termine la vie des ma-

lades après les avoir fait long-temps souffrir. Il est
d'usage de s'arrêter à des adoucissans et toujours
des adoucissans. S'ils calment la maladie , ils n'en
évacuent point la *cause* , et c'est pour cela que ces
malades peuvent rester avec un principe de dégénération dans leurs humeurs, qui les conduit à
des affections de tous genres, et langoureusement à
la mort.

Si la coqueluche est attaquée dès son commencement, elle sera détruite en évacuant d'après l'art.
1er de l'ordre du traitement, ou au moins d'après le
2e; si l'affection est chronique, on se conduira d'a-
près le 4e; si les accès devenaient par leur violence
de nature à inquiéter, il faudrait agir d'après l'article 3. Quel que soit celui des articles que l'on
suive, on ne peut négliger l'emploi du vomi-purgatif; il est indiqué dans ce cas au moins alternativement avec le purgatif, et plus souvent encore
en raison de deux doses au moins contre une de
ce dernier évacuant.

DU CROUP.

Cette maladie, particulière aux enfans, sur laquelle on n'a pas peu disserté, est néanmoins encore l'écueil des traitemens qui ont été imaginés.
Nous sommes d'accord avec ceux qui ont observé
cette maladie, sur l'existence d'une membrane qui
s'établit dans la trachée-artère, et sur celle d'une
matière purulente qui l'accompagne. Nous n'avons
encore vu nulle part que la cause formatrice de ces
deux corps étrangers ait été expliquée; et on ne
nous a point enseigné à éviter l'une plus que l'autre.
Les traitemens par les saignées , les vésicatoires ,

et les expectorans en général, sont-ils analogues avec la *cause* de cette maladie ? nous croyons pouvoir démontrer qu'ils ne le sont pas.

Le croup n'a point une *cause* différente de celle de toutes les maladies du corps humain, et les moyens curatifs ne peuvent différer non plus de ceux que la Nature indique et dont l'expérience justifie tous les jours le succès. Nous avons plus d'une fois démontré que la corruption inhérente aux humeurs, leur donne différentes natures; nous avons établi ce que peut, à l'égard de toutes les espèces de maux, la *sérosité*, aussi peu reconnue que la source qui la produit semble être *profondément* ignorée. Nous avons expliqué la formation du pus, celle des glaires, celle de la matière des nodus, celle des graviers et de la pierre, par l'action de cette même *sérosité*, l'agent de toutes condensations et concrétions qui ont lieu dans le corps humain. Nous ne craindrons donc pas d'avancer que la membrane du croup est, comme celle du kiste dont nous avons parlé, l'œuvre de la sérosité humorale agissant sur une quantité de flègme et de glaires, qui évidemment croupissaient dans les premières voies, bien long-temps avant la manifestation du croup proprement dît. C'est de la masse du pus, préalablement formé par la *fluxion* avec ces deux genres d'humeur, que la membrane en question a pris naissance; la *sérosité* en est seule l'agent formateur en cuisant avec la chaleur spéciale dont elle est pourvue, une portion de cette matière jusqu'à une consistance membraneuse. Ce qui se fait dans ce cas, est comme ce qui se passe dans plusieurs liquides où il y a aussi un agent formateur, ainsi qu'il est démontré par les effets résultans pour produire des corps coagulés et condensés, des peaux et même des membranes : tels sont le vin , le vinaigre , la bierre , le cidre , etc., où l'on trouve ces mêmes corps établis par la présence d'un agent qui réside en eux.

La cause prédisposante au croup vient de ce qu'on ne se rend pas raison de la *cause* des maladies, et de ce qu'on veut toujours guérir sans le secours de la purgation, ce qui est de toute impossibilité. Les enfans sont très-sujets à des plénitudes, et comme ils n'ont pas l'aptitude de cracher, ils n'ont point la ressource de l'expectoration. C'est mal à propos qu'on laisse à la Nature le soin de s'en décharger, puisque cet état a pu être suivi de l'affection croupale, de même qu'il a pu en être précédé. Par suite des progrès et comme conséquence du principe de cette maladie, viennent les signes d'altération dans la santé ; c'est alors que la prévoyance est nécessaire ainsi que dans tous les autres cas d'indisposition.

On ne doit pas craindre de purger jusqu'à l'entière guérison du malade ; souvent l'application de l'article premier de l'ordre du traitement pourrait suffire. C'est parce qu'on tient une conduite opposée que la fièvre et les douleurs arrivent, que l'affection devient sensible, la respiration gênée , et que la voix change d'une manière tout-à-fait étonnante. Peut-être alors a-t-on déjà à se repentir de ne point avoir pris l'avance dès les premiers temps de la maladie ; il faut donc, sans perdre un moment, évacuer d'après l'article 3 , avec le vomi-purgatif, au moins deux doses successivement, et le purgatif en troisième ; sauf à réitérer de cette manière jusqu'à

l'éloignement du danger; alors on se conduit d'après
l'article 2 , ou l'article 4. Si la matière purulente n'a
pas séjourné assez long-temps pour avoir pu endommager les viscères, et si la membrane n'a point encore acquis une consistance trop compacte ou trop
difficile à détruire , on sauvera le malade.

RÉPUGNANCE DES ENFANS CONTRE LES MÉDICAMENS.

Il en est des enfans comme d'un certain nombre de
grandes personnes que l'on rencontre dans la pratique ; la répugnance contre les médicamens naît
trop souvent chez les uns et les autres ; puis , l'indo-
cilité des premiers vient encore souvent grossir
l'obstacle. Ce que nous avons déjà dit de la répugnance, page 136 , s'applique incontestablement aux
enfans comme aux adultes.

C'est bien , sans doute, de rechercher les moyens
possibles d'affaiblir , à l'égard des enfans surtout,
le déboire des médicamens ; mais après avoir employé tous ceux qui sont connus, il faut tâcher encore de vaincre leur répugnance. Il est si peu douteux que la maladie et la mort planent particulièrement sur l'espoir de la société , qu'il est prouvé par
toutes les observations faites à ce sujet, que sur
mille enfans qui naissent en même temps , au bout
de dix ans il n'en reste qu'environ cinq cents. Quelle
matière aux réflexions ! Pères et mères , dès que la
maladie se manifeste sur vos enfans, purgez-les de
suite. Si vous tardez à le faire, la maladie fera des
progrès ; et plus elle en aura faits, plus il faudra
multiplier les doses. Soyez leur médecin. Pénétrez-
vous bien de ce principe : indépendamment des souffrances que vous leur éviterez , vous leur épargnerez

encore le déboire inévitable d'un plus grand nombre
de doses. Il pourrait même arriver que n'étant plus
les maîtres de vos enfans, vous les vissiez périr par
suite de leur obstination à ne pas les avaler.

Je ne suis pas parvenu à faire prendre à ma fille,
dont j'ai déjà parlé, un si grand nombre de doses
que je l'ai dit, sans avoir eu à lutter contre sa répugnance et sa mauvaise volonté. La première fois
qu'elle en fit refus, c'était à l'âge de quatre ans et
demi. Sans ajourner, je me saisis de mon réfrac-
taire, et la bouche ouverte de force, j'y versai la
dose : elle la rejeta. Une seconde dose, avec la même
contrainte, fut aussitôt répétée. La malice était au
point de cacher cette dose dans un côté de la bouche,
avec le dessein de faire accroire qu'elle avait été
avalée, pour la rejeter plus tard. Cette dose revint :
une troisième fut répétée. Pareil stratagème fut employé. Une volonté fortement prononcée et intimée
comme il convenait, fut suivie d'une quatrième
dose. Celle-là fut prise avec résignation et docilité.
Aux menaces je fis succéder la douceur et la récompense. De ce moment, l'enfant ne montra jamais la
moindre hésitation pour prendre les doses, et ce fut
au point qu'il me suffisait de placer, le soir, à côté
de son lit, la dose du lendemain ; et il faut tout dire,
l'enfant renversait elle-même la potion, d'une petite
bouteille qui la contenait, dans un verre pour la
boire ; et à mon lever elle était déjà prise ! Ce
triomphe ne s'est pas borné à faire prendre quelques
doses, puisque cette malheureuse enfant en a pris,
avec la même facilité, l'énorme quantité que j'indique en l'article qui la concerne, page 124.

C'est en faisant comme j'ai fait, que les pères et

mères prouveront leur amour pour leurs enfans. Mais, disons-le en passant, sans trop tirer à conséquence, combien n'en est-il pas auxquels il faudrait pour eux-mêmes appliquer la contrainte dont on vient de lire le récit ? Combien d'individus n'ont pas l'instinct de leur conservation ? Au moins, plaignons-les....

CHAPITRE XVII.

Maladies de la peau.

SUEUR ORDINAIRE.

Les affections de l'enveloppe du corps humain reçoivent leur caractère d'une portion de la masse fluide des humeurs corrompues qui circulent avec le sang, et qu'il jette par les pores de la peau, ou qu'il a déposée à sa surface. Cette éruption marche incontestablement avec l'insensible transpiration. La sueur ordinaire est l'effet de l'échauffement du corps, produit par l'exercice, ou, autrement, par une température échauffée. Elle est alimentée par la masse de fluide et se continue selon la durée de l'échauffement et l'état des pores de la peau plus ou moins relâchés.

Provoquée dans le cas de maladie, par des moyens sudorifiques internes, ou par une surcharge de couvertures dans un lit bien bassiné, la sueur rend des services plus apparens que réels, et l'espèce de soulagement qu'on en éprouve n'est tout au plus qu'un soulagement momentané. Incontestablement ces sudorifiques n'attaquent pas la source de la maladie; au contraire ils en font passer une partie avec le sang, et cette matière est la cause de l'affaiblissement qu'on remarque si souvent. La provocation de la sueur, par quelque procédé que ce soit, ne peut avoir qu'un résultat tout externe, et uniquement superficiel; c'est donc au moins un moyen insuffisant, s'il ne traîne pas de danger à sa suite; on s'y arrête parce qu'une constante erreur l'a placé sous le couvert du préjugé.

S'il peut être dangereux de forcer la sueur à l'aide des moyens propres à l'accélérer, il ne faut pas pour cela l'empêcher, ni s'opposer à la transpiration; se défendre de l'extrême est chose qui marque la sagesse : il faut laisser la Nature agir librement par les voies excrétoires de la peau.

SUEUR CONTINUE.

Si les cavités renferment une quantité de matières aqueuses, et si ces matières ne cessent de se porter à la peau, il en résulte une sueur abondante et continue. Souvent cette transpiration a une odeur qui atteste la corruption de la source qui la produit. Quel que soit son caractère, elle est toujours d'une nature assez mauvaise pour qu'on ait raison de la redouter. Si cette matière vient à cesser de se porter à la peau, il en peut résulter l'enflure des jambes; si elle se concentre dans quelque cavité, l'hydropisie, ou d'autres maladies en seront le résultat.

Cette sueur étant toujours un effet de la dépravation chronique des humeurs, il faut, pour la détruire, pratiquer l'évacuation d'après l'article 4 de l'ordre du traitement, jusqu'à ce que la source en soit entièrement évacuée, et que le malade ait recouvré la santé.

DE LA GALE.

De toutes les maladies de la peau, la gale est la plus contagieuse. Elle peut se communiquer par l'attouchement de la personne, ou par celui des linges et vêtemens qui lui ont servi. On a prétendu que dans la matière de la gale il se trouvait des animalcules, ou des animaux très-petits. Nous ne contestons point au microscope le mérite de grossir les objets, et nous ne recherchons point les fondemens de cette opinion. Mais ce sur quoi nous n'élevons aucun doute, c'est que cette maladie est causée par la corruption des humeurs fluides, au moyen du contact; corruption qui s'insinue par les pores de la peau, et qui bientôt établit ses ramifications avec la masse entière des humeurs, ainsi qu'il est dit, chapitre II.

Il est de plusieurs sortes de gale ; les unes sont plus malignes et plus difficiles à détruire que les autres. Il a été reconnu que la personne infectée de quelque virus, le vénérien par exemple, venant à gagner la gale, pourra la communiquer d'un caractère malin, même des plus rebelles au traitement, qui exigera une longue persévérance du malade pour se dépurer entièrement.

On emploie ordinairement différentes pommades, différentes sortes de topiques, que chacun compose à sa volonté ou d'après ses connaissances. Cette pratique est ce qu'on appelle l'absorption cutanée ; mais il n'est que trop vrai qu'elle se rattache au système faux de prétendre détruire en traitant par dehors, des maladies qui ont une cause toute interne. La saignée et les boissons délayantes ou apéritives, sont

les médicamens, ou la base des traitemens à l'intérieur. Cette manière de traiter n'est propre qu'à donner lieu plus tard à une maladie sérieuse, dont la
cause alors dérive de ce qui n'était originairement
qu'une incommodité légère et facile à détruire. La
saignée fait évidemment rentrer dans les voies de la
circulation la matière de la gale ; et c'est parce que
le sang en devient surchargé et qu'il en forme le dépôt, que dans la suite il en résulte des affections de
différentes espèces, et même les plus graves.

Pour détruire sûrement la gale, il faut, lorsqu'elle
est encore récente, purger pendant la première semaine, d'après l'article premier de l'ordre du traitement ; répéter de même la seconde ; et ainsi, la
troisième s'il en est encore besoin. Si la gale est
compliquée avec quelqu'autre maladie ancienne, ou
si, par elle-même, elle est maligne ou chronique,
on doit purger d'après l'article 4 du même ordre de
traitement, jusqu'à guérison radicale.

Il est évident, et la pratique l'a démontré tant
de fois, qu'il ne peut rester de doute à ce sujet que
dans des esprits enclins à repousser toutes les vérités, qu'en travaillant à faire disparaître l'affection
de la gale, l'action des purgatifs peut détruire plusieurs autres maladies ou infirmités dont le même
individu serait atteint. Tel est l'avantage d'une
Méthode qui a reconnu l'unité de *cause* des maladies, qu'en se traitant pour une, on en peut à la
fois détruire plusieurs.

A l'appui du traitement de la gale, il est nécessaire d'une friction journalière, avec une pommade
antipsorique inodore, dont la base est la céruse en
poudre et un peu de précipité rouge, incorporés

avec le saindoux, ainsi qu'on la trouve toute pré-
parée chez le pharmacien Cottin.

DES AFFECTIONS DARTREUSES.

Les dartres se présentent sous différentes formes, comme il en existe de plusieurs espèces. Il en
est de farineuses; ce sont celle où la *sérosité* brûle
l'épiderme ou la surpeau, la dessèche et la réduit
en poussière. Il en est d'autres qui sont appelées
vives, et il en est encore de corrosives ou rongean-
tes; ce sont celles qui ont pour cause l'action de la
sérosité excessivement chaleureuse ou corrodante,
et qui s'est concentrée dans le tissu de la peau pro
prement dite. Ces dartres, à l'égard de quelques
personnes, ne se communiquent point. Celles qui
sont contagieuses s'acquièrent comme la gale, et se
communiquent comme elle, par l'effet du contact.
Le même traitement que celui de la gale, tant extérieurement qu'à l'intérieur, opère également la
cure radicale de la dartre sèche.

La dartre enflammée ou suppurante réclame,
tant qu'elle reste dans cet état, une autre application, c'est-à-dire le simple cérat jusqu'à ce qu'é-
tant desséchée, il soit possible de lui appliquer la
pommade dont on vient de parler. La purgation
doit être pratiquée plus activement que dans le premier cas.

Quel que soit le caractère du vice dartreux, il
réclame le même procédé que les autres maladies,
puisque sa *cause* n'en diffère pas. L'article 4 de
l'ordre du traitement lui est applicable comme à
toutes les autres affections chroniques.

TACHES, BOUTONS SUR LA PEAU.

Beaucoup de personnes, les femmes particulièrement, sont exposées à avoir des taches sur la peau. Les boutons sont autant de dépôts dont il importe d'évacuer la source pour parer aux événemens réservés pour la suite. Ces affectious décèlent la dépravation des humeurs, et presque toujours les taches et les boutons sont des signes avant-coureurs, s'ils ne sont pas caractéristiques d'un état de maladie ; car il est rare que les taches et les boutons sur la peau existent sans que les individus n'éprouvent pas quelques incommodités plus ou moins notables. Le meilleur cosmétique c'est la purgation ; cependant nous ne prétendons pas proscrire la parfumerie ; au contraire nous désirons que l'agréable et l'utile soient mieux unis que jamais ils ne l'ont été ; mais la purgation doit être réitérée autant qu'il est nécessaire, jusqu'à ce que la source des fluides altérés ou corrompus, qui surchargent la lymphe et sont portés par le sang à la peau, soit entièrement expulsée.

En répétant ici ce que nous avons déjà dit en parlant des maladies du sexe, page 231, nous dirons encore, et avec la même assurance, qu'en se purgeant d'après l'article 4 de l'ordre du traitement, elles pourront éprouver un double avantage. La belle femme n'enlaidira point ; celle qui est la moins favorisée sous le rapport de la beauté, sera plus ragoûtante avec ses couleurs naturelles qu'avec un coloris artificiel ; et toutes, par ce procédé, arriveront au rétablissement de leur santé, comme elles conserveront leur existence.

La même pommade antipsorique contre les autres affections de la peau se trouve souvent réclamée par celle-ci.

DE L'ÉRYSIPÈLE.

L'éruption érysipélateuse est une tumeur plus ou moins chaleureuse ou inflammatoire, surmontée de boutons à la peau. Cette éruption a comme les autres maladies, la plénitude humorale pour cause efficiente; le sang porte la *fluxion* du centre à la circonférence, et il le fait comme pour alléger les viscères, qui en sont alors trop encombrés.

Ce serait une erreur de croire qu'il fallût laisser au corps malade la charge ou le soin de se délivrer de la sérosité humorale qui caractérise cette affection, avant de pratiquer la purgation; il faut au contraire, dès l'apparition de la maladie, user du purgatif, au moins d'après l'article 2; car l'article 3 est souvent indiqué, et ne peut être préjudiciable au commencement du traitement. Le vomi-purgatif est nécessaire quand il est réclamé par la plénitude des premières voies. On ne peut trop s'empresser d'évacuer la *cause* de l'érysipèle pour en prévenir les suites fâcheuses, telles que la gangrène et même la mort, qui arrivent souvent parce que l'on a préféré aux moyens curatifs, la saignée, les sangsues, les différentes fomentations, les adoucissans, ou autres palliatifs ou procédés nuisibles.

CHAPITRE XVIII.

Des tumeurs, dépôts, ulcères.

Toutes les tumeurs humorales, tous dépôts, bubons, clous ou furoncles, charbon, apostèmes, et autres éminences à la peau , qui sont formées de matières épaisses ou purulentes ; et tous autres dépôts survenant à l'extérieur du corps , produits par des matières séreuses , et quels qu'en soient le genre et le caractère , lorsqu'ils abcèdent d'eux-mêmes , ou quand l'opération en a été la suite , se terminent les uns et les autres , comme on le sait , par un ulcère , ou tout au moins une plaie.

La même *cause* qui produit ces affections au dehors donne lieu , à l'intérieur , aux dépôts , aux tumeurs , aux engorgemens de différentes natures , aux obstructions de différens genres , soit au pylore , au foie , à la rate , ou sur quelque viscère que ce soit. Seulement cette cause alors a pris une direction opposée en divers cas ; dans le premier , en se portant à la circonférence du corps , et dans le second en se rassemblant au centre. Quelle que soit la manière dont ces affections se manifestent , quels qu'en soient le caractère et la dénomination , à l'intérieur comme par dehors , elles sont toujours inévitablement causées par la corruption des humeurs , et de même que toutes les autres maladies.

La nomenclature des affections qui sont les suites immédiates de dépôts quelconques , est très-étendue , selon le système dominant. Mais nous ne considérons ici ces sortes d'affections que sous le rapport de leur source , et de la guérison qui s'en suivra , si l'on détruit cette source ; et nous nous abstiendrons de tous détails qui seraient superflus , quant à l'objet dont nous nous occupons.

Autrefois l'on était dans la ferme persuasion que le pus était formé par le sang , ou que le sang des personnes qui avaient des tumeurs , des dépôts , des abcès, des ulcères, se tournait en pus. Puisque l'on est bien revenu de cette erreur, que l'on sait parfaitement, aujourd'hui, que le pus procède des humeurs, et que le sang l'expulse par l'issue d'une plaie ulcérée, il faut espérer que toutes les erreurs préjudiciables à l'art comme aux malades disparaîtront également. Mais rien que la manière dont on traite encore ces sortes d'affections, prouve suffisamment combien mal sont comprises la *cause* et la source qui les produisent et les entretiennent.

A l'égard de l'apostème, c'est une partie du flegme recuite en forme de glaire par la chaleur active de la *sérosité*, qui la convertit en pus dans la suite. Le sang, pour dégager son mouvement, gêné par cette matière, la rejette sur les parties qui sont, par leur forme, leur structure, ou leurs dispositions particulières, susceptibles de recevoir un dépôt : telles sont les différentes glandes, et en général les cavités, etc.

Si la *sérosité* est rassemblée et déposée seule, comme il arrive dans les tumeurs dites séreuses, dont il vient d'être parlé, telles que celles nommées squirre, cancer, polype, sarcocèle, et quelques loupes, l'affection est différente, et elle présente un autre caractère que quand de grosses matières ont suivi la *fluxion* dans le dépôt.

La fièvre qui précède ou qui accompagne les dépôts en général ; l'inflammation qui y survient ; les douleurs qui en sont la suite, sont causées par la *sérosité* et par les matières qui gênent le sang dans son mouvement. C'est la chaleur brûlante de la *fluxion* qui, réagissant dans le torrent de la circulation, convertit définitivement la matière en pus ;

c'est la *fluxion* qui , par son principe corrosif, ronge la peau et fait le trou qui donne issue à la matière purulente , lorsque l'apostème ou dépôt abcède sans opération.

D'après ce que l'œil découvre dans les cas de dépôts suivis d'abcès, il est donc incontestable que la sérosité humorale est revêtue d'une bien grande malignité , toutes les fois que le corps humain est en état de souffrance. Cependant, dans tous les cas de maladies internes, et de douleurs quelconques, où incontestablement les humeurs ont la même malignité que dans l'abcès, on semble , par le peu de précautions que l'on prend généralement pour en délivrer les malades, ne pas la leur reconnaître. On se trompe donc si l'on pense que la *sérosité* soit moins malfaisante, par exemple, dans le cas d'une fièvre inflammatoire , ou d'une douleur violente ressentie en dedans ou par dehors, que dans celui où elle brûle, corrode les chairs et fait un trou.

C'est encore la *fluxion,* tant que sa source subsiste dans le sujet malade, qui entretient, après les opérations chirurgicales usuellement pratiquées , des ulcères chancreux, squirreux, cancéreux, sarcomateux, et les autres ulcères qui ont succédé aux tumeurs charnues, enkistées, ou sans kiste ; c'est elle enfin qui produit ces fâcheuses conséquences, comme elle a contribué à la formation des tumeurs, des dépôts et abcès qui ont été le sujet des opérations.

C'est en s'enfiltrant jusque dans la substance des os, que la *sérosité* cause des exostoses, et qu'elle donne lieu à la formation de l'ankilose vraie ; ainsi qu'en se rassemblant dans les parties charnues et tendineuses, elle produit la fausse ankilose. Ces affections se rattachent aux précédentes pour le traitement, qui ne peut différer en rien que ce soit.

Tout dépôt, toute tumeur, tout engorgement, toute obstruction, se formant en quelque partie du corps que ce soit, extérieurement comme par dedans, démontrent indubitablement que le sang est surchargé d'une matière humorale corrompue; et ces affections attestent l'état de maladie de l'individu.

Ce rejet des humeurs de la part du sang se fait quelquefois lentement; c'est alors un dépôt par congestion; et si le dépôt se fait rapidement, si la tumeur s'élève pour ainsi dire à vue d'œil, c'est le dépôt par fluxion.

Les dépôts se terminent par la résolution ou par la suppuration, quelquefois par induration ou durcissement, d'après la matière qu'ils renferment, ou bien selon les remèdes que l'on emploie extérieurement. Il est toujours plus avantageux, sous divers rapports, de chercher à détruire la *cause* et la source des humeurs, ainsi qu'il est possible par la purgation suffisamment répétée, que d'abandonner le malade aux propres efforts de la Nature; car, en supposant que le dépôt se termine avantageusement sans le secours de la purgation, l'individu ne reste-t-il pas alors exposé à éprouver un nouveau dépôt, ou tous autres accidens plus ou moins graves? Le corps n'étant point dépuré, il est à craindre pour son état sanitaire.

Si, au contraire, dès l'apparition d'une tumeur ou d'un dépôt, l'on pratique la purgation selon l'article 2 de l'ordre du traitement, et si l'on appose le résolutif ou répercussif convenable sur le dépôt ou la tumeur, on peut les faire disparaître par cette purgation, s'ils sont susceptibles de se dissoudre. Si le dépôt ne se dissout point, si la matière qui le forme est destinée à la suppuration, il abcède de lui-même, ou autrement on l'opère selon le besoin ; alors on le panse d'après les indications chirurgicales. Toujours il résulte de la purgation pratiquée en vue de fondre la tumeur, que c'est autant de moins sur la masse des matières, qui, par défaut d'évacuation, entretiendraient la suppuration ; et cette purgation, qu'il faut continuer encore après la suppuration établie, et d'après le même article 2, ou, selon le besoin, d'après le 4e, en détruisant la source des matières nuisibles, favorisera la cicatrisation de la plaie ; et la cicatrice qui aura été opérée par régénération, ne laissera point de reliquat à la suite.

C'est incontestablement parce qu'on n'use point des moyens prescrits dans cette Méthode, que tant de dépôts ou d'abcès dégénèrent en ulcères chroniques, et qu'il en arrive tant de malheurs aux personnes qui s'en trouvent affligées. Dans cet état d'affection chronique, la purgation doit être pratiquée d'après l'article 4 de l'ordre du traitement.

Si ces affections sont établies aux parties dépendantes des premières voies, il faut user du vomi-purgatif selon l'indication, pour détourner la *fluxion* et les humeurs qui s'y portent, à l'effet de faciliter l'action du purgatif qui en doit opérer l'évacuation.

De tous les malheurs qui arrivent, le moins grand peut être regardé comme un sujet de consolation, par l'affligé qui doit, au moins pour se soulager moralement, comparer son état à une situation pire encore que la sienne. Le malheur est plus grand, lorsqu'un ulcère s'établit dans le gosier, dans l'œsophage, dans les intestins, au rectum, ainsi qu'il arrive, dans ce dernier cas, par la fistule à l'anus. Ces lieux de passage des alimens et des déjections auraient besoin d'être suppléés, mais cela ne se peut. Dans ces cas, il faut que les malades renforcent leur patience en redoublant de courage et de persévérance pour triompher des difficultés.

Il convient de panser les ulcères deux fois au moins par vingt-quatre heures, avec un emplâtre d'onguent suppuratif doux, qui reçoive les matières que le sang expulse par l'issue pratiquée, et qui les garantisse des injures de l'air, afin que les sucs nourriciers régénèrent la chair et la peau, à mesure que la purgation les délivre des matières qui empêchent leur action régénératrice et cicatrisante.

L'emploi de la charpie, des tentes, des bourdonnets, ainsi que le lavage des ulcères sont nuisibles à leur cicatrisation radicale. Ces moyens ne peuvent être tolérés qu'au moment où le dépôt vient en abcès, ou qu'il subit l'opération de la main. L'onguent suppuratif, tel qu'il est connu et qu'il existe chez les apothicaires, peut être employé, tant que l'ulcère rend beaucoup; sauf à adoucir l'action de cet onguent, s'il en avait trop, comme lorsque l'ulcère vient à beaucoup moins suppurer, et alors on le mélange avec le cérat ordinaire. On doit par la suite employer le cérat seul pour aider au desséchement de la plaie, et on peut en augmenter l'action sicative en ajoutant sur une demi-once de cet onguent quelques gouttes d'extrait de Saturne; on l'appelle *cérat saturné*.

HUMEURS FROIDES, ÉCROUELLES.

Il y a, quant à la nature de la *sérosité*, et des humeurs qui la produisent, des exceptions à la règle commune, tellement que quelquefois la *fluxion* est dénuée de toute chaleur, et même qu'elle existe pour ainsi dire sans beaucoup d'acrimonie, comme nous l'avons fait observer, chapitre premier. C'est avec ce caractère qu'elle se montre assez ordinairement dans un affection glanduleuse, connue sous le nom d'écrouelles ou humeurs froides, et c'est parce que la fluxion est froide, qu'elle fait peu souffrir.

Cette maladie appartient à la classe des dépôts et ulcères, et demande les mêmes procédés qu'eux. On la combat avec espérance de succès, en suivant l'article 4, sauf l'emploi des moyens chirurgiques, autant que ces dépôts peuvent les réclamer.

DES PANARIS.

Le panaris et une affection qui se porte ordinairement aux doigts, sans que les orteils en soient absolument exempts. C'est un dépôt qui vient souvent après une piqûre, ou blessure quelconque; mais souvent il se forme sans qu'aucune cause externe l'ait provoqué. Les uns l'appellent mal d'aventure, et les autres, tourniole ou filet. Les douleurs qu'il fait ressentir sont toujours aiguës; lorsqu'il abcède, des excroissances s'élèvent souvent. Ce dépôt, ordinairement, a lieu sous le périoste, ce qui fait qu'il peut carier l'os et occasioner quelquefois la perte d'une ou deux phalanges. Un bon chirurgien fait très-bien l'ouverture du dépôt, et même souvent l'amputation du membre entier; mais détruire n'est pas guérir. Si l'on concevait la *cause* de ce genre de mal, qui n'est autre que celle des dépôts en général, on n'aurait pas si légèrement recours à une opération aussi douloureuse qu'elle est préjudiciable.

Plus d'une fois il est arrivé qu'un panaris récent a été détruit au moyen d'une seule dose de vomi-purgatif. Cet heureux effet s'est produit parce que la *sérosité* n'avait point encore eu le temps de former lésion à la partie affectée, parce qu'aussi le vomi-purgatif, d'après sa propriété connue, et, par sa première dose, a déplacé la *fluxion*, et qu'il l'a éva-cuée. Il est donc nécessaire d'employer ce médica-ment alternativement avec le purgatif, au commen-cement du traitement, qui doit être conduit d'après l'article 2, si toutefois la violence de la douleur ne réclame pas d'évacuer d'après l'article 3. Si le pa-naris est chronique, c'est un ulcère; dans ce cas il doit être traité comme ce genre d'affection, d'après l'article 4.

PLAIES DÉGÉNÉRÉES EN ULCÈRES.

Toute plaie faite par un corps tranchant, piquant, contondant ou déchirant, dont la guérison ne s'opère point comme il doit être d'une plaie simple, est dès-lors une affection compliquée avec une *cause* interne ou humorale, et il faut reconnaître que les humeurs du blessé sont plus ou moins corrompues. On n'en peut douter si la suppuration est abondante, lors-qu'elle se prolonge, si la plaie présente de l'inflam-mation, si le blessé a la fièvre, et quand il ne rem-plit pas les conditions du tableau de la santé. Il faut, dans ce cas, pratiquer la purgation selon celui des articles de l'ordre du traitement qui est ap-plicable à la situation du malade, d'après la violence de ses douleurs, l'ancienneté de sa blessure, ou de la maladie antérieure. Par ce moyen on dépurera son corps des matières qui donnent lieu aux symptômes ci-dessus, et on détruira les obstacles qui empêchent la cicatrisation de la plaie, la font dégénérer en ulcère, et peuvent même provoquer la gangrène.

Il est des ulcères chroniques, tant ceux qui sont venus à la suite des dépôts, que ceux qui ont succédé à des blessures, ou plaies dégénérées, dont la cure peut exiger un traitement de plusieurs années pour pouvoir en détruire entièrement la source, lorqu'elle est très-ancienne, ou que les humeurs sont atteintes d'une grande malignité. Pour asseoir un pronostic quelconque, on doit avoir beaucoup égard à la constitution physique des malades, à leur tempérament, à leur âge, à l'état de santé ou de maladie, antérieur à ce genre d'affection. Les ulcères qui rendent de l'eau sont plus dangereux et plus difficiles à cicatriser que ceux qui rendent du pus; il se peut même que la limpidité de cette eau soit un signe d'incurabilité à l'égard des premiers. Il est important de faire cette remarque : rarement un ulcère existe aux extrémités inférieures sans qu'il n'y ait pas à l'aine, du même côté que l'ulcère, une glande engorgée; s'il est placé aux extrémités supérieures, la glande engorgée est ou à l'aisselle ou à quelqu'autre partie du bras. Souvent il en est de même de ces engorgemens glanduleux dans les cas de dépôts ou apostèmes, comme dans celui des plaies et ulcères. Ces engorgemens indiquent un entrepôt de matières qui donnent lieu à l'abcès, et qui entretiennent l'ulcère après qu'il est établi. Pour opérer la guérison, il faut préalablement bue la purgation détruise cet entrepôt à l'effet d'amener la cicatrisation de la plaie ulcérée. Aussi voit-on l'ulcère s'améliorer à mesure que les glandes diminuent de volume, et celles-ci se dégonfler par suite de la purgation réitérée.

Ce serait un grand bonheur pour les blessés, que les chirurgiens se pénétrassent des principes de cette Méthode; ils suppléeraient, on l'ose dire, immanquablement aux défauts de leur théorie. Il est bien temps que l'on sache qu'il est impossible de cicatriser sans inconvénient, par des pansemens seuls, les ulcères et les plaies qui ont une *cause* interne. Il est également pressant de reconnaître qu'il faut médicamenter utilement par dedans pour détruire le principe des ulcères, qui est le même que celui de toute maladie. Que d'hommes on conserverait, qui périssent par suite de leurs blessures, et ne succombent que sous le poids de la corruption de leurs humeurs, qu'on n'a point évacuées!.....

AMPUTATION, GANGRÈNE.

Seulement à l'occasion d'une blessure résultante, par exemple, d'un boulet qui a emporté une jambe ou un bras, ou de toute autre cassure avec éclats, l'amputation paraît indispensable, parce que dans ces cas il convient de rectifier une sorte d'amputation déjà pratiquée, mais sans doute mal faite. Sans cette opération, la plaie pourrait ne pas se guérir, et le moignon restant incommoderait davantage le blessé.

Aux plaies dégénérées, de même qu'aux ulcères, intervient souvent la gangrène; elle attaque aussi les os en prenant alors le nom de sphacèle. On croit encore assez généralement que la gangrène vient du dehors, puisque c'est une espèce d'axiôme reçu, que l'amputation est nécessaire, de peur que la gangrène, en faisant plus de progrès, et marchant rapidement en avant, ne gagne du pied à la jambe, par exemple, et ainsi de suite. Cette fausse maxime en impose à beaucoup de personnes. C'est avec raison que plusieurs praticiens judicieux ont jugé l'amputation au moins inutile, parce que, comme ils l'ont dit, ou on ne guérira pas la plaie qu'on aura faite après avoir coupé, ou il est possible de guérir celle qui existe en ce moment. Est-ce un malheureux sort attaché au génie des partisans de l'amputation qui poursuit jusqu'à leur dextérité, et rend leur habileté illusoire? Mettons de côté la solution de ce problème, et faisons des vœux bien sincères pour qu'il soit reconnu comme une vérité plus que probable, que la gangrène peut rarement manquer de se reproduire après l'amputation. N'est-il pas bien douloureux que tant d'infortunés perdent leurs membres les uns après les autres, et finissent par périr misérablement?...

Si l'on voulait reconnaître que la gangrène est *causée* par la *sérosité*, émanant, dans ce cas, de la bile noire, et qu'elle a passé dans la circulation, ainsi qu'elle est rassemblée par le sang sur la partie malade; si l'on reconnaissait aussi que c'est la *fluxion* qui met à l'instant la partie à mortification, en brûlant ou consumant la chair et même les os, qu'elle rend fétides, on ne supposerait jamais la gangrène étrangère à la dépravation interne.

Dès que la plaie présente les premiers indices de la gangrène, il faut avoir la salutaire précaution de faire sortir du corps du malade la masse d'humeurs putréfiées qui l'ont produite. Il faut avoir égard au lieu où elle s'est portée, pour user du vomi-purgatif, auquel il faut indispensablement recourir, si elle est fixée à quelque partie des premières voies. Les doses de purgatif doivent être déterminées de manière à provoquer d'abondantes évacuations. La gangrène peut quelquefois être détruite au moyen d'évacuations pratiquées d'après l'article 2 de l'ordre du traitement, quand elle n'a pas encore une bien grande malignité. Ordinairement il faut évacuer d'après l'art. 3 : c'est la marche la plus certaine. A l'appui de ce traitement, il convient d'employer des compresses imbibées d'un puissant résolutif, tel l'eau-de-vie camphrée ; même un répercussif astringent, tel le vin blanc dans lequel on a fait dissoudre, à chaud, demi-once environ d'alun de roche, par litre de liquide ; ou tous autres résolutifs connus, dont le puissant et indispensable auxiliaire sera la purgation activée. On a soin de renouveler les compresses, ou de les réimbiber au fur et à mesure qu'elles perdent leur humidité. Après que la gangrène est tombée, on fait les pansemens indiqués pour les ulcères suppurans, et le traitement interne est conduit selon l'art. 4, jusqu'à guérison.

CHAPITRE XIX.

Maladies épidémiques.

En décrivant, chapitre premier, la cause générale des maladies, nous n'avons pu faire exception d'aucune espèce. Sont donc comprises en ce même chapitre, les maladies les plus graves, et tellement meurtrières, que, par les ravages qu'elles exercent et la consternation qu'elles répandent, elles alarment jusqu'aux Nations, ainsi qu'elles étonnent et mettent en

défaut les plus ardens observateurs et les hommes
les plus réfléchis. Cette épouvante générale perdrait
beaucoup de son caractère, si la Médecine était
autre que ce qu'elle est, ou si elle était ce qu'elle
peut être.

La cause interne, efficiente, immédiate ou intrinsèque des maladies épidémiques, sous quelques dénominations qu'elles puissent être comprises, est la
même et ne peut être autre que celle de toutes les
maladies; un surcroît dans son intensité et sa malignité fait la seule différence. Les causes occasionelles
de ces maladies sont aussi les mêmes qu'en d'autres
circonstances, ou telles qu'elles sont indiquées, chapitres II et III; mais alors elles exercent sur les humeurs la plus énergique action corruptrice que l'on
puisse concevoir. Nous laissons aux hommes qui ont
la tâche des règlemens sanitaires, le soin de méditer
sur les moyens d'atténuer au moins ces causes, s'il
n'est possible d'en préserver entièrement l'espèce humaine.

Cette différence dans le caractère des causes occasionelles et de la cause intrinsèque de ces maladies,
n'en fait naître aucune dans les moyens à opposer à
l'activité du mal; ils sont absolument les mêmes,
mais leur application est spécialement réglée par l'article 3 de l'ordre du traitement. La raison, éclairée
par l'expérience nous dit, que si la maladie déploie
une extrême vigueur dans l'individu qu'elle attaque,
il faut la combattre avec plus de vigueur encore
qu'elle n'en peut démontrer. Si elle a été remarquée
comme ayant une malignité ou une action meurtrière, telle que, dans l'espace de quarante-huit heures ou en moins de temps, elle ait pu ravir l'exis-

tence à des malades, il faut redoubler d'activité,
c'est-à-dire en mettre autant qu'il est possible dans
la marche du traitement, à l'égard de l'individu qui
en est atteint. Ce moyen préviendra la mort, qui
n'arrive jamais que par défaut d'expulsion des matières putréfiées ou pestilentes, qui par leur séjour
trop prolongé dans toute l'économie animale, exercent sur elle toutes sortes de lésions, et détruisent la
vie. C'est mal placer sa confiance que de la donner
à de prétendus antiputrides, ou antiphlogistiques;
c'est uniquement dans la sévère application de cet
art. 3, que les personnes qui auront le malheur d'ê-
tre atteintes de maladies pestilentielles, endémiques
ou épidémiques, pourront trouver leur salut. Nous
corroborerons peut-être encore ces assertions dans le
titre suivant qu'on va lire.

DES VIRUS EN GÉNÉRAL.

Sous le titre générique de virus, nous compre-
nons, avec les virus proprement appelés scorbutique, scrofuleux, cancéreux, dartreux, galeux, vénérien, hydrophobique, tous les produits délé-
tères de la dépravation ou putréfaction des humeurs
à laquelle l'homme, sur cette terre de misères, se
trouve malheureusement assujéti, et à laquelle il est
redevable des affections en tous genres qui l'affligent. Nous avons fait connaître, chapitre premier,
sous la dénomination de *sérosité* ou *fluxion*, une
matière subtile et délétère par sa nature, et qui
émane de la masse des humeurs; et avec raison
nous avons dit que plus le degré de la corruption
est élevé, plus cette matière renferme en soi de malignité, et plus elle est redoutable. *Sérosité* et *virus*

dans notre acception , sont deux mots souvent synonymes ; et toujours les virus, quels qu'en soient les caractères, sont une sérosité, plus ou moins nuisible, selon sa nature, à la santé et à la vie. Cette fluxion, comme seule cause efficiente de tout ce qui est douleur ou souffrance, et comme étant l'arme dont la corruption se sert pour détruire la vie, foudroye les malades par milliers, ainsi qu'on le remarque dans les épidémies; et en d'autres circonstances, les précipite au tombeau, assez souvent à l'instant même où l'on en redoute moins l'événement : telles l'apoplexie, la mort subite....

L'expérience nous a démontré que ces doctrines si vantées comme sublimes, par ceux qui les accueillent trop légèrement sans doute, et toutes ces théories, qu'à leur naissance les mêmes hommes préconisent en les disant bien appuyées sur des lumières certaines, sont indubitablement toujours fausses, et trop souvent nuisibles. Ou elles n'empêchent pas de mourir les malades qu'on aurait pu sauver par l'emploi des moyens plus en harmonie avec la Nature et mieux en rapport avec la *cause* des maladies, ou elles laissent ceux qui n'ont point succombé, en proie à des infirmités de tous genres : telles, dans les uns, l'épilepsie; la folie, dans les autres; et parmi le plus grand nombre, des dépôts, des ulcères, des affections nerveuses, des douleurs, et toutes sortes d'infirmités, au moins périodiques, si elles ne sont pas fixes ou continues. Nous indiquons franchement des moyens certains dans leurs effets, vérifiés par la pratique, reposant sur des faits notoires et avérés. S'ils ne sont pas constamment infaillibles à l'égard de tous les malades, ou à toutes les époques de la vie, c'est parce qu'il ne peut y en avoir qui le soient toujours, par la seule raison qu'il est un terme pour la durée de l'existence, que la Nature y a mis, et que nul mortel ne peut franchir.

On reconnaît par la pratique et par l'observation, qu'il n'est sorte de substance ou corps étrangers, que les humeurs ne puissent produire par la corruption qu'elles sont susceptibles d'acquérir, et qu'elles ont effectivement acquise dans les cas qui ont été le sujet des remarques que nous faisons en différens points de cet Ouvrage. Mais que ne peut-on pas remarquer encore? car plus les humeurs sont viciées, plus il peut se former de substances étonnantes dans le corps humain; plus enfin, on peut y voir de choses nouvelles et rares qu'on appelle phénomènes. Des curieux qui cultivent les sciences, les accueillent avec empressement; mais engoués de nouveautés, et en général de tout ce qui est superficiel, ils négligent le fond; et tout est ordinairement en pure perte pour l'utilité réelle ou la guérison des malades. Si l'on y regarde de près, si l'on réfléchit sur notre pensée, si l'on consulte les faits d'accord avec elle, on verra que nous ne nous écartons point de la vérité.

Certes, quels que soient le genre ou l'espèce de la maladie, tout malade a besoin d'une guérison radicale, et qui ne lui laisse ni reliquat, ni la crainte d'une rechute; mais qu'il est loin de trouver ces avantages dans les traitemens qui ne sont basés que sur le superficiel de la chose! Or, il ne peut y avoir que superficialité, si on n'a pas reconnu la cause interne des maladies. Quoi de plus superficiel que ces compositions pharmaceutiques, fruit d'analises chimiques, qui sont plutôt pour les savans un objet de curiosité, qu'un but d'utilité réelle pour les malades. Ce sont des savans, au moins d'apparat, qui ont posé en principe que les contraires se guérissent par les contraires; et par une conséquence de ce faux principe, ainsi que d'après un adage qui en dérive, on a prétendu que les maladies pouvaient être détruites par un contraire. Pour abréger, nous ne citerons qu'un cas parmi le grand nombre qui en existe, où ce même principe reçoit son application. Par exemple, si le malade renferme en soi une chaleur excessive ou brûlante, produisant une grande inflammation, on doit, dit-on, le rafraîchir à force, le refroidir par des moyens analogues, le mettre dans une région glaciale, et même le charger de glace.... Ce principe est de toute fausseté; car cette excessive chaleur est une matière; ce sont les humeurs très-corrompues alors qui la produisent; c'est la *sérosité* qui est elle-même cette chaleur, contre laquelle on emploiera vainement les réfrigératifs antiphlogistiques; ceux-ci ne peuvent empêcher que l'humeur consomptive ou extrêmement brûlante, ne reste au corps, et ne le détruise, comme elle détruira aussi la chaleur naturelle de l'individu, et par suite son existence. S'il s'agissait d'une chaleur résultante de la circulation accélérée des fluides, et du frottement des globules dont ils se composent, comme il arrive à la suite d'un grand exercice du corps, ou par la respiration d'un air brûlant, ou par l'usage d'alimens chargés de parties salines, acrimonieuses, ou échauffantes, ce principe pourrait recevoir une juste application; toutefois avec prudence; mais il est abusif de confondre des causes qui sont aussi distinctes, et dont les effets sont toujours différens. Cette méprise avec les conséquences funestes qui en résultent, n'auraient pas lieu si la *cause* des maladies n'était ignorée, ou au moins trop souvent méconnue.

Pour guérir, il faut de préférence à ces futilités que l'on donne pour de bons procédés ou d'excellentes recettes, employer des moyens sûrs : ceux que la Nature veut bien indiquer. Il faut, ainsi qu'elle le demande, pratiquer l'évacuation des humeurs, qui ne produisent de *virus* ou de *sérosité virulente*, qu'en raison de leur degré de putridité ou corruption. Il faut préférer ce moyen à tout autre procédé, puisque la corruption, qui déjoue toutes les combinaisons de la chimie, ne peut être arrêtée dans ses effets et ses progrès, qu'autant que la partie saine ou la moins corruptible, en est délivrée au moyen de la purgation. Les purgatifs dont nous avons parlé, les résineux et hydragogues, subtilisent tous les genres de *sérosité* ou *virus*, et en délivrent sûrement les malades, lorsque ceux-ci y ont recours à l'époque où les humeurs et la *fluxion* n'ont point encore acquis un caractère de ténacité, telle qu'elles ne puissent être évacuées. Il est des humeurs si invétérées, si profondément incrustées, et il est des cas où la *sérosité* est tellement infiltrée, tellement identifiée avec le sang, que toutes, de concert, résistent ensemble à l'action des purgatifs, avec une sorte d'opiniâtreté extrêmement difficile à vaincre. Alors la cure traîne en longueur, sans pour cela toujours ôter l'espoir d'une guérison.

Une pratique soutenue et couronnée par de nombreux succès, dont nous avons pu former un si gros

volume , exclut tout doute à l'égard de l'expulsion
des virus en général , et de tout ce qui se rattache à
la guérison des malades qui en ont été atteints. Mais
nous excepterons, dans nos assertions , tout ce qui
ne nous aura point été confirmé par l'expérience.
Nous n'avons point rencontré l'occasion d'administrer notre Méthode aux malheureux atteints du virus
hydrophobique, ni après la manifestation de la rage,
ni auparavant qu'elle se soit déclarée. Cependant
nous n'hésiterons point, tant nous donnons de
confiance aux principes qui nous servent de guide,
à dire qu'une purgation , prolongée pendant plusieurs semaines , pourrait, en détruisant ce virus dès
son intromission, prévenir les accidens qui sont à
redouter en ce cas. Il nous semble aussi que l'on
pourrait bien , si toutefois il était possible, et s'il n'y
avait point de danger à courir pour ceux qui admi-
nistreraient le traitement, appliquer amplement, et
sans discontinuation, la même purgation d'après
l'article 3. Aux conditions d'une purgation très-ac-
tive , nous préférerions, à la cautérisation, l'application sur la plaie , de l'emplâtre attractif de *poix
de Bourgogne*. Aussi, nous l'emploierions contre la
morsure de bêtes venimeuses , en usant aussitôt de
la même purgation. Nous abandonnons sur ces deux
sujets nos idées à qui pourra les méditer et s'éclairer
par l'expérience.

Dans notre confiance nous disons , et nous le répé-
terons sans cesse, qu'on ne guérira jamais que par la
séparation de la partie corrompue de celle qui ne l'est
pas encore, et en expulsant la première par la purgation; autrement l'autre subira le sort de celle-ci,
et la vie en sera prématurément détruite ; comme il

en sera toutes les fois que le traitement de cette Méthode aura été trop tardivement employé.

Nous ne pouvons trop recommander aux malades qui suivront ce traitement, pour cause de maladies virulentes, ou toutes autres maladies anciennes ou généralement réputées incurables, de se tenir sur la défiance, lors même qu'ils se croiraient guéris, de peur qu'un reste de *levain* ne se développe dans la suite. Ils pareront sûrement à cet inconvénient et l'éviteront, en se purgeant plusieurs fois de suite, de distance en distance, lors même qu'ils n'en reconnaîtraient pas l'absolu besoin, puisqu'en supposant que ce fût inutilement qu'ils le feraient, ils n'en pourraient recevoir ni dommage ni préjudice.

MALADIE VÉNÉRIENNE OU SYPHILITIQUE.

De toutes les maladies qui affligent l'espèce humaine, celles qu'il importe le plus de détruire radicalement, sont en général les virulentes et contagieuses. Les autres maladies n'attaquent pour ainsi dire que l'individu ; mais celles qui tirent leur origine de l'acte vénérien font beaucoup craindre encore pour l'espèce entière.

La maladie vénérienne, comme toutes les autres maladies, n'a d'autre cause que la corruption des humeurs. La dépravation de ces matières venant à se répandre dans les parties sexuelles et les viscères de la génération de la femme, ainsi qu'ils en sont imprégnés quand elle est affectée de leucorrhée maligne, peut y faire naître le virus vénérien. Le premier qui a communiqué cette maladie, où l'avait-il prise, si ce n'a pas été dans la source que nous indiquons ?

Le développement du virus peut être aidé par la communication des deux sexes, surtout si elle est récidivée ou multipliée, comme l'a fait remarquer ce couple d'athlètes, pour qui l'accomplissement du désir produisait moins l'assouvissement qu'une nouvelle aptitude à la conjonction. A ce sujet nous nous sommes rendu compte que la chaleur étrangère, qui s'établit dans tout corps malade, peut se porter dans les organes de la génération au point de les exciter à la copulation beaucoup au-delà des facultés naturelles. C'est aussi, ce nous semble, la même cause qui agit dans l'individu qui éprouve des pertes séminales involontaires pendant le sommeil; nous avons remarqué des personnes dans ce cas, sur lesquelles cette cause agissait indubitablement, car notre traitement les en a guéries.

La maladie syphilitique se communique de plusieurs manières différentes. L'action du coït est la plus commune et la plus sûre pour contracter cette maladie, avec les symptômes qui se manifestent sur la partie instrumentale; mais disons encore, puisque la preuve nous en est acquise, qu'une simple tentative de coït, même une approche d'inadvertance, sans que le contact soit bien sensible entre les parties, équivalent quelquefois au coït consommé; et toute autre espèce de contact avec un être infecté, même la seule aspiration de son haleine, ont trop souvent laissé voir leur dangereuse influence.

Ce qu'on nomme virus, c'est la sérosité humorale telle qu'elle est décrite, chapitre premier cette Méthode elle est tellement subtile dans ce cas, qu'elle pénètre par l'attouchement le plus léger; elle est si acrimonieuse, qu'elle fait ressentir les plus vives douleurs, ainsi qu'elle cause les différentes affections résultant de la contagion vénérienne, telles qu'on les remarque. Dans les uns, l'écoulement, l'irritation, l'inflammation arrivent; dans les autres, ce sont des ulcères, des excroissances, des engorgemens, des dépôts qui se manifestent.

La gravité des signes caractéristiques peut se composer de la malignité du virus communiqué ; mais elle dépend aussi beaucoup de l'état de dépravation ou de disposition à la corruption, dans lequel sont les humeurs des individus au moment où ils prennent la maladie. Ceux qui ne jouissaient auparavant que d'une faible santé, ou qui sont affligés de quelque infirmité, sont les plus exposés à de funestes suites, et les plus difficiles à guérir; ceux-là ont le plus grand besoin d'un traitement qui non-seulement soit propre à les guérir de la maladie vénérienne, mais encore qui les délivre en même temps de la *cause* de leurs autres incommodités : tel est le traitement de notre Méthode, parce qu'il embrasse l'unité de cause des maladies.

Si la maladie vénérienne, provenant de l'action du coït, ou de tout autre contact, n'avait point pour cause la corruption des humeurs fluides, corruption qui s'opère dans la suite par le virus ainsi communiqué, ce serait donc à ce même virus que seraient dus les douleurs et tous les accidens qui ont lieu? Si cela était, il les ferait ressentir comme corps étranger, aussitôt qu'il serait introduit, et même en s'introduisant dans les parties sexuelles ou ailleurs; dans ce cas, et incontestablement, il causerait de la douleur au moment qu'il s'insinue dans toutes les voies qui le reçoivent, et par où il pénètre. Or, ainsi

qu'on le sait, il s'écoule au contraire plusieurs jours
et même plusieurs semaines, entre l'action du coït
ou autre contact, et l'apparition du premier symp-
tôme ou de la première douleur; preuve incontestable qu'il faut le temps nécessaire pour que le virus
communiqué corrompe les humeurs, et qu'il en faut
un semblable pour que la *sérosité*, qui devient virus
et qui en produit les symptômes caractéristiques
dans la personne qui a acquis la maladie, puisse se
former par la corruption avec l'homogénéité du levain qui a été transmis.

Avant de parler des moyens curatifs, jetons un
coup d'œil d'observation sur ceux qui sont employés
selon la Méthode ordinaire. Les traitemens de cette
maladie ont été considérés comme palliatifs et comme
curatifs; examinons-les, pour en connaître les résultats. On a reconnu que c'était *blanchir* ou pallier
la maladie, en la traitant avec les saignées, les tisanes diurétiques, les bains, et quelque astringent
pour arrêter l'écoulement. Ce traitement, propre au
plus à diminuer l'acrimonie du virus, a été abandonné comme insuffisant. On a passé ensuite à celui
des sudorifiques, dans l'espérance qu'ils chasse-
raient le virus par la transpiration. On a dû remarquer qu'il est plus certain qu'ils le font filtrer dans
le tissu des chairs, ainsi qu'ils peuvent le faire
porter à la peau et dans les os, où il cause des exostoses, des éruptions, des engorgemens et des dépôts,
bubons, etc. Enfin, on en est venu à ce qu'on appelle
encore aujourd'hui le *grand remède*, et on croit
avoir trouvé le moyen curatif. Ce moyen consiste à
frictionner le malade avec le mercure cru, ou vif-
argent incorporé dans la graisse. On commence par

l'une des extrémités, et on continue sur les différentes parties du corps, jusqu'à ce que le malade
salive ou bave en abondance, et qu'il soit tombé
dans une rigoureuse torture. Une confiance aveugle
lui fait accroire qu'il a obtenu une guérison radicale; mais trop souvent le temps lui donne la certitude du contraire.

Il paraît que c'est aux antagonistes des frictions
que l'on doit l'usage interne du mercure différemment dulcifié. Peut-être ces prétendus remèdes cau-
sent-ils un peu moins d'accidens que le mercure en
friction ; néanmoins ils provoquent la salivation,
ébranlent les dents et les font quelquefois tomber ;
ils causent également des maux de tête, d'estomac,
et divers accidens qui ne permettent pas de douter
que le mercure, de quelque manière qu'il soit préparé et amalgamé, n'est pas plus l'ami de l'existence
humaine, ni plus curatif, ni moins un poison que
quand il est cru et administré en frictions.

D'après les remarques d'hommes qu'on a bien
voulu appeler *metteurs en principes*, ces moyens,
selon leurs propres expressions, ne *brident* pas le
virus comme le mercure en friction, auquel ils restent attachés. Leurs adversaires, en s'enhardissant,
ont passé du sublimé doux au sublimé corrosif, et
n'ont pas craint de faire entrer dans le corps humain, un caustique tel que la Chirurgie l'emploie
pour consumer et faire tomber les chairs baveuses
et spongieuses des ulcères. On l'a d'abord administré avec du lait, ou avec expresse injonction d'en
boire après l'avoir avalé, pour, sans doute, servir
de contre-poison; ensuite on a composé des liqueurs,
telles que celle du baron de *Van-Swieten*, auquel,

selon la tradition, l'on doit l'usage interne du plus
violent de tous les poisons chimiques. Quelques
grains de sublimé dans une pinte d'eau déguisée font
un spécifique qu'il faudra appeler *liqueur végétale ;*
dans un sirop, ce sera le *sirop anti-vénérien ;* avec
le suc dépuré de quelque plante, on aura un rob
anti-syphilitique : : *item*, il faut bien donner un nom
à la chose dont on veut établir le cours et le débit.

C'est une erreur de croire que le mercure ou ses
préparations aient les propriétés requises pour guérir les vénériens. Les humeurs, viciées par le virus,
ne peuvent être moins corrompues ni moins chaleu-
reuses après qu'elles ont été amalgamées avec des
mercuriels, et même, si l'on veut, avec un tout autre
absorbant qui n'en aurait pas les qualités nuisibles.
Bien certainement les ravages que des matières aussi
gâtées peuvent produire, sont encore augmentés par
ces préparations, insuffisantes sans doute, mais dangereuses par leur nature caustique ou corrosive, ou
au moins très-acrimonieuse, ainsi que tant d'occasions le font reconnaître. Le mercure cru est un
minéral extrêmement froid, par conséquent il est
grand ennemi de la chaleur naturelle, et très-dange-
reux sous ce seul rapport. Insinué par les pores, il
pénètre dans la circulation ; il peut, par sa froideur,
appaiser la chaleur brûlante du virus ; mais il ne l'é-
vacue point : de là son insuffisance. Susceptible de
se réunir dans les vaisseaux comme il s'est subdivisé
pour y pénétrer, ne peut-il point, par sa réunion en
globules plus ou moins gros, arrêter tout à coup la
circulation du sang, et faire périr subitement une
personne ? Sa froideur, comme ennemie de la chaleur naturelle, dispose encore à cet événement, dont

les exemples sont plus fréquens qu'on ne se l'imagine. Si d'ailleurs il se sublime dans les vaisseaux, ne peut-il pas en résulter une âcreté capable de les comprimer et d'arrêter pareillement le cours des fluides? Si l'on ne redoute pas ces accidens possibles, c'est probablement parce qu'ils peuvent n'avoir lieu que plusieurs mois et même plusieurs années après le traitement terminé, et que quand ils arrivent on leur attribue une toute autre cause que la véritable.

Les différentes préparations du mercure ont, sans le contester à leurs auteurs, la vertu qu'ils désirent; aussi bien que les frictions, elle arrêtent l'écoulement des gonorrhées, la suppuration des chancres et des ulcères; elles font également disparaître les bubons, les poireaux, les éruptions; enfin elles *guérissent* assez généralement les maladies vénériennes. Mais c'est comme le fait le mercure, c'est en émoussant ce qu'on nomme l'acide vénérien ou la *sérosité virulente* qui cause les différens syptômes de la maladie, que ces préparations lui permettent de rentrer dans la circulation : voilà l'effet qui résulte de ces traitemens, et qui fait croire que les malades sont guéris; ils ne sont cependant qu'empoisonnés, et la plupart jusqu'aux os. Il s'en trouve beaucoup qui en ont bientôt acquis la preuve par les douleurs qu'ils ressentent peu de temps après leur prétendue guérison. Souvent ces douleurs sont si aiguës, que plusieurs souffrent des maux horribles; d'autres deviennent perclus; et le plus grand nombre reste avec des infirmités de toutes espèces, telles que délabrement d'estomac, digestion de plus en plus difficile, vieux écoulemens, continuels ou périodiques, et plus ou moins contagieux. De plus, il en résulte très-

souvent l'ischurie, la strangurie, la dysurie, maladies qui conduisent dans la suite aux affections les
plus graves des voies urinaires ; enfin les malades
échappent rarement à tous ces autres reliquats et affections que l'on remarque, et qui, s'ils étaient
justement appréciés, les éloigneraient du mariage,
qu'ils contractent néanmoins comme s'ils étaient en
réelle sécurité.

Notre pratique journalière nous a fait voir un
grand nombre de victimes de ces traitemens, et
nous fortifie dans l'opinion où nous sommes que la
cause de tous les accidens remarqués dérive autant
de l'action mordicante des poisons transformés en
remèdes, que du virus lui-même. Point de doute
qu'après le traitement et la prétendue guérison, le
malade a dans le corps, et le remède et le mal ensemble ; il est certain aussi que son sang se trouve
surchargé de la corruption et du médicament mer-
curiel, qui de concert le gênent dans son mouvement, ainsi qu'ils menacent de l'arrêter. On remarque très-souvent que le sang, comme s'il *voulait*
conserver encore quelques temps la vie au malade,
rassemble ces corps étrangers, et les dépose dans
une cavité pour s'en décharger, et, le plus souvent,
la poitrine est le lieu qu'il choisit. Mais alors il est
rare que le malade ne succombe point promptement ;
car le mercure et le virus réunis sont souvent bientôt ulcéré ou gangrené les viscères de cette partie.

La maladie vénérienne n'admet pas plus les poisons que les autres maladies. Il n'y a qu'une manière
pour la détruire sûrement, et cette manière ou ce
moyen, c'est la purgation, parce que la *cause* de
cette maladie se rapporte au point d'unité de cause

de toutes les maladies qui sont dans la Nature. Les purgatifs hydragogues indiqués dans cette Méthode, n'exceptent point les viscères de la génération ; ces purgatifs parcourent les glandes prostates et les vésicules séminales, ainsi que toutes les parties sexuelles ; ils nettoyent et purifient tout, en dissolvant les matières épanchées, les raréfiant et rappelant dans le canal intestinal par les émonctoires ordinaires, à l'effet d'en opérer l'expulsion par les voies naturelles des excrétions. Ce moyen guérit si sûrement qu'il remet les malades dans leur état primitif, tellement qu'aucun reliquat ne peut influer à l'avenir, ni sur leur constitution individuelle, ni sur celle de la personne qui cohabiterait par la suite avec eux, ni par conséquent sur les enfans nés de la cohabitation.

Il est encore prouvé par l'expérience que nombre de malades, en suivant notre Méthode, ont évacué les parties mercurielles qui avaient été employées à leur traitement primitif, et circulaient avec leurs fluides. Ceux qui seraient dans le même cas pourraient donc se mettre à l'abri de toutes espèces de craintes à cet égard, certains d'en éprouver les mêmes résultats.

Quels que soient les syptômes de la maladie vénérienne, récente ou ancienne, c'est en suivant l'article 4 de l'ordre du traitement de cette Méthode, que l'évacuation du virus doit être pratiquée, sauf l'application de l'article 3, si des accidens le réclament. Le vomi-purgatif y est nécessaire dans les cas de plénitude d'estomac, qui empêcherait les purgatifs de passer par les voies basses. Il est indispensable, et il faut en user souvent lorsque quelque

syptôme de la maladie se manifeste à une partie dé-
pendante de la circonscription des premières voies.
Plus les doses évacuantes se suivent de près, plus tôt
la guérison est opérée. Le régime est fort simple et
le même que celui dont il est parlé dans cette Méthode ; le malade n'a qu'à s'abstenir dans ses occupations habituelles, d'un excès de travail, et dans
sa nourriture, de tout extraordinaire, de même que
des boissons spiritueuses en général, n'étant cependant pas obligé de se priver de sa boisson ordinaire,
ni de vin, pourvu qu'il les corrige et qu'il en use
modérément.

Parmi les procédés souvent employés extérieurement, plusieurs sont dangereux. Les injections et
autres introductions dans l'urètre ne peuvent qu'ir-
riter et exciter l'inflammation, ou donner lieu à des
accidens de toute nature dans cette partie. Il suffit
de se bien pénétrer qu'on ne peut guérir autrement
qu'en médicamentant par dedans ou par la purgation,
pour s'abstenir de tous ces procédés, toujours nuisibles ou sans utilité. S'il existe des plaies, des dépôts, des excroissances, etc., il faut les traiter
chirurgiquement ; mais il faut attaquer convenablement et constamment la source qui les produit, et
ne jamais oublier son entière expulsion, qui ne peut
s'effectuer autrement que par la purgation réitérée,
comme il a été dit, ou jusqu'à la guérison complète
ou radicale du malade.

Depuis qu'on a fait un sujet de risée de cette affection, les conséquences et les désastres en sont
devenus plus funestes, et cependant moins redoutés.
Certes, il est plus aisé de pallier ou blanchir, et
même d'empoisonner les malades avec les différen-

tes préparations mercurielles, bien exactement dé-
guisées, que de les guérir radicalement. D'après ces
considérations, plus généralement senties que la
vérité ne sera appréciée par le plus grand nombre,
il y aura beaucoup d'individus qui s'en tiendront au
plus facile des procédés, comme ils courront au
plus pressé, sans réfléchir aux malheurs de l'avenir,
quoique nous ne leur épargnions pas les plus salutaires avis.

Nous terminons ce chapitre en recommandant à
nos lecteurs de porter toute leur attention sur
l'ABRÉVIATION suivante, qui, résumant ce qui précède, ramène toutes les idées à un point d'unité
d'action, d'après lequel on ne peut craindre de se
tromper.

CHAPITRE XX.

ABRÉVIATION DE CETTE MÉTHODE.

Mise en action du traitement évacuatif.

En résumant dans ce chapitre, la description des
principes et des moyens qui constituent la *Médecine
curative*, faisant une sorte de fusion quintessenciée
de tout ce qu'il a fallu dire longuement, au sujet de
la CAUSE des maladies en général, que nous avons
fait connaître, et à l'égard de leur dénomination,
telle qu'elle est ou qu'elle pourra s'étendre, nous
nous sommes proposé le plus grand but d'utilité
pour la classe entière des malades ; et notre objet
principal, sans lequel ce but d'utilité ne serait point
atteint, est de porter tout être souffrant à évacuer

celle *cause* des maladies , seul moyen de les anéantir toutes ; d'après cet axiôme :

Plus de cause plus d'effet.

Avec la même pensée qui comprend et l'idée que fait naître la division du corps humain en deux parties , et l'idée qui se rattache au degré de souffrances tel qu'il caractérise la maladie dont l'art doit s'occuper , tout homme intelligent pourra diriger sûrement la marche , l'ordre et la gradation des évacuations qu'il faut observer pour délivrer les malades des matières qui les font diversement et plus ou moins violemment souffrir.

Pour sentir que cette Méthode est aussi sûre dans son principe qu'elle est facile dans son exécution , ne suffit-il pas de reconnaître la cause des maladies , telle qu'elle peut se former dans tous les êtres créés, et telle qu'on la voit se développer dans le corps humain ? On ne peut nier l'évidence de cette cause unique ; car, quelle que soit la diversité du genre et de l'espèce des maladies , l'individu malade souffre toujours de même , et sa vie peut plus ou moins , dans tous les cas, être menacée par la même cause qui agit.

Toutes les maladies internes, aussi bien celles dont le nom ne figure point dans cette Méthode, que celles qu'on y a dénommées, ayant la même cause matérielle ou la même source , telle qu'elle est indiquée, chapitre premier , se réduisent , de fait , à la seule maladie du corps humain ; c'est-à-dire en une seule maladie , puisque toutes les affections morbides ne sont autre chose qu'une situation opposée à l'état de la santé. C'est donc toujours la source ou la *cause* morbifique , qu'il faut évacuer pour en détruire tous les effets, toutes les émanations, et pour guérir sûrement dans tous les cas possibles, ou selon les ressources que la Nature peut encore posséder dans les sujets malades.

DIVISION DU CORPS HUMAIN ET DES ÉVACUANS.

Pour rendre le traitement facile, et plus certaine la guérison de tout malade, il faut, avec cette pensée dont nous parlions tout à l'heure et les deux idées qu'elle renferme et concilie si bien, ne voir que les seuls maux que le malade endure, reconnaître l'unique *cause* de ses souffrances, ne s'attacher qu'aux humeurs corrompues qui la composent, et les poursuivre énergiquement; d'abord jusqu'à soulagement notable, et ensuite, après quelques suspensions, réitérer le traitement jusqu'à guérison radicale. Quelque grandes que soient les difficultés, quels que soient les obstacles qui se présentent, on doit marcher constamment vers le but : des évacuations suffisamment répétées sont indispensables pour y arriver.

A l'effet de mettre à la portée de tout homme doué d'une intelligence même commune ou ordinaire, le traitement de tout malade qui présente encore des ressources pour sa guérison, nous divisons, comme nous venons de le dire, titre précédent, le corps humain en deux parties; en premières voies et en voies basses; et nous divisons aussi les évacuans en vomi-purgatif et en purgatif. Cette partition est nécessaire à l'effet de pouvoir attaquer avec succès la *cause* de la douleur ou de la maladie, soit qu'elle réside dans les parties hautes ou voies supérieures du corps, soit qu'elle ait son siége dans les parties inférieures ou voies basses. Nous allons décrire les unes et les autres parties.

Les PREMIÈRES VOIES, ou parties supérieures du corps humain, d'après notre division, commencent à la base de l'estomac, parce que, à partir de ce point, ce ventricule est susceptible d'évacuer par le vomissement : en remontant, les premières voies comprennent toute la poitrine, le cou, la gorge, le gosier, la tête, la face, la bouche, les dents, le nez, les yeux, les oreilles, les glandes du cou, des aisselles, puis s'étendent aux bras, aux mains, jusqu'au bout des doigts.

Les VOIES BASSES, ou parties inférieures, se composent, par conséquent, de toutes les parties qui ne sont point comprises dans la circonscription des premières voies : depuis la base de l'estomac, et en descendant jusqu'aux orteils.

Le VOMI-PURGATIF a reçu sa dénomination de ce qu'il évacue par les voies hautes et par les voies basses. Il est d'une efficacité reconnue contre les affections des parties supérieures. A la faculté de vider l'estomac pour favoriser au besoin le passage du purgatif, qui peut être rejeté par la plénitude de ce ventricule, le vomi-purgatif réunit le mérite de débarrasser la poitrine, et tous les viscères contenus dans sa cavité. Il attire à soi la *sérosité*, de quelque partie des premières voies où elle est fixée. Il divise cette *fluxion* rassemblée, l'ébranle et la déplace. S'il ne l'expulse pas entièrement par sa propre efficacité, il en rend au moins l'évacuation plus facile au purgatif, dont l'usage doit suivre, comme nous allons le dire dans les quatre articles de l'ordre de traitement qu'on va lire.

Nos savans antagonistes n'aiment point le nom de *vomi-purgatif* que nous donnons à ce qu'ils appel-

(314)

lent *émeto-cathartique*; ils trouvent notre dénomination *ignoble*. Mais nous, qui ne nous sommes point permis d'écrire pour eux ; nous, qui avons cru devoir écrire pour l'utilité du plus grand nombre, nous persistons à croire que la dénomination de *vomi-purgatif* est la seule dont la véritable signification soit bien entendue et bien comprise par les malades : c'est tout ce qu'il nout faut.

Le PURGATIF évacue seulement par les voies basses. Il doit être de la nature que nous avons indiquée, pour qu'il puisse faire sortir de toutes les parties du corps la totalité de la masse des humeurs corrompues qui sont la *cause* des maladies, ainsi que nous l'avons fait observer, chapitre IV. Il est du genre drastique, et il faut bien qu'il en soit ; mais il n'est pas violent comme la haine seule portée à la purgation s'est permis de le qualifier, contre toute vérité.

Le CLYSTÈRE, autrement appelé lavement, doit trouver place dans une Méthode qui repose sur l'évacuation humorale, puisqu'il s'y rattache par ses effets. Parmi les moyens qui sont à la disposition des personnes dont l'intelligence est la moins exercée, le lavement est un de ceux qui produisent le plus de bien, et qui sont capables de causer le moins de mal. Que n'en peut-on dire autant d'un autre procédé qui est également dans la main du peuple, c'est-à-dire des pernicieuses sangsues, avec lesquelles tant d'individus s'assassinent quand ils croient se soulager !...

Cependant on ne peut pas avancer qu'il ne soit jamais possible d'abuser du lavement ; car si l'on en usait indistinctement tous les jours, sans un motif déterminant, ainsi que nous avons remarqué des

personnes qui l'employaient sans raisonnement, il
arriverait qu'on ne laisserait point de fonctions à
faire à la Nature, à l'égard des déjections journalières, et qu'on ne saurait jamais quand elle serait
en état de les remplir librement. Hors cette considération, le lavement ne fait peut-être jamais de
mal. Sans doute qu'il est insuffisant pour guérir,
mais il soulage. A la vérité, c'est parce qu'il procure du soulagement, et qu'on manque d'une utile
expérience, qu'il peut, comme l'emploi de tous les
palliatifs, faire perdre un temps précieux; car pendant qu'on s'arrête à des lavemens, la maladie à laquelle on les oppose peut faire des progrès, et ces
progrès prouvent souvent qu'il était urgent de recourir préférablement aux moyens curatifs. C'est ordinairement après que ces moyens ont été réclamés
trop tardivement pour pouvoir guérir le malade, que
cette vérité est mieux sentie.

Le lavement est utilement employé dans le cas de
retard d'une des fonctions naturelles, dans le cas de
constipation, où il est indiqué : mais s'il soulage dans
cette affection, il n'en peut détruire la *cause*. Le
lavement n'est donc généralement qu'un palliatif,
qui doit être secondé par la purgation, seul moyen
capable de guérir; cependant il peut être utilement
employé, par exemple, pendant quelques jours consécutifs avant d'entreprendre le traitement d'une
maladie ordinaire, ou au moins la veille de le commencer; une personne habituellement constipée,
celle dont le système nerveux est affecté, un malade affaibli par les souffrances ou par les années,
et tous valétudinaires souffrant également par plénitude d'humeurs anciennement gâtées, font bien

de prendre quelques lavemens, même plusieurs
successivement, pour faire du vide ; c'est, pour la
purgation, une sorte de préparation souvent nécessaire, et qui jamais ne peut préjudicier au traitement. Ces mêmes malades, et tous autres, peuvent, et souvent ils doivent, pendant la suspension
de la purgation, telle qu'elle est indiquée dans l'ordre du traitement, se servir plus ou moins souvent
du clystère.

Il est beaucoup de personnes, parmi celles qui
n'ont point d'instruction suffisante, ou qui ne se
font pas une idée de ce que c'est qu'une purgation
adaptée à la *cause* des maladies, qui ne trouvent
point extraordinaire qu'un individu n'évacue pas
naturellement, même pendant plusieurs jours après
la purgation cessée. Cette fausse opinion qui les dirige, nous porte à croire qu'elles pensent que le lavement doit être l'unique ressource de ces malades ;
il nous semble donc utile de leur démontrer qu'elles
sont dans une erreur tellement grande, qu'elle peut
produire un notable préjudice à l'avenir. En conduisant à la constipation, cette erreur provoque la
nullité d'une des fonctions naturelles, tout aussi
indispensable que celle qui se rattache à la prise des
alimens ; nullité préjudiciable sans doute, ainsi que
nous en avons développé les conséquences en parlant de la constipation, page 184. Il faut donc que
ces personnes apprennent que ce n'est que quand il
n'y a plus de *cause* de maladie, que la Nature fait
toutes ses fonctions ; ces personnes doivent savoir
aussi que la constipation seule est un motif pour que
la purgation soit répétée après qu'un traitement
d'une durée quelconque a été suivi, quand même à

tous autres égards, les malades paraîtraient en bonne santé ; parce que la constipation subsistante deviendrait bientôt la cause d'une rechute : une trop longue interruption de purgation ferait perdre le fruit du traitement primitif.

Un lavement émollient est souvent utile le jour même d'une purgation, après qu'elle a achevé ses effets, pour humecter et adoucir la matière brûlante ou acrimonieuse qui reste encore à évacuer, et pour soulager les entrailles. Le même lavement conviendrait aussi dans le cas où une dose, soit purgative, soit vomi-purgative, dans l'espace de cinq ou six heures, ne commencerait pas ses effets par les voies basses, pour l'aider à les produire. Le besoin d'évacuations, qui est pressant dans les affections graves, peut réclamer des lavemens purgatifs.

La composition du lavement peut varier, selon qu'elle est requise. On sait que la décoction de graine de lin, de racine de guimauve ou autres plantes émollientes, prises en clystère, produit beaucoup de bien, surtout si elle est assez fortement chargée. Nous avons souvent, à des malades qui n'étaient pas susceptibles du traitement de notre Méthode, conseillé ces lavemens jusqu'à deux et trois chaque matin, le second étant pris immédiatement après que le premier avait été rendu, ainsi du troisième, retenus dans les entrailles aussi long-temps que possible avant de les rendre. Ces lavemens répétés plusieurs jours de suite, même pendant une semaine, produisirent l'effet d'une ou plusieurs purgations, et de notables soulagemens à ces malades, trop délicats, trop avancés en âge pour être évacués autrement.

Quant au lavement purgatif, on peut, dans le volume d'eau nécessaire pour remplir la seringue, ajouter trois, quatre et cinq cuillerées de vomi-purgatif, moins du purgatif; ou en place de ces évacuans, y faire infuser une demi-once de séné, même plus, ou bien y dissoudre une once de casse, plus ou moins. Des personnes ont mis dans cette même eau, un quart d'once, une demi-once, même une once de jalap en poudre, et s'en sont fort bien trouvées.

APPLICATION DES MOYENS CURATIFS D'APRÈS LES DIVISIONS QUI PRÉCÈDENT.

En conséquence de la division du corps humain et celle des évacuans, telles qu'elles viennent d'être faites, on doit se conduire de la manière suivante à l'égard des siéges généraux de la maladie; et ces siéges s'établissent ou dans les voies supérieures, ou dans les voies inférieures, d'après notre division.

Si la maladie a son siége aux parties supérieures du corps, c'est-à-dire que la douleur est ressentie à l'intérieur de quelqu'une des parties dépendantes de la circonscription des premières voies, ou qu'il y a plénitude d'estomac bien manifestée; dans ce cas il convient de commencer le traitement par une dose de vomi-purgatif; et en se conformant à celui des quatre articles de l'ordre ci-après, et qu'on a reconnu applicable au malade, administrer par suite le purgatif. L'un et l'autre de ces évacuans, tant que les premières voies sont affectées, sont nécessaires alternativement, au moins durant les premiers jours du traitement. Le lecteur voudra bien ne pas se trouver offensé de ce que nous faisons observer à tous, qu'alternativement veut dire un jour l'un et un jour l'autre évacuant ; ce qui doit avoir lieu si l'on suit le traitement d'après les articles 1, 2 et 4 ; et si le traitement est conduit d'après l'article 3, c'est l'une après l'autre, et aux distances indiquées dans cet article, que les doses d'évacuans doivent être répétées.

Si la maladie ou les douleurs des premières voies, traitées d'après l'article 3 parce qu'elles donnent des signes de violence ou de danger, n'ont point cédé à la première dose de vomi-purgatif, quand même cette dose n'aurait point produit d'évacuation par les voies basses, il convient d'en répéter une semblable : conséquemment, user de deux doses de cet évacuant contre une de purgatif.

Si l'affection des premières voies, moins dangereuse ou moins violente que dans le cas précédent, n'exige le traitement que d'après l'article 2, et si les premières voies n'ont point été suffisamment dégagées par une seule dose de vomi-purgatif qui pourrait avoir opéré davantage par les voies basses que par les premières voies, souvent deux doses de cet évacuant, avant d'en venir au purgatif, deviennent nécessaires pour délivrer les parties hautes. Cependant s'il était pressant d'opérer un grand vide par les voies basses, comme dans les cas d'inflammation, de forte fièvre ou de douleurs violentes aux extrémités du corps, l'usage du purgatif, après une seule dose du premier évacuant, serait préférable pour dégager la circulation et soulager généralement. Ainsi que tous les hommes peuvent le reconnaître, c'est par les voies inférieures que se font les déjections les plus abondantes et les plus salutaires ;

les voies hautes ne sont pour ainsi dire que le ré-
ceptacle d'une portion des matières de toute l'habitude du corps, et qui vient se rassembler dans cette
partie du tronc. Le vomi-purgatif a, il est vrai, une
action particulière sur cette partie ; mais il ne peut
remplacer le purgatif dans ses attributions, ni le
suppléer dans son efficacité : au moins il n'y a que
de rares exemples à ce sujet.

Si au contraire, lors des débuts du traitement,
le malade n'est nullement affecté des premières
voies, et si l'estomac n'annonce pas de plénitude
capable de repousser la dose purgative, le traitement doit être commencé avec le purgatif, et suivi
jusqu'à guérison, avec ce seul évacuant.

Mais il est à remarquer que la maladie que l'on
aura cru pouvoir détruire sans vomi-purgatif, pourra réclamer quelquefois dans le cours du traitement,
l'usage de cet évacuant. Les cas les plus ordinaires
où cette observation est applicable, sont ceux où les
matières collées à la partie supérieure de l'estomac
se trouvent ébranlées par la sortie de celles contenues dans les voies basses, et qui leur servaient de
soutien ; alors en se détachant, ces matières s'opposent au passage du purgatif, et provoquent le rejet de
la dose au lieu de descendre avec elle dans les intestins. Cette observation s'applique encore au cas
où la *fluxion*, changée de place durant le traitement, vient accidentellement se rassembler dans
les premières voies, ou sur quelque partie qui en
dépend, et y cause une douleur plus ou moins vive.
Ces cas, ou l'un d'eux, exigent que l'on se conduise
comme il est dit au sujet des affections des premières voies, c'est-à-dire qu'en place du purgatif, il

faut recourir à une dose du vomi-purgatif, et d'après l'ordre de traitement qu'on a adopté, le suivre avec le purgatif, jusqu'à ce que le besoin du vomi-purgatif soit indiqué de nouveau.

Il est à observer que beaucoup d'individus peuvent être guéris de maladies ou douleurs dans les premières voies, sans user du vomi-purgatif. Souvent le purgatif est suffisant, particulièrement lorsque ces maladies sont combattues dès qu'elles commencent à se faire ressentir.

Il est aussi des circonstances où le besoin du vomi-purgatif est indiqué, et où cependant il est prudent d'en différer l'emploi. Lorsqu'il s'agit de personnes âgées, faibles, délicates ; de celles en qui les humeurs sont dans un état de dépravation très-chronique ; celles que l'on craint de ne pouvoir guérir ni notablement soulager, à l'égard desquelles l'on soupçonne que la commotion occasionée par le vomi-purgatif, pourrait faire une trop forte impression sur leur constitution, attendu la mauvaise nature de leurs humeurs, on préfère l'évacuation par les voies inférieures, et à petite dose, à l'effet de diminuer doucement la masse de ces matières. La situation de ces personnes étant améliorée, on peut employer le vomi-purgatif quand il est indiqué.

Pour lever le doute à l'égard du début de tout traitement ; vu qu'il serait à désirer que l'on pût détruire toutes les maladies sans provoquer d'évacuations par les voies hautes ; vu aussi qu'il est des personnes qui les redoutent, quoique souvent à tort ; on peut tenter la guérison de tout malade sans employer le vomi-purgatif, notamment lorsque le besoin de cet évacuant n'est pas impérieuse-

14*

ment commandé; on le peut avec d'autant plus de raison que, s'il en est besoin, il sera loisible d'y recourir. Il y a impossibilité de s'en abstenir quand l'estomac, trop plein, vient à rejeter le purgatif, et que cet évacuant, réputé provoquer le vomissement, ne produit aucun effet ou trop peu d'effet par les voies basses, particulièrement si le vomissement a lieu plusieurs jours ou plusieurs fois de suite. Il est rarement possible de se dispenser d'employer le vomi-purgatif dans le cours du traitement des affections chroniques, parce que, dans ce cas, il faut attaquer sérieusement la source des humeurs : et c'est dans l'estomac qu'elle repose particulièrement. Cependant il est des individus que non-seulement les vomissemens, mais les vomitifs mêmes incommodent, ou rendent par trop malades; ceux là n'ont d'autre parti à prendre que d'y renoncer, en s'attachant uniquement au purgatif. Au total, l'essentiel est d'évacuer la *cause* des maladies, et peu importe le genre d'évacuans qu'il soit employé à cet effet; tous autres évacuans que ceux de cette Méthode, à mérite égal, et pourvu que le malade se guérisse, sont en tous cas admissibles : mais il faut prendre garde de se tromper.

Après avoir compris que s'il est des cas où l'on peut user du purgatif sans l'avoir fait précéder par le vomi-purgatif, on doit reconnaître qu'il n'en est point où l'on doive employer celui-ci sans le faire suivre immédiatement par le purgatif, puisque si l'on a usé de l'un, ça été pour faciliter le passage de l'autre, et favoriser ses effets. Cette prescription est bien contraire à l'espèce de tactique de nos praticiens du jour, qui, assez souvent, donnent à leurs

malades une dose d'émétique, et les laissent, avec
la corruption dans le corps, succomber sous son
poids destructeur, tandis qu'ils les sauveraient en
donnant suite aux évacuations. Cette vérité est tellement reconnue évidente, que, d'après elle, ce
n'est non plus qu'à la suite d'une dose de purgatif
que la suspension du traitement, dont il est parlé
aux quatre articles suivans, peut avoir lieu, à moins
cependant que le vomi-purgatif n'eût produit beaucoup d'évacuations par les voies basses, et qu'il eût
ainsi remplacé le purgatif.

TABLEAU FIGURATIF DE LA SANTÉ.

Avant de passer à la description de l'ordre du traitement qui doit être suivi contre toute maladie, il
est utile de placer ici un principe de gouverne, in-
diquant un point de départ, avec le but vers lequel
les malades doivent marcher, en se proposant de
l'atteindre. Sans doute, les médicamens sont nécessaires jusqu'à guérison obtenue ; mais ils n'ont plus
d'objet, et l'on n'en doit plus prendre, la santé
étant rétablie dans l'exercice de tous ses droits.

La santé dans un individu se démontre par l'absence de toute douleur, souffrance ou affection, en
quelque partie du corps que ce soit ; elle se caractérise par l'exercice libre et régulier des fonctions
naturelles, n'en exceptant aucune ; et ces fonctions
sont : un bon appétit aux heures réglées pour les
repas, une facile digestion ; point de dévoiement ni
constipation ; des évacuations libres une fois au moins
par vingt-quatre heures, exemptes de chaleur ou
cuisson sensibles à l'anus ; la libre sortie de l'urine,
sans acrimonie ou mordication à la partie ; ni dans

ce fluide, de dépôt de sédiment rouge ou briqueté, qui est un signe de douleur présente ou prochaine ; un sommeil paisible, à l'abri d'agitation ou rêves fatigans, ni trop long, ni trop court, relativement aux différens âges ; aucun goût de bile, ou autre mauvais goût dans la bouche ; ni aigreurs, ni renvois ou rapports désagréables venant des cavités ; la langue nette ; l'haleine inodore ; la peau sans aridité, acrimonie, démangeaisons, taches, boutons ou autres éruptions ; point d'hémorroïdes ; absence de chaleur brûlante dans toutes les parties du corps ; point de soif extraordinaire, à moins d'exercice ou travail échauffans, ou d'une autre cause connue ; uniformité de teint du visage, sans une variation de couleurs que la santé n'avoue pas ; chez la femme, jamais de ces écoulemens connus sous le nom de fleurs-blanches, n'éprouvant d'interruption dans ses menstrues, ni souffrance aux époques de leur retour périodique.

Tout homme qui veut autant qu'il est possible, se garantir des maladies et infirmités caractérisées auxquelles tous les humains sont exposés, et, par une conséquence toute naturelle, défendre son existence contre la maladie qui, par défaut de prévoyance, pourrait y mettre un terme prématuré, doit s'empresser de recourir à la purgation dans tous les cas où l'état de sa santé cesse d'être sinon en harmonie complète avec le présent tableau, au moins dans une situation qui en soit la plus rapprochée, si par son âge ou par toutes autres causes, il ne peut réunir toutes les conditions.

Toute personne doit revoir souvent ce tableau, et particulièrement s'observer avec attention, lors-

qu'il règne des maladies contagieuses , endémiques
ou épidémiques ; la même attention est recommandée à tout individu qui se trouve dans une position de nature à lui faire redouter l'influence des
causes corruptrices des humeurs , dont il est parlé ;
chapitre II : l'on doit agir en conséquence des remarques qu'on aura faites. La précaution , dans ces
circonstances , annonce la sagesse ; mais des craintes chimériques prouveraient évidemment contre
elle : c'est en dire assez à ce sujet.

ORDRE DU TRAITEMENT DIVISÉ EN QUATRE ARTICLES.

ARTICLE PREMIER.

Maladies récentes et légères.

Ainsi qu'il est une ligne imperceptible entre deux
objets contigus, de même il n'y a qu'un pas de la
santé à la maladie, et souvent il est très-court. La
maladie ne peut commencer sans que la santé ne
soit plus ou moins affaiblie ; aussi, la maladie ne
peut prendre d'intensité qu'autant que la santé serait détruite. On comprend dans cet article tous
les individus de l'espèce humaine qui , jouissant de
la santé , ainsi qu'elle est caractérisée au tableau qui
précède, viennent à la perdre tout-à-coup , ou à en
éprouver un sensible affaiblissement. Ce serait un
abus des termes et de la chose, que de se dire récemment malade , tandis qu'on est valétudinaire ou
d'une constitution maladive. Il n'est pas rare de
trouver des personnes qui donnent pour maladie
récente celle qui n'est véritablement, à leur égard,
qu'une rechute ou une continuité de leur maladi

primitive, faute d'en avoir jamais été radicalement
guéries. Ces malades sont dans le cas de l'article 4,
et non dans celui du premier.

Dès que la santé n'est plus en conformité avec le
tableau ci-dessus, les humeurs sont corrompues, au
moins superficiellement. Si la douleur ne se fait pas
ressentir aussitôt que ces matières sont dégénérées,
c'est parce qu'il faut ici, comme en toutes choses,
que la cause ait le temps de se former d'une manière
assez intense pour pouvoir produire son effet. Mais
il n'en est pas moins certain que toute incommodité
ressentie est la preuve que les humeurs sont plus ou
moins gâtées. Dans ce cas, une seule dose évacuante
a quelquefois produit d'heureux effets, c'est-à-dire
la guérison. Bien rarement une seule dose peut suffire; le plus souvent il faut, pendant deux ou trois
jours, répéter l'évacuation à raison d'une dose par
vingt-quatre heures ou environ, ayant égard au
siége de l'affection pour juger si le vomi-purgatif est
nécessaire, conjointement avec le purgatif. Il est
sensible que, dans le cas où les règles décrites en
cet article premier ne suffiraient pas, on doit se
conduire d'après celles tracées en l'article 2, qui
va suivre.

En suivant cet article premier, d'après les indications du TABLEAU DE LA SANTÉ, on coupe aussitôt pied
à la maladie, en en détruisant la cause naissante,
et par ce moyen on peut éviter de graves accidens.
C'est ainsi que l'art et la précaution se prêtent un
mutuel secours, et préviennent souvent des maladies fâcheuses.

ARTICLE 2.

Maladies graves récentes.

La maladie est plus intense que dans le cas de l'article premier, si les humeurs viennent tout à coup à être corrompues au delà de leur superficie. Si ces matières ont un degré de putréfaction, soit parce que les causes corruptrices ont exercé sur elles une plus forte influence que celle qui détermine l'emploi de l'article premier, soit parce que la personne a négligé d'évacuer les humeurs dès qu'elle était dans le cas de ce même article; alors les douleurs sont plus fortes, et peuvent devenir beaucoup plus dangereuses. La maladie est grave enfin, tant à cause de la malignité de la corruption, que par rapport à la sensibilité des parties qui se trouvent affectées, soit par inflammation, douleur violente, engorgement, dépôt, fièvre, perte d'appétit, de sommeil, soit autrement. Il est alors nécessaire de prendre un plus grand nombre de doses que dans le cas précédent.

Cependant c'est une vérité constante que les maladies récentes, qui sont classées dans le présent article, sont le plus généralement détruites en huit à dix jours de traitement : avantages que les Méthodes opposées à celle-ci ne lui disputeront certainement point avec succès. Mais, pour qu'il en puisse être ainsi, il est de rigueur que les malades prennent tous les jours, ou toutes les vingt-quatre heures, jusqu'à soulagement notable, une dose évacuante, soit vomi-purgative, soit purgative, selon le siége de la maladie, et jusqu'à ce que les douleurs soient au moins modérées, que la fièvre ait cédé ou dis-

(328)

paru, que les malades n'éprouvent que peu de soif,
qu'ils aient recouvré de l'appétit ou tout au moins
du goût pour les alimens, et du sommeil, bases
principales de la santé. Le succès sera encore plus
certain, si, dans le cas de fièvre brûlante, de douleur violente à la tête ou ailleurs, on agit, le premier jour du traitement, d'après l'article 3.

Arrivés au point de soulagement dont on vient de
parler, les malades peuvent suspendre la purgation
pendant un jour ou deux, selon leur situation. Ensuite ils la réitèrent pendant plusieurs jours, jusqu'à ce qu'ils éprouvent un mieux plus sensible encore. Au moyen de soulagement obtenu, et ayant
recouvré l'appétit, qu'ils satisfont prudemment, les
malades reprennent leurs forces et marchent à la
santé. Finalement ils réitèrent de même la purgation après l'avoir ainsi suspendue, et jusqu'à ce
qu'ils soient entièrement rendus à la santé.

ARTICLE 3.

Maladies les plus graves qui puissent exister.

Il se présente beaucoup de cas ou degrés de maladie qui causeraient de graves accidens, et même
très-promptement la mort, si les malades ne répétaient pas les doses aussi près à près les unes des
autres qu'on doit le dire dans cet article, et contre
lesquels la conduite tracée dans le deuxième serait
insuffisante. La putréfaction des humeurs, ainsi
qu'on l'a fait observer dans le cours de cet Ouvrage,
ne marche point du même pas; on l'a vue s'accroître
très-rapidement dans nombre d'individus, et leur
causer la mort en peu de jours, en peu de momens,
et lorsqu'on redoutait moins cet accident.

D'après la possibilité de cet événement, et pour l'éviter, il faut que l'ordre du traitement, ou l'évacuation de la putréfaction, soit en rapport avec la violence du mal, ou le danger qui menace, et toujours plus rapide que la corruption n'a d'activité et de malignité pour produire d'affreux ravages.

Toutes les fois donc qu'un malade est atteint de maladie aiguë, inflammatoire, apoplectique, et comme il peut être gravement attaqué dans les circonstances de maladies endémiques, épidémiques, contagieuses, pestilentielles, ou meurtrières au plus haut degré ; de même dans tous les cas où il est pris d'une douleur insupportable ; pareillement dans ceux où un organe sensible peut être promptement détruit par la malignité de l'humeur qui l'attaque ; comme aussi dans le cas de maladie chronique, lorsqu'une rechute ou une crise viennent tout à coup mettre en danger la vie du malade, ou si ses souffrances sont devenues extrêmement difficiles à endurer : dans tous ces cas, les doses doivent être répétées de quinze heures en quinze heures, ou de douze en douze si la violence de l'attaque donne les plus grandes craintes, et de plus près encore si quelques-unes de ces doses, prises trop faibles, ont manqué d'opérer abondamment.

Toutes les fois qu'un malade est dans la nécessité de rapprocher ainsi les doses, il ne faut pas négliger de les lui donner assez volumineuses, et d'un degré de purgatif suffisamment énergique, pour qu'elles produisent d'abondantes ou nombreuses expulsions ; car c'est en quelque sorte une suite d'évacuations et sans interruption qu'ils faut provoquer dans les cas périlleux ou d'insupportables souffrances, comme étant indispensables pour modérer le mal et pour éloigner le danger. Lors même qu'une dose prolongerait ses effets au delà de quinze heures de durée, il suffit que ses effets soient lents, que le danger ne diminue pas ou qu'il augmente, pour en répéter une autre afin d'accélérer la purgation, de peur qu'elle ne soit pas assez active pour produire l'amélioration dont le malade a le pressant besoin.

Il est des cas de violente attaque où l'effet d'un évacuant ne pouvant être assez prompt pour soulager incontinent et sans délai, il faut en appeler à toutes les ressources de la Nature. Dans ces cas on donne un lavement émollient ou purgatif en même temps que l'évacuant est intérieurement pris; sauf à répéter le lavement selon qu'il peut encore être nécessaire. Souvent aussi l'immersion des pieds dans l'eau, même aiguisée de farine de moutarde, et l'apposition de vésicatoires doivent avoir lieu aussitôt l'attaque et la prise de l'évacuant. De plus, une transpiration abondante provoquée par les procédés indiqués dans le chapitre V à l'égard des blessés, peut être fort utile. C'est lorsque le danger est éloigné, que le malade rentre dans l'ordre de l'art. 2, ou dans celui de l'article 4, s'il y était avant de suivre l'article 3. On trouve plus loin, au titre *Régime*, comment cette marche de la purgation peut concorder avec la subsistance à donner aux malades.

ARTICLE 4.

Maladies chroniques.

Il est maintenant prouvé par une pratique de plus de soixante ans, joignant à la mienne, celle de PELcas , mon bien estimable prédécesseur , et par les nombreux faits qu'elle a produits, non dans une simple contrée du globe, mais incontestablement, dans les quatre parties du monde, que si cette Méthode était universellement adoptée et suivie conformément aux trois articles précédens , les maladies chroniques, dont nous allons décrire la marche du traitement, d'excessivement communes qu'elles sont de nos jours, deviendraient infiniment plus rares. Les jeunes gens, par les ressources que la Nature leur donne particulièrement, en pourraient être à l'abri, tandis qu'ils y sont en quelque sorte les plus exposés à la suite de crises qui ont été peu salutaires, souvent par la faute des praticiens qui n'ont point su les favoriser en raison de leur besoin.

Sous le titre de MALADIES CHRONIQUES sont comprises toutes les maladies dénommées, toutes douleurs, obstructions, dépôts, ulcères, toutes incommodités, et généralement toutes affections ou souffrances qui ont pris dans un individu la place totale ou partielle de la santé, et dont la durée excède l'espace de quarante jours.

Ces maladies seraient rares si les conditions mises au soutien de cette assertion étaient scrupuleusement remplies. Tous les hommes peuvent être convaincus de cette vérité par leur propre réflexion; car si un individu peut exister pendant long-temps quoique malade, c'est évidemment parce que les humeurs qui causent ou entretiennent actuellement sa situation, ne sont ou n'ont pas été imprégnées d'une malignité meurtrière comme on le remarque dans les malades atteints de la putréfaction des épidémies, ou dans d'autres circonstances non moins

graves en ce qu'elles causent la mort en très-peu de
jours de durée. Dans ces derniers cas il peut arriver,
à l'égard de quelques sujets, que la corruption, plus
active que les secours ne peuvent être prompts ou
efficaces, quelque diligence que l'on puisse faire,
endommage les viscères, ou arrête la circulation et
laisse venir la mort, faute d'avoir eu le temps d'en
expulser la *cause*. Mais il en est bien différemment
des maladies qui, proprement parlant, sont devenues chroniques; la corruption des matières qui en
est la *cause*, n'était pas, lorsque ces maladies ont
commencé, tellement maligne, qu'on n'eût pu évacuer cette corruption de la manière expliquée aux
trois articles précédens. Ce qui l'atteste, c'est que
les malades n'y ont pas succombé; ce qui le prouve,
c'est la durée de leur existence, souvent pendant
plusieurs années, même dans un état de souffrance
plus ou moins aiguë.

Pour détruire les maladies chroniques en général,
et même habituellement réputées incurables ou mortelles, les malades doivent suivre le traitement de
la manière ci-après.

C'est l'article 2, plus ou moins prolongé, que les
malades doivent suivre au commencement du traitement de ces maladies, puisqu'ils doivent prendre
les doses pendant bon nombre de jours de suite
avant de les suspendre ou se reposer. Il est démontré par le raisonnement, en différens points dans
le cours de cet Ouvrage, ainsi qu'il est prouvé par
les faits accumulés à la suite de ce principe, qu'on
ne peut craindre la fréquence de la purgation, tant
elle a été répétée de fois consécutivement avec succès; de même il est hors de toute espèce de doute

que les malades ne pourraient atteindre à leur guérison , sans réitérer les évacuations en proportion du besoin, et d'après ce que l'expérience a confirmé.

Les malades qui, pour raison de la violence de leurs maux, sont dans la nécessité de répéter les doses avec toute la célérité dont la pratique leur fournit des exemples, à l'effet d'être plus tôt soulagés ; et ceux qui , sans être aussi souffrans, peuvent mettre la même activité dans leur traitement, l'abrègent beaucoup ; et tous également accélèrent leur guérison. Plus les doses seraient prises loin à loin les unes des autres, plus le soulagement en serait retardé, et plus le traitement deviendrait pénible et dispendieux , comme aussi la guérison pourrait n'en point résulter. Cet inconvénient n'aura pas lieu si les doses se suivent d'aussi près que possible. La marche accélérée que l'on recommande rend aussi la guérison plus sûre ; car la corruption pourrait sans cette marche, ou pendant un traitement trop lent , endommager les entrailles et causer la mort.

On peut faire ici cette comparaison : Le nombre de soixante doses évacuantes, prises par exemple , dans l'espace de quatre mois, pourraient bien ne pas avoir été suivies d'un résultat heureux, tandis que quarante seulement, employées en moitié moins de temps, auraient pu terminer le traitement : cet exemple peut souvent trouver son application.

En tout état de traitement, si la purgation, telle qu'elle a été suivie lors du commencement et durant un espace de temps assez raisonnable, n'a point produit un changement avantageux dans la nature des humeurs, ou dans l'état sanitaire du malade, il est à penser que la marche en a été trop lente pendant la période qui s'est écoulée. Dans ce cas, il est urgent d'activer la purgation en la prolongeant davantage avant que le malade la suspende, et celui-ci ne doit se reposer que peu de jours avant de la reprendre. Les doses évacuantes doivent être souvent réitérées, et se suivre tellement de près qu'elles puissent prendre le devant ou le dessus de la corruption restante à évacuer, qui est la cause corruptrice des nouvelles humeurs. Il faut tarir la source de cette cause corruptrice pour favoriser la régénération ou le renouvellement de la masse humorale, sans quoi la guérison ne pourrait survenir.

Le moins que les malades classés dans cet article 4, puissent faire pour espérer leur guérison, c'est de prendre les doses évacuantes dans la proportion de quatre ou cinq par semaine ; faisant en sorte que deux doses au moins soient prises deux jours de suite, si les cinq ne peuvent l'être consécutivement ; mais il est bien préférable qu'elles soient prises sans interruption. Les malades doivent continuer ainsi plusieurs semaines successivement, s'il est possible, jusqu'à ce qu'ils soient soulagés, et qu'ils aient recouvré l'appétit et le sommeil, s'il les avaient perdus. Alors ils suspendent l'évacuation pendant environ huit jours, plus ou moins, selon leur situation ; mais si le soulagement par eux obtenu vient à diminuer avant l'expiration de ce temps, il faut, du moment où ils s'en aperçoivent, qu'ils répètent un nouveau cours d'évacuations, en reprenant les doses comme en commençant, et qu'ils les continuent jusqu'à ce qu'un nouveau soulagement soit survenu. Alors ils relâchent encore la marche du traitement, comme

il vient d'être dit, même plus long-temps, selon
que leur situation s'est améliorée, et qu'ils se rapprochent davantage du TABLEAU DE LA SANTÉ, lequel
indique le but de tout malade en traitement.

Il est, entre une maladie récente et une maladie
chronique, cette différence bien sensible, que contre la première il faut répéter les évacuations sans
interruption, pour ainsi dire, jusqu'à guérison,
ainsi qu'il est dit, articles 1er, 2 et 3; et que contre
la maladie ancienne, cette conduite de la purgation,
nécessaire au commencement du traitement pour diminuer le volume de la corruption et alléger les
souffrances, doit être alternativement interrompue
et reprise comme il vient d'être dit. Quelquefois
même il est nécessaire que la purgation soit suspendue pendant une semaine, un mois entier, ou plus
encore, pour l'accorder avec l'œuvre de la Nature,
avec ses dispositions plus ou moins favorables à la
régénération des humeurs, laquelle doit avoir lieu
de la manière que voici :

Pendant la suspension de la purgation, le malade,
par sa nourriture quotidienne, récupère de nouvelles
humeurs en remplacement de la portion gâtée qu'il a
évacuée. Mais jusqu'à ce que le fond des anciennes
soit entièrement atteint et que les entrailles en soient
purifiées, les nouvelles humeurs se trouvent corrompues par l'action corruptrice, tant de la partie humorale contenue, que des parties contenantes, c'est-à-dire
les entrailles elles-mêmes. C'est pour cela qu'il est
urgent de répéter divers cours d'évacuations, de les
suspendre comme il vient d'être dit, et les reprendre
autant de fois qu'il en est nécessaire pour opérer, dans
un individu malade, la régénération de la masse des

humeurs, de laquelle dépend la guérison. Le résultat peut être tardif si la maladie est ancienne, si la totalité des humeurs est pénétrée du vice de la dégénération, et surtout dans le cas où ce vice provient d'un virus communiqué, de même aussi par rapport à l'énorme quantité d'humeurs qui existe dans la composition du corps humain, ainsi que nous l'avons fait connaître, titre : VOLUME des humeurs, page 93. Néanmoins, ce résultat ne peut manquer d'avoir lieu si le malade, pendant assez long-temps, continue son traitement de la manière telle qu'elle est déterminée dans cet article 4.

Pour qu'un malade soit guéri, il faut qu'il n'existe plus dans son corps aucune partie des humeurs dépravées dont il était rempli durant la maladie, comme à l'époque que le traitement en a été entrepris; il faut un renouvellement total de ces matières, ce qui signifie une substitution d'humeurs saines à des humeurs gâtées et expulsées. Ce renouvellement, qui s'opère au moyen de ce que les nouvelles humeurs remplacent les anciennes qui ont été évacuées, est terminé de l'instant où il n'existe plus de germe corrupteur dans la constitution humorale du sujet.

Il est des maladies chroniques incurables sans contredit; par conséquent il s'en trouve de même de si invétérées, de si tenaces, de si difficiles à détruire, et si sujettes à se reproduire, qu'il faut plusieurs années pour en opérer la cure radicale : conséquemment un très-grand nombre de doses évacuantes y est nécessaire dans un temps proportionné. Au sujet de ces sortes de maladies, il n'est pas de rigueur que le traitement soit continuel dans la suite comme il a dû l'être dans son commencement : peut-être même se-

rait-il nuisible qu'il le fût. Mais s'il est momentanément ou plus ou moins longuement suspendu, il doit
être repris à différentes époques, que la reproduction
ou l'augmentation des souffrances indiquent elles-
mêmes. Le jeune âge présente ordinairement de
grandes ressources; si le malade est dans l'état d'accroissement, ou si tout au moins il n'est pas trop
âgé, et dans le cas où les évacuations sont bien con-
duites, bien coordonnées avec l'état de souffrance
et la régénération des humeurs, on a un espoir fondé
de parvenir à sa guérison. Parmi la généralité des
malades qui ne sont point susceptibles d'une guérison
entière et radicale, parce que la Nature en eux n'a
point la faculté de se dépurer entièrement, il en
est bon nombre qui, par l'usage varié de la purgation, pourraient prolonger leur existence, diminuer leurs souffrances, ou en retarder les progrès.

Il doit être, ce nous semble, permis à tout homme
écrivant avec de bonnes intentions, d'user de tous
ses moyens pour développer sa pensée, et pour bien
faire concevoir aux êtres qui souffrent les procédés
par lesquels ils peuvent être soulagés ou guéris. Faisons ici une comparaison qui, toute singulière qu'elle
puisse paraître à certains personnages, nous semble,
non-seulement ne pas manquer de justesse, mais encore parfaitement convenir à un genre de lecteurs
qui écoutent mieux que d'autres la voix du bon sens.
Nous la jugeons comme essentiellement propre à faire
comprendre la coordonnance des évacuations réitérées, avec la nourriture journalière régénératrice,
de laquelle résulte le rétablissement d'humeurs saines,
et par une conséquence évidente, celui de la santé.

Le corps de tout malade, anciennement ou récem-

ment attaqué par suites des matières gâtées, ou corrompues qu'il renferme, peut être comparé à ce
tonneau dans lequel on a laissé certain reste de liquide qui, parce qu'il a pu se corrompre, a gâté la
futaille, ou tout au moins lui donne une fort mauvaise odeur. Pour lui ôter cette odeur et son mauvais goût, et pour la rendre propre à contenir, sans
danger d'altération, un liquide de bonne qualité, le
tonnelier use des moyens que sa raison lui suggère :
imitons-le. Il met de l'eau dans son tonneau, et la jette
après l'avoir agitée; elle sort en emportant avec elle
la partie grossière du résidu renfermé dans la pièce.
Il en est de même du malade au commencement du
traitement : il évacue les matières grossières, ou la
superficie des humeurs qui croupissent dans ses entrailles. Le tonnelier continue de remettre de l'eau
dans la futaille qu'il agite de nouveau, puis il fait
couler l'eau par la bonde; bientôt cette eau paraît,
en sortant, aussi propre qu'elle était en entrant;
mais le tonneau n'est pas pour cela nettoyé. Il en est
de même du malade : il a continué la purgation, il
ne rend plus autant de grosses matières; il peut être
soulagé; mais il n'est pas guéri, parce que son corps
n'est pas plus nettoyé que le tonneau. Le tonnelier
laisse séjourner l'eau pendant un jour ou deux, ce
qui lui donne le temps de détremper la partie qui
est attachée aux douves de la futaille. De même le
malade suspend la purgation pour quelques jours,
ou quelques semaines, et quelquefois davantage; les
humeurs renouvelées, provenant de sa nourriture
journalière, détrempent les anciennes; le mélange
les adoucit, et les rend plus faciles à évacuer.

Durant cette suspension, le sang, à la faveur et en

raison du vide résultant des précédentes évacuations, raréfie la *fluxion* qui est dans les vaisseaux, et la ramène dans le tube intestinal par les émonctoires cités page 75. Le malade reprend la purgation suspendue; il évacue les humeurs nouvelles avec les anciennes, que celles-ci ont déjà corrompues. Il fait comme le tonnelier qui évacue son eau altérée par la partie corruptrice qu'elle a détachée des parois internes du tonneau, pendant le temps qu'il l'y a laissé séjourner. Il répète le même procédé, et laisse séjourner son eau pendant un plus long intervalle de temps. Le malade doit faire de même; il doit suspendre la purgation encore plus long-temps, en raison de ce qu'il éprouve un soulagement plus notable, et qu'il a de l'appétit. En prenant plus de nourriture le malade récupère une plus grande masse d'humeurs qui remplacent les anciennes et produisent la régénération dont il a été parlé. Enfin, le tonnelier, pour arriver à ses fins, doit continuer son procédé jusqu'à ce qu'il ait reconnu que la futaille est nette, et que l'on peut lui confier en sécurité le meilleur fluide. Que le malade fasse de même, jusqu'à ce qu'il soit assuré que son corps ne renferme plus de germe corrupteur, pour vicier les humeurs récupérées et causer une rechute.

Plus il y a de temps que la futaille est gâtée, plus le tonnelier doit travailler pour arriver aux fins qu'il se propose. Il en est de même à l'égard de la maladie, et le malade n'a pas plus à redouter l'excès que le tonnelier. En répétant ici ce que nous avons dit, chapitre XIX, nous assurons que certain nombre de doses prises à différentes époques, après la guérison, sans nécessité apparente, ne peuvent nuire aux malades; nous savons qu'une seule de moins que la quantité nécessaire peut beaucoup leur préjudicier, parce qu'il resterait encore dans les fluides une partie du levain corrupteur, ce dont il faut se défier, surtout à l'égard des affections virulentes ou contagieuses, et de toutes celles qui sont invétérées. Le procédé de cette Méthode est infaillible comme celui du tonnelier. Pour que l'une et l'autre opérations fussent sans succès, pour que le malade ne fût pas guéri, il faudrait que ses viscères, comme les douves du tonneau, fussent attaqués, gâtés ou pourris par un trop long séjour des matières corrompues.

Sans doute qu'il y a des cas résultant de l'ancienneté de la maladie, comme de la malignité des humeurs qui la produisent, où le contenant se ressent au moins pendant long-temps du vice de ce qu'il a contenu; par le même résultat, il en est aussi où les entrailles et les viscères, disposés à recevoir la corruption, de même qu'à la communiquer ensuite, agissent à leur tour sur les nouvelles humeurs. Mais l'individu qui se trouve dans cette fâcheuse circonstance, s'il se purge suffisamment, toutes les fois qu'il s'aperçoit de dépérissement dans sa santé ordinaire, ou qu'il se porte moins bien que de coutume, prolonge sûrement son existence, ainsi que la conviction en est établie par des exemples journaliers.

OBSTACLES A LA GUÉRISON DES MALADES.

La guérison radicale est l'objet de la *Médecine curative*, et elle sera l'heureux résultat de son application, toutes les fois qu'il ne se rencontrera aucun obstacle de la nature de ceux que nous allons signaler. La maladie devenue *cause* de la mort, et nous avons démontré, chapitre premier, comment elle la produit, est sans doute un obstacle insurmontable à toute guérison ; car nul secours humain ne peut sauver la vie à qui que ce soit, lorsqu'un viscère ou une partie organique quelconque sont endommagés ; moins douteusement encore, peut-être, par suite de la putréfaction des humeurs que par l'action de toute cause externe : ce qui prouverait, à l'égard de la première cause, que la guérison du sujet n'aurait pas été assez tôt entreprise.

La vieillesse, agent naturel et invincible de la cessation de la vie, ainsi que nous l'avons fait observer, même chapitre, n'est pas un léger obstacle à la prolongation des jours d'un malade, ni pour détruire ses infirmités à cet âge où la Nature n'est plus ce qu'il faut qu'elle soit pour aider l'art dans ses secours.

Il peut encore y avoir empêchement à la guérison d'un malade, lorsque la portion des humeurs qui cause une infirmité à une partie quelconque, n'a plus de mobilité, et par conséquent ne peut être expulsée : c'est ce qui arrive au sujet de douleurs trop invétérées. Il en sera de même de celui dont l'humeur forme, avec la partie qu'elle a affectée, une adhérence telle qu'elles font corps ensemble. Par exemple, on ne rétablira point la vue, si le nerf optique est paralysé ou détruit; ni l'ouïe, si le nerf acoustique est dans le même état; on ne détruira pas une affection nerveuse, si elle est ancienne ou trop invétérée; ni une ankilose, s'il y a union parfaite de deux os ensemble; il en sera ainsi des autres cas où la cause n'est plus séparable de l'effet qu'elle a produit, c'est-à-dire de la partie qu'elle a attaquée et détruite, parce qu'alors on pourrait, en quelque sorte, dire que l'effet n'aurait plus de cause. D'après ces considérations, on peut inférer que la *Médecine curative*, réclamée trop tardivement, n'a plus d'objet proprement dit.

Mais nul homme, pénétré des mêmes vérités que nous, n'hésitera jamais, en tous cas de maladie grave ou si désespéré qu'il soit, à donner suite à la purgation, à l'effet d'expulser de son corps les matières qu'il a reconnues capables de lui ôter la vie ; et il agira de même à l'égard de celles qui peuvent le retenir dans un état d'infirmité quelconque. S'il succombe, ou s'il ne se délivre point de ses souffrances, ce ne sera que quand la Nature n'aura plus de ressource, et avec les mêmes moyens qui l'auraient sauvé ou guéri dans toutes autres circonstances où elle aurait encore pu faire assez pour lui.

On ne peut dissimuler qu'il est un espoir fondé de guérison, ou d'un notable soulagement, dans les les cas désespérés, lorsque le corps d'un malade est sensible à l'action des évacuans, sans que l'on soit obligé d'employer les degrés supérieurs du purgatif à des doses extraordinairement volumineuses.

RÉFLEXIONS SUR LE SUJET QUI PRÉCÈDE,

Et communes aux quatre articles de l'ordre de traitement.

Il peut arriver au malade qui suit le traitement d'après les articles 1er, 2 et 4, des accidens ou un état de souffrance de la nature de ceux que l'article 3 a prévus. C'est alors qu'il ne doit jamais balancer à rapprocher les doses comme il est dit en cet article, jusqu'à soulagement obtenu, qu'il pourra rentrer dans la marche tracée par l'article qu'il suivait auparavant.

Avant d'entreprendre la guérison d'un malade dont les infirmités sont invétérées ou hautement réputées incurables ou mortelles, le praticien requis pour lui donner ses soins, doit être bien informé des circonstances aggravantes qui pourraient faire douter du succès de l'entreprise. Ces circonstances sont : l'ancienneté du principe de la maladie qui a dégénéré en affection chronique, la périclitance ou l'absence totale de la santé du malade dans son jeune âge, la fréquence des diverses atteintes que sa santé a pu recevoir, l'évidence de la faiblesse du tempérament ou de la constitution, l'abus ou le préjudice de la saignée, des sangsues, des bains, l'observance prolongée de la diète, l'usage de préparations mercurielles, surtout à fortes doses ou longuement réitérées, enfin s'il a subi tout ou partie des traitemens qu'avec justice nous réprouvons à cause de leur action nuisible.

C'est alors et dans le cas où le malade semblerait réunir divers signes d'incurabilité, qu'un praticien serait très-heureux de pouvoir discerner s'il ne serait pas prudent de l'abandonner à la Médecine palliative, plutôt que de lui appliquer sans succès les moyens indiqués dans notre Méthode. Dans ce même cas, il vaut mieux, pour la réputation du praticien, laisser agir la Nature, que d'entreprendre un traitement que ses antagonistes blâmeraient, par cela seul qu'il n'aurait pas réussi.

Lorsqu'au contraire on trouve dans un malade les fonctions naturelles passablement organisées, s'il

n'est pas trop avancé en âge, si autrefois sa constitution a été bonne, si enfin l'on remarque des indices que la Nature puisse encore lui être favorable,
on peut entrevoir une lueur d'espérance ou un motif de guérison probable, ou d'un notable soulagement. Alors il faut se faire assurer par le malade,
qu'il sera constant et persévérant à prendre les doses
évacuantes, en aussi grand nombre qu'il pourra
être nécessaire; il faut aussi qu'il réponde d'une détermination courageuse pour en subir tous les effets;
car il peut arriver qu'il en éprouve dont il ne
pourra se rendre un compte bien exact, et que quelle
qu'en soit l'impression sur son esprit, jamais il ne
s'arrêtera dans la marche des évacuations, telle
qu'elle est déterminée.

Mais nous avons toujours reconnu qu'il est impossible que l'on parvienne à la guérison d'un
malade qui désespère entièrement d'être guéri, ou
qui ne semble pas avoir une grande envie de l'être;
qui de plus est lâche et sans résolution, ou n'a pas
une détermination assez fortement prononcée, ni un
jugement assez éclairé pour embrasser la vérité qui
a commencé de luire à ses yeux, ou qui ressemble
à ces enfans gâtés de la fortune qui ont la faiblesse
de croire qu'avec de l'argent ou de l'or, l'on se procure la guérison, tout ainsi que l'on achète une
belle Terre, une denrée rare, ou tout autre objet
d'un grand prix : un pareil sujet est en danger.

Si au contraire le malade raisonne d'après des
principes, s'il confond son opinion dans ceux de
cette Méthode; s'il prend pour règle de sa conduite
celle que bon nombre de malades ont tenue, et qui
est rapportée au recueil des faits de pratique en cet

Ouvrage, si enfin, ferme et résolu, il se dit : je succomberai si la Nature en moi n'a plus de ressource, ou je me sauverai, si elle peut seconder le traitement. Alors, bien convaincu qu'en transgressant sa résolution, il ne peut trouver de moyen de guérir, il combattra courageusement la *cause* de sa maladie avec l'espoir d'en triompher.

Ainsi que nous l'avons déjà dit en traitant des douleurs, page 220, il est des malades qui n'éprouvent de soulagement du traitement évacuatif, qu'après la cessation de la purgation, c'est-à-dire pendant le temps qu'ils la suspendent d'après l'ordre tracé aux quatre articles. C'est de l'heureux effet du vide qu'elle a produit qu'ils le reçoivent, et ils ont l'espoir qu'il en sera de même par la suite, comme aussi de se guérir, ou au moins d'être notablement soulagés.

Mais on rencontre aussi des malades dont les maux sont augmentés pendant que la purgation est pratiquée. C'est sans doute le résultat de l'impulsion donnée à la cause efficiente qui les produit ; car les purgatifs né sont pas plus nuisibles à qui que ce soit, qu'ils ne l'ont été à tant de milliers d'autres qu'ils ont guéris ; et à l'égard de quelques personnes les humeurs peuvent présenter un obstacle insurmontable, au moins à quelques époques de la purgation. Avec un peu de sagacité, on distingue assez facilement le cas où il convient de suspendre pendant quelque temps la purgation, à l'effet de laisser les fluides se rasseoir ; et l'hérétisme s'affaiblir, pour la reprendre quelques jours, quelque temps plus tard, ou pour se diriger à l'avenir d'après l'observation, soit pour persévérer dans la *Médecine curative*, soit pour se restreindre aux secours de la Médecine dite palliative, ou aux moyens qui sont généralement usités ; car si presque toujours le succès du traitement évacuatif dépend d'une énergique persévérance à donner suite aux doses évacuantes, malgré la résistance qu'elles éprouvent pour produire des effets salutaires , il est cependant vrai de dire qu'il n'est règle si générale qui n'ait ses exceptions ; et à l'égard d'une classe de malades que l'on peut rencontrer dans la pratique, il est une exception notable, et qui se présentera toujours trop souvent, tant que l'homme n'aura pas cessé d'être mortel.

Il est des cas où l'on ne pourrait violenter le mal sans violenter aussi la Nature, qu'il faut seulement aider. Dans les circonstances d'une grande inflammation où les doses évacuantes , déjà réitérées plus ou moins souvent, l'augmentent au lieu de l'affaiblir, et donneraient des inquiétudes fondées si on les répétait davantage , il convient de reconnaître la cause de cet obstacle. Il n'en a d'autre que la sérosité humorale, très-abondante, très-brûlante dans ce cas, qui se trouve entièrement à découvert par l'évacuation des humeurs grossières, qu'elle n'a pu suivre, qui l'enveloppaient et en émoussaient l'action, et qui se trouve alors fortement exaspérée. Dans ces circonstances, les boissons émollientes, l'application d'émolliens sur la capacité de l'abdomen, les lavemens de même nature, sans toutefois négliger dans la suite ceux que l'on rend laxatifs et purgatifs à l'effet d'entretenir toujours une utile dérivation vers le tube intestinal, sont recommandés pour le double but que l'on se propose, le calme du malade

et la dépuration de ses fluides. Les emplâtres vésicatoires sont souvent nécessaires aussi.

Dans tous les cas d'obstacles à la marche la plus
générale et la plus uniforme du traitement par la
purgation, il faudrait, on le sait bien, une perspi-
cacité toute particulière pour justement saisir le
point capital, le point essentiel, et encore pourrait-
elle souvent se trouver en défaut. Nous regrettons
que notre Méthode n'ait pas plus de partisans parmi
les praticiens, et ce n'est pas notre faute si le plus
grand nombre ne veut ni en reconnaître le principe,
quoique tant de fois démontré vrai, ni en étudier
la mise en action pour porter d'efficaces secours aux
malades, dans les cas où ils peuvent les réclamer.
Nous déplorons en même temps les fautes graves que
plusieurs hommes de l'art ont commises dans ces cas,
en prenant le contre-sens des indications que leur
présentait l'état des malades.

Mais, à défaut de mettre à part des considérations
qui n'ont d'objet que dans de rares exceptions, combien de malades, dans le cas de maladies récentes,
refuseront peut-être à la *Médecine curative* la préférence qu'elle mérite à si juste titre, comme seule capable de leur éviter de longues souffrances, ou d'empêcher que ces maladies ne dégénèrent en affections
chroniques? Circonvenus et trompés qu'ils seront,
parce que tenant trop fortement à d'anciens préjugés, ils la croiront impossible ou impraticable. Insuffisans pour juger par eux-mêmes, ils seront les
victimes de perfides suggestions. Cependant s'ils
prenaient conseil des faits qui si souvent ont cou-
ronné cette Méthode, l'erreur déposerait son bandeau, et la jalousie briserait elle-même les traits

acérés qu'elle ne se lasse pas de décocher contre ce mode de traitement. Il est le fruit de l'expérience acquise; il est défendu par la progression de ses succès.

Combien d'autres malades, après avoir entrepris le traitement de cette Méthode, se dédiront tout à coup, sans avoir égard à l'inconséquence qu'ils commettront. Lorsque venant à éprouver une soif ardente, une chaleur brûlante partout le corps, une fièvre violente, des souffrances aiguës, tous accidens possibles, plusieurs, par l'effet de l'influence ou d'une pusillanimité également préjudiciable, se compromettront au point de discontinuer le traitement, tandis que dans ces cas il est généralement nécessaire de l'activer. Ils verront cependant que leur urine est excessivement rouge, chaleureuse, enflammée, d'une consistance trouble par les matières qu'elle peut entraîner avec elle et dont elle est chargée; et quoique la nature nuisible de leurs humeurs soit encore démontrée par de fortes cuissons qu'elles leur feront ressentir en sortant par l'anus, cuissons qui en prouvent l'action mordicante dans les entrailles et par toute l'économie animale : malgré toutes ces démonstrations, ils nieront encore la *cause* des dangers qui les menacent, et l'indispensable nécessité de l'expulser. Ainsi, il y aura, au moins nous le craignons, des êtres qui, oubliant le principe fondamental de notre Méthode, ou en le méconnaissant, périront, bien que nous ne leur épargnions pas nos conseils pour se sauver du péril.

Nous avons appris à nous défier de la faiblesse humaine, et de quelque chose de plus. Combien d'hommes, au moins inconsidérés, n'avons-nous pas rencontrés dans l'exercice de notre pratique. Il en est qui d'après leur guérison inespérée, et même seulement d'après un soulagement notable, se seraient percé la veine pour signer de leur propre sang tout titre authentique que nous aurions pu leur demander, tant ils étaient émerveillés ou grandement satisfaits d'un changement qu'ils étaient si loin d'attendre.... Néanmoins, dans la suite ils ont prouvé que l'inconstance et l'ingratitude sont le partage d'une grande portion de l'espèce humaine! Ceux-là pourront se mettre au-dessus de nos reproches ; mais il n'en sera pas de même lorsqu'ils ressentiront de nouvelles atteintes d'une maladie dont le germe n'aura pas été totalement détruit.

Fortement attachés aux vrais principes, les malades pourraient, par des moyens reconnus et avérés, prévenir la plupart des longues souffrances dont ils sont menacés, et la mort prématurée qui, à défaut de prévoyance, en est la suite inévitable.

REMARQUES A FAIRE SUR LES ÉVACUANS.

Les évacuans, en général, tant les émétiques que les purgatifs, quelle que soit la classe dont ils soient tirés et quoique participant de la même nature, ne peuvent, par rapport à la diversité d'âge et de sensibilité interne des malades, avoir intrinsèquement le même degré d'activité. La différence du volume des doses ne pourrait donc suffire pour adapter le même composé à tous les individus. C'est pour cela que nous établissons, pour les purgatifs seulement, plusieurs degrés d'activité ; et pour les reconnaître, nous faisons placer sur les étiquettes les *traits* ci-après figurés, avec l'inscription de chaque degré. A l'égard du vomi-purgatif, il peut être établi sous un seul et unique degré d'action, parce qu'en mêlant la dose de cet évacuant avec l'infusion de thé dont il va être parlé, on le rend aussi faible qu'on le juge à propos. On n'en peut faire autant au purgatif, à peine de le décomposer, ce qui n'a pas, ce semble, d'inconvénient quant à ses effets ; mais relativement à sa déglutition, l'augmentation de volume de la dose ne doit la rendre que plus mauvaise à boire. Néanmoins ce mélange a des partisans.

Le 1er degré du purgatif étant le plus doux, convient aux enfans de six à sept ans et à ceux au-dessous de cet âge, ainsi qu'il sera dit en parlant de sa dose. Il convient aussi aux personnes d'une sensibilité dite nerveuse, à celles qui sont âgées ou affaiblies par la longue durée de leur maladie, que l'on doute ne pouvoir guérir, ou que l'on veut essayer de soulager ; et généralement il est applicable à toute personne reconnue facile à émouvoir, ou que l'on soupçonne telle.

Le 2e degré étant plus actif que le 1er est propre à la presque totalité des malades de l'un et de l'autre sexe, même aux enfans de sept ans. C'est par ce degré que l'on doit commencer le traitement de tous les adultes ou de toutes les grandes personnes, sauf à employer dans la suite le 3e degré, ainsi qu'il va être dit. Le 2e doit remplacer le 1er dans tous les cas où celui-ci, à la dose parvenue graduellement jusqu'à quatre cuillerées, n'opère plus le nombre d'évacuations qui sera déterminé plus loin, sans que rien n'empêche qu'elle soit portée au-delà, conformément au besoin.

Le 3ᵉ degré, ne peut être prescrit qu'aux malades qui sont reconnus difficiles à émouvoir, ou à ceux qui n'éprouvent plus d'assez nombreuses évacuations par l'action du 2ᵉ, quoique sa dose ait été portée successivement jusqu'à quatre cuillerées ou plus ; sauf à leur prescrire le 3ᵉ degré au delà de quatre cuillerées, si à cette dose il se trouve insuffisant pour produire les évacuations exigées.

Dans le cas où le 3ᵉ degré est notoirement reconnu trop faible à la dose de quatre cuillerées, ou après en avoir plusieurs fois vérifié le fait, le 4ᵉ degré, le plus actif de tous, devient nécessaire à la même dose de quatre cuillerées, sauf à la dépasser s'il en est besoin.

La personne qui a à sa disposition les quatre degrés de purgatif, peut établir des degrés intermédiaires de la manière suivante. Par exemple, plutôt que de porter au delà de quatre cuillerées, la dose des 1ᵉʳ, 2ᵉ et 3ᵉ degrés, on augmente l'action, et par conséquent les effets de cette dose de quatre cuillerées, à l'égard du 1ᵉʳ degré, en la composant de deux cuillerées seulement de celui-ci, et deux cuillerées du 2ᵉ ; ou autant du 3ᵉ que du 1ᵉʳ pour faire le 2ᵉ degré ; ou autant de celui-ci que du 4ᵉ pour établir le 3ᵉ degré. On peut aussi, dans l'amalgame, mettre plus de l'un que de l'autre, en raison de l'intention d'augmenter ou diminuer l'action du purgatif dont on fait usage ; tellement que si en place de quatre cuillerées du 1ᵉʳ degré, l'on en met seulement trois avec une cuillerée du 2ᵉ, c'est le 1ᵉʳ qui se trouve activé ; si, au contraire, dans la dose du 2ᵉ, ordinairement de quatre cuillerées, on n'en met que trois, et si on leur en ajoute une cuillerée du 1er, c'est le 2e qui est affaibli; et il en sera ainsi des autres degrés.

Mais il est de rigueur, et les organes passibles de la purgation exigent que l'usage successif des quatre degrés soit circonscrit dans le volume ou la dose de quatre cuillerées au moins; tellement qu'un degré supérieur au premier, pris à cette dose, ne soit jamais employé que dans le cas où le degré qui lui est immédiatement inférieur devrait être porté à la dose de cinq cuillerées. Ces mêmes organes ne permettent pas qu'un degré actif remplace un degré plus faible, sans le besoin qui vient d'être indiqué, quoique la dose du plus actif fût prise en moindre quantité que celle du moins fort, parce qu'il faut, notamment dans la suite ou vers la fin des traitemens, que les doses aient, pour s'étendre dans l'habitude du corps, le volume qui leur convient à cet effet. A l'égard des enfans, la dose devrait être bornée, autant que possible, à deux cuillerées, pour qu'elle leur fût plus facile à prendre; mais trop rarement cela se peut, et il faut souvent l'outrepasser.

COMPOSITION DES ÉVACUANS DE CETTE MÉTHODE.

On fait observer que ces médicamens sont inaltérables, en quelque région que ce soit. Seulement le vomi-purgatif doit être soustrait à l'action de la gelée, et aussi de la grande chaleur, parce qu'il peut fermenter. S'il se trouble, il n'en est pas moins bon; on peut le filtrer simplement à travers un linge.

VOMI-PURGATIF.

Récipé : vin blanc de bonne qualité, *quatre livres* ; séné de la palthe, *quatre onces*. Faites infuser à froid, pendant trois jours, ayant soin d'agiter le mélange de temps à autre ; passez et exprimez pour obtenir, autant que possible, la quantité de vin employée. Sur chaque livre de vin ainsi préparé, ajoutez : Tartrate antimonié de potasse, un *gros*. Filtrez la liqueur.

PURGATIF.

1er *degré*.

Récipé : Scamonnée d'Alep, *une once et demie*. Racine de turbith, *six gros*. Jalap *six onces*. Le tout en poudre. Eau-de-vie à vingt degrés, *douze livres*. Mettez le tout dans un bain-marie, et faites infuser pendant douze heures, à une température de vingt degrés. Passez à travers une étamine, et ajoutez le sirop préparé ainsi qu'il suit : Séné de la palthe, *six onces* ; eau bouillante, *vingt-quatre onces*. Faites infuser pendant cinq heures ; passez avec expression ; ajoutez ensuite : cassonade, *trois livres*. Faites selon l'art un sirop, que vous ferez bien cuire afin qu'en l'ajoutant à la teinture, il ne la trouble point.

2e *degré*.

Récipé : Scamonnée d'Alep, *deux onces*. Racine de thurbith, *une once*. Jalap, *huit onces*. Le tout en poudre. Eau-de-vie à vingt degrés, *douze livres*. Même procédé que pour le premier degré. On ajoute pareillement à cette teinture le sirop suivant : Séné de la palthe, *huit onces* ; eau bouillante *deux livres*.

Récipé : Scamonnée d'Alep, *trois onces*. Racine de turbith, *une once et demie*. Jalap, *douze onces*. Le tout en poudre. Eau-de-vie à vingt-un degrés, *douze livres*. De même qu'il a été dit pour l'infusion ; ajoutez le sirop suivant : Séné de palthe, *douze onces*; eau bouillante, *trois livres*. Faites infuser comme il a été dit et ajoutez : cassonade, *deux livres* ; faites le sirop comme les précédens.

4e degré.

Récipé : Scamonnée d'Alep, *quatre onces*. Racine de turbit, *deux onces*. Jalap, *une livre*. Le tout en poudre. Eau-de-vie à vingt-deux degrés, *douze livres*. Faites infuser comme il est dit. Passez, ajoutez le sirop suivant : Séné de la palthe, *une livre*. Eau bouillante *trois livres et demie*. Faites infuser, exprimez et ajoutez ; cassonade, *une livre et demie* ; faites le sirop avec l'attention qui est recommandée.

PRISE DES DOSES EVACUANTES.

Le matin est en général le moment le plus commode, et aussi le plus avantageux sous plusieurs rapports, pour prendre les doses évacuantes. Mais il existe nombre de malades ou infirmes qui ne peuvent, par diverses considérations, s'y assujettir. Souvent cet état de gêne les empêche de prévenir de graves maladies dont plus tard ils pourront être les victimes. Cette Méthode leur offre à cet égard des ressources et des avantages bien importans et journellement appréciés. Nous allons démontrer que les facilités qu'elle donne sont dans la nature même des choses, et que cette sorte de condescendance n'est pas le fruit d'une imagination systématique.

C'est un principe fondamental en ce qui concerne la prise des doses évacuantes, qu'après la digestion du dernier repas terminée, elles peuvent être administrées, parce qu'on est ce que l'on appelle à jeun. L'on peut être à jeun à tout instant du jour et de la nuit; ce serait donc une erreur de se croire assujetti pour cela au réveil ou au lever du matin. Il est constant que, pour prendre une dose du purgatif, l'espace de six heures depuis le dernier repas, lorsqu'il a été modérément ou sobrement pris, est presque toujours suffisant. Si, à l'égard de quelques personnes, il en était autrement qu'il vient d'être dit, ce serait parce que le repas n'aurait point été en rapport avec les facultés digestives actuelles de leur estomac.

Le vomi-purgatif exige au moins deux heures de plus que le purgatif pour qu'il soit administré. La différence repose sur cette considération que l'évacuant qui doit produire le vomissement en moins de deux heures, n'attend pas que la digestion soit absolument achevée, au lieu qu'elle peut au besoin se terminer pendant quelques heures que le purgatif emploie pour couler vers les voies basses.

Aux conditions requises pour la digestion, les évacuans peuvent donc être pris à toute heure, soit du jour, soit de la nuit. Un malade que son incommodité ne retient même pas à la chambre, et qui a des devoirs à remplir à des heures fixes, peut en concilier l'exercice avec son traitement, en prenant les doses à l'heure convenable pour que les effets en puissent être terminés au moment où ses occupations l'appellent. Tel celui qui a des occupations, par exemple, depuis le matin jusqu'à midi, doit prendre son repas, tel quel, à l'heure convenable pour que la digestion en soit faite à midi, heure à laquelle il doit prendre la dose; et il en doit être ainsi des autres heures qui auront pu être adoptées pour la prise des doses, d'après la digestion faite.

Ces doses peuvent être également prises le soir; alors on se couche un instant après les avoir avalées. Mais il convient de garder la position que doivent tenir les personnes réduites par leur maladie à rester au lit; il faut donc, crainte de vomir la dose, que la tête et la poitrine soient plus élevées que de coutume. Ayant pris le vomi-purgatif, on se tient éveillé jusqu'à ce qu'il n'opère plus par le haut; et comme il est susceptible de procurer des évacuations par le bas, on peut s'endormir sans inquiétude, comme après avoir pris le purgatif. Ces évacuans réveillent pour produire leurs effets. Dans le cas de sommeil, les évacuations peuvent être moins nombreuses que si l'on était éveillé; mais alors elles sont ordinairement plus abondantes. Cette abondance provient de ce que les premiers besoins d'évacuer, n'étant pas assez forts pour éveiller la personne, ils en éprouvent un retard; mais les matières s'accumulant, les évacuations se déterminent plus volumineuses.

Si, en se traitant pendant la nuit, le sommeil ou le repos se trouvent par trop interrompus, le malade, pour avoir une bonne nuit sur deux, peut ne prendre les doses que toutes les quarante-huit heures. Mais il est trop peu de maladies qui permettent cette marche lente de traitement. En conséquence, si dans la suite il est reconnu que les souffrances exigent de plus promptes évacuations pour que le malade soit plus tôt soulagé, il ne peut laiser entre chaque dose que l'intervalle de trente-six heures, et même moins, jusqu'à ce que sa situation soit avantageusement changée.

Mais si immédiatement après le repas il arrivait un accident qui fît craindre pour la vie de la personne, il n'y aurait point de digestion à attendre ; il faudrait donner à l'instant le vomi-purgatif, comme capable de délivrer l'estomac de l'aliment devenu corps étranger et nuisible, et d'ouvrir la voie de la purgation, qui doit avoir lieu ensuite d'après l'ordre du traitement, ainsi qu'il est tracé aux quatre articles qui le composent.

DOSES DES ÉVACUANS DE CETTE MÉTHODE.

On fait remarquer que c'est avec la cuillere ordinaire à manger la soupe, que nous entendons déterminer ou mesurer les doses ; soit qu'elles se composent d'une seule cuillerée ou de plusieurs, elles doivent être mises ou réunies dans un verre ou une tasse bien essuyés. On doit agiter la bouteille assez fortement, surtout celle renfermant le purgatif, pour que tous les élémens qui le composent se trouvent réunis.

Les évacuans en général, comme capables de produire un effet ostensible, réclament la circonspection qu'exigent les organes sur lesquels ils agissent. Ceux qui provoquent le vomissement en demandent plus que ceux qui n'opèrent que par les voies basses. En

commençant le traitement d'un malade, les doses
doivent être déterminées d'après sa sensibilité pré-
sumée, et selon ce qui va être dit plus loin. On peut
dire ici qu'il n'est pas plus possible de connaître la
sensibilité de qui que ce soit, relativement à l'action
des évacuans en général, sans l'avoir éprouvée, que
de deviner lequel entre plusieurs hommes pourrait
boire le plus de spiritueux sans s'enivrer. L'incertitude est égale dans l'un et l'autre point. Il faut donc
étudier la sensibilité des malades qui n'ont point encore usé des évacuans de cette Méthode ; il faut tâ-
tonner pour ainsi dire jusqu'à ce qu'on ait trouvé le
volume de doses qui leur est convenable. L'homme
familiarisé avec ces médicamens a un grand avantage sur celui qui ne les connaît point encore. Le premier craint peu les maladies aiguës, parce que connaissant la dose qui lui convient, il ne court point
les risques de manquer son but, en évacuant moins
que son état de souffrance l'exige.

DOSES DU VOMI-PURGATIF.

Notez que préalablement il faut décider si on le
prendra pur ou si on le mélangera avec l'infusion de
thé dont il a déjà été parlé.

A l'égard des grandes personnes de l'un et de l'autre sexe, passablement constituées, et sans vice de
conformation, la dose peut se composer d'une pleine
cuillere. Pour les personnes faibles, délicates, dites
nerveuses, celles qui sont mal conformées ou malades
depuis long-temps, ainsi que pour celles qu'on sait
être sensibles au vomissement, ou qui le redoutent,
on donne la cuillerée comme aux adolescens, ou
comme aux enfans.

(359)

Aux adolescens de l'un et de l'autre sexe, non valétudinaires ou débiles, une légère cuillerée : plus
légère encore aux plus faibles.

Aux enfans de six à sept ans, un demi-cuillerée :
légère pour les plus jeunes.

Aux enfans de deux à un an, un quart de cuillerée
plus ou moins léger.

Aux enfans au-dessous d'un an, on diminue cette
dernière dose, au point de la réduire graduellement
à quelques gouttes pour celui qui vient de naître.

On affaiblit l'action vomitive, et on détermine
plus sûrement la dose à opérer davantage par les
voies basses que par le vomissement, en ajoutant à
cette dose, pour les grandes personnes, deux cuillerées de l'infusion légère de thé, chaude ou froide,
sucrée si l'on veut, et une seule cuillerée pour les
enfans de tous âges. Souvent il arrive qu'on reconnaît la nécessité d'employer dans la suite le vomi-
purgatif pur ou sans mélange, surtout aux grandes
personnes et dans les affections où il est indispensable
de donner une commotion vomitive pour attaquer
assez énergiquement le siége de la douleur. Cette
espèce d'amalgame est souvent un surcroît de précaution, et qui peut devenir inutile ; mais la prudence
réclame que l'on commence ainsi les personnes faibles
ou délicates, celles qui craignent de vomir, et les
enfans. Pour ceux-ci, dans l'âge le plus tendre, une
faible cuillerée de simple sirop, ou de sirop de fleurs
de pêcher, ou de chicorée, ou à défaut, une cuillerée
du même thé, chaud et fort sucré, sont particulièrement recommandées pour ce mélange.

Si dans l'espace de sept quarts d'heure la dose ci-
devant déterminée pour chaque individu, ne com-

mence pas à opérer, soit par le haut, soit par le bas,
il est certain qu'elle est trop faible; alors il faut que
le malade en répète une seconde, amalgamée de
même que la première.

Il se trouve des individus beaucoup plus difficiles
à émouvoir qu'on n'avait pu le présumer ; on en voit
souvent qui sont obligés, pour obtenir des effets de
cet évacuant, de répéter jusqu'à quatre et même
cinq fois une semblable dose; mais dans ce cas il faut
observer au moins la distance d'une heure et demie
entre chaque répétition.

Cette observation trace la marche à tous ceux qui,
dans la suite de leur traitement, n'auront point obtenu d'évacuation de la dose ou des doses qu'ils auront
prises : ils devront donc augmenter. Tel qui la première fois qu'il aura pris le vomi - purgatif, aura
été dans la nécessité d'en répéter une seconde portion
au bout de sept quarts d'heure, devra à l'avenir
prendre l'équivalant de deux potions en une seule
fois. Tel autre qui aura été obligé d'en répéter une
troisième ou davantage, devra prendre, en une seule
fois, un peu moins que la quantité qu'il a précédemment prise à plusieurs distances. Tel autre qui, en
une seule fois, aura pris la valeur de plusieurs potions, et n'en obtenant point d'évacuation au bout
de sept quarts d'heure, ne répétera néanmoins que
par une seule cuillerée à la fois, prise aux distances marquées, s'il est nécessaire de répéter encore.

L'action raisonnée d'une dose a pour règle le nombre d'évacuations qu'elle doit produire. Ce nombre,
à l'égard des grandes personnes, doit être de sept
où huit, tant par le vomissement que par les voies
inférieures : tout compté. Mais la dose qui porte ce

nombre jusqu'à douze par les voies basses, ne doit point être diminuée à l'avenir, parce qu'il est avantageux d'évacuer beaucoup plus par le bas qu'on ne vient de dire, ainsi qu'on le verra par l'article du purgatif. Les plus favorisés des malades sont ceux qui, par une même dose, vomissent trois ou quatre fois bien prononcées, sans en être gênés, et qui évacuent six à huit fois par le bas. Il en doit être de même pour les adolescens, et pour les enfans, en proportion de leur individu ou de leur âge; leurs évacuations quoique moins nombreuses ou moins abondantes, doivent néanmoins marquer suffisamment pour faire un vide assez raisonnable.

Il ne faut pas que le même individu s'attende à voir opérer le vomi-purgatif de la même manière toutes les fois qu'il en fera usage. Il sera des jours où il évacuera par le haut et par le bas; un autre jour, il évacuera par le haut seulement; une autre fois, uniquement par le bas. Ces effets différens dépendent de la situation des matières dans les entrailles, ou bien des dispositions du corps pour le choix de leur issue. Ce médicament n'agit pas non plus de même sur tous les individus; il en est qui vomissent très-facilement et en abondance, et il en est d'autres qui ne vomissent qu'avec beaucoup de difficulté et rendent très-peu : il est aussi des personnes que rien ne peut faire vomir. C'est d'après cette considération, forte en elle-même, que l'émétique, proprement dit, doit être rejeté de toute pratique, en ce sens qu'il pourrait être nuisible de provoquer le vomissement à un individu dont l'estomac ne peut subir ce genre d'évacuation. C'est encore d'après cette même considération que la partie vomitive doit être balancée et entraînée par la partie purgative, ainsi que nous l'avons déjà dit. Par l'effet de cette composition, les personnes qui ne peuvent vomir obtiendront de cet amalgame, des évacuations par les voies basses, aussi abondantes ou aussi nombreuses qu'elles auront donné de volume à leurs doses, et cet évacuant prendra néanmoins sur les premières voies, quoique peut-être avec moins de célérité que s'il produisait le vomissement.

Ceux qui, lors de la prise de la première dose de vomi-purgatif, ayant vomi si promptement qu'elle n'a pas eu le temps de pénétrer jusqu'à la base de l'estomac, et par cette raison leur a produit trop peu d'effet, ne doivent pas néanmoins prendre la suivante plus forte, parce que, devant pénétrer plus profondément dans l'estomac que la première, en raison du vide fait par elle, les malades s'exposeraient à éprouver une trop grande fatigue résultante de vomissemens trop multipliés : sauf à eux à se conduire plus tard d'après l'observation.

DOSES DU PURGATIF.

Les grandes personnes des deux sexes commencent l'usage du purgatif par la dose de deux pleines cuillers, 2ᵉ degré.

Les personnes faibles ou âgées ne doivent commencer que par une dose plus légère, telle qu'une seule cuillerée, ou cuillerée et demie, 2ᵉ ou 1ᵉʳ degré.

Les adolescens commencent par une cuillerée plus ou moins légère, 2ᵉ degré.

Les enfans au-dessous d'un an, par un quart de cuillerée, 1ᵉʳ degré, ou moins encore pour les plus

jeunes. Cette petite dose devra être mêlée avec autant de l'un des sirops dont il vient d'être parlé,
pour l'adoucir, sauf pour l'augmentation de la dose
dans la suite, à mettre moins de sirop, pour la bor-
ner, s'il se peut, au volume d'une cuillerée ordinaire.

Les enfans d'un à deux ans, un tiers de cuillerée
environ, 1er degré, sauf à ajouter un peu du sirop
dont il vient d'être parlé.

Ceux de deux à quatre ans, une demi-cuillerée
1er degré, pur.

Ceux de quatre à six ans, deux tiers de la même
cuillerée, 1er degré, pur.

Ainsi par gradation à l'égard des autres enfans
jusqu'à l'âge de sept à huit ans.

Il n'est aucune personne, à la fleur de l'âge, qui
ne puisse éprouver de chaque dose purgative, au
moins une douzaine d'évacuations, c'est-à-dire évacuer en douze reprises, ou pousser douze selles durant l'effet de cette même dose. Il s'en trouve beaucoup qui en obtiennent jusqu'à dix-huit et vingt,
et qui n'en sont que plus promptement soulagées.
Il en doit être ainsi proportionnellement à l'égard
des vieillards, cacochymes ou valétudinaires, chez
lesquels les évacuations ne peuvent souvent être
portées au delà du nombre de huit à dix. En descendant jusqu'à l'âge le plus tendre, ces évacuations
peuvent être, pour les enfans de cet âge, au nombre de quatre ou cinq, et pour ceux de deux à six
ans, de six à huit. On observera cependant que si
le malade, quoique jeune, vieux ou faible, évacuant autant que les plus fortes personnes, en reçoit du soulagement, il ne faut ni s'effrayer de

l'effet, ni diminuer le volume de la dose : autrement il faudrait la réduire.

Il est fort essentiel de remarquer que le but de
cette Méthode étant de provoquer l'évacuation des
humeurs gâtées, on doit plutôt s'attacher à l'abondance des matières expulsées par l'effet total d'une
dose, qu'au nombre des selles ou des voyages
qu'elle a fait faire à la garde-robe ; car deux pintes
d'humeurs ou de corruption, évacuées du corps
d'un malade, en peu de voyages, sont un résultat
plus salutaire que ne le serait celui de douze à
quinze évacuations insignifiantes par leur mince volume. Cette observation concerne tous les cas, et
les malades de tout sexe et de tout âge.

OBSERVATIONS COMMUNES AUX DEUX
ÉVACUANS.

L'action des deux évacuans est souvent tardive ;
presque toujours davantage dans la suite du traitement qu'à son commencement, et plus à l'égard de
certains individus qu'à l'égard de certains autres.
Aux uns, les évacuans produisent des effets au bout
d'une heure, et même en moins de temps, après
en avoir pris la dose ; aux autres, elle n'a point encore commencé d'opérer après trois, quatre et même cinq heures qu'elle a été prise. On remarque
des individus qui, quoique ayant répété plusieurs
fois une portion de dose du vomi-purgatif sans
qu'ils aient vomi, éprouvent de même tardivement
des évacuations par les voies basses. Les uns sont
débarrassés au bout de six à huit heures des effets
de leur dose ; d'autres éprouvent lentement ces ef-

fets pendant quinze heures et plus. Cette différence dans la marche des évacuans dérive de la variété de sensibilité qui se trouve dans les corps , ou bien de la nature des humeurs qu'ils renferment. Plusieurs individus éprouvent des changemens , ainsi que nous l'avons dit, page 117 ; les uns acquièrent de la sensibilité , et ils la doivent à l'évacuation de l'espèce de matière qui la leur ôtait , et les autres perdent celle qu'ils avaient, parce qu'un fluide nuisible qui est encore en eux , durcit les membranes organiques passibles des fonctions de la dépuration : mais tous n'en sont pas moins dans le cas du même traitement , qui ne peut éprouver d'autres variations ou suspensions que celles que nous avons pu indiquer dans les quatre articles de l'ordre du traitement, sauf nos observations à cet égard , consignées au titre OBSTACLES , page 340.

Toutes personnes en traitement, auxquelles la maladie en laisse la faculté, peuvent se livrer à des occupations quelconques pendant le temps de la durée des effets des doses ; mais c'est aux conditions rigoureuses que leur travail ne sera nullement fatigant , ni au physique ni au moral , et qu'elles ne s'occuperont que pour leur agrément ou pour faire une utile diversion. Ces mêmes personnes ne sont pas tenues de garder le lit, lorsqu'aucune cause ne les y oblige , ni même de tenir la chambre dans le beau temps , ou quand elles n'ont point à redouter l'action de la température, ni l'intempérie des saisons. De la prudence , sans doute , mais une sage liberté convient à tous ; pour plusieurs elle est indispensable, et souvent même elle facilite les effets des médicamens.

Quant aux effets immédiats des doses, nul malade ne doit se contenter de moins d'évacuations que le nombre indiqué dans le titre précédent, parce qu'en n'évacuant pas suffisamment, tout malade pourrait se causer un préjudice notable ; il multiplierait les doses, il prolongerait son traitement, il pourrait augmenter ses souffrances, en mettant ses humeurs en mouvement sans les expulser ; il n'arrêterait pas les progrès de sa maladie ; enfin il pourrait s'exposer aux plus graves accidens. Mais on ne doit pas continuer les doses qui se seraient trouvées avoir trop d'activité. D'après ces deux considérations, les grandes personnes qui n'ont point obtenu de la dose qu'elles ont prise, le nombre d'évacuations qui est expressément recommandé, et les personnes qui, en ayant éprouvé beaucoup au delà de ce nombre, en ont été par trop incommodées, doivent augmenter ou diminuer, selon le besoin reconnu, la dose suivante ; savoir, pour le purgatif, d'une cuillerée, ou au moins d'une demie, et le vomi-purgatif, d'une demi-cuillerée seulement ; ainsi les malades doivent augmenter ou diminuer les doses, dans la suite, pour se fixer à peu près sur le nombre d'évacuations qui vient d'être déterminé. A l'égard des enfans, ainsi que le besoin l'exige, on augmente ou l'on diminue les doses subséquentes, soit par tiers, soit par moitié de leur volume primitif, et ainsi que l'intelligence peut le suggérer, d'après les effets que les précédentes ont produits.

Dans le cours du traitement d'une maladie quelconque, et particulièrement des maladies chroniques, les doses purgatives peuvent cesser d'opérer

autant dans la suite du traitement qu'à son commencement. Cette différence peut provenir de ce que
le corps a perdu de sa sensibilité, comme aussi de ce
que la plénitude du tube intestinal ne peut toujours
être la même, puisqu'on l'a évacué ; néanmoins il
ne faut pas manquer d'augmenter les doses, ni d'employer le degré de purgatif qui se trouve être nécessaire, par rapport au peu de sensibilité, ou au peu
d'effet produit. On doit toujours se régler, en ce
point, sur la même quantité d'évacuations par les
voies basses, ou à peu de choses près ; sans cette
attention on ne dégagerait pas la circulation, em-
barrassée par les humeurs, puisque les purgatifs,
faute d'une suffisante action, ou d'une dose assez
volumineuse, ne pourraient percer l'encombrement
qui existe, ni par conséquent se filtrer dans les
vaisseaux, et encore moins dans le tissu des chairs.
On ne guérirait donc point, par la raison qu'on ne
détruirait point la *cause* des maladies.

On doit reconnaître qu'il se rétablit une nouvelle
plénitude dans le canal intestinal pendant les suspensions d'évacuations déterminées dans l'ordre du
traitement, et que plus elles ont été de longue durée,
plus on doit y avoir égard. C'est pour cela que quand
on reprend un nouveau cours de purgation, après
une suspension, l'on doit avoir l'attention de prendre la première dose un peu moins volumineuse que
ne l'avait été la dernière du cours précédent ; souvent
même alors il est nécessaire d'user d'un degré d'évacuant moins actif que celui dont on faisait usage
auparavant. Cette mesure est de rigueur quand on
voit se rétablir la sensibilité interne, détruite par la
malignité des fluides, ainsi qu'il en est parlé, titre

de l'OPPOSITION des humeurs, page 115 ; sauf à donner aux doses subséquentes l'activité exigée pour la quantité d'évacuations déterminée, à laquelle il faut constamment s'efforcer d'atteindre.

Nulle dose, soit vomi-purgative, soit purgative, n'est trop forte, quel qu'en ait été le volume, lorsqu'elle ne produit point d'évacuations au-delà du nombre dont il a précédemment été parlé. On répétera ici ce qui a été dit en différens points de ce chapitre, et ailleurs, que si le malade éprouve durant les effets d'une dose, ou après qu'ils sont terminés, une gêne ou un malaise quelconques, un redoublement de ses douleurs, ou quelque affection qui jusqu'alors lui avait été inconnue, et même quelque grave accident, il doit reconnaître que la mauvaise nature de ses humeurs, comme leur mise en mouvement, en sont toujours l'unique cause; il doit concevoir aussi que les médicamens qui ont opéré d'innombrables guérisons, ne peuvent nuire une seule fois à qui que ce soit, étant convenablement administrés. Les cas de malaises ou de souffrances survenus imposent souvent l'obligation d'activer le traitement d'après l'article 3, jusqu'à ce que le malade soit soulagé.

Il est encore à faire observer que jamais, peut-être, deux accidens majeurs ne se sont reproduits de suite dans le même sujet qui a usé de persévérance dans la purgation, après avoir éprouvé un accident de cette nature. L'ignorance dans laquelle sont quantité de personnes à cet égard, produit un mal incalculable; qu'elles se laissent donc instruire plutôt que de fouler aux pieds la vérité, et de périr victimes de captieuses assertions, ou de préventions irréfléchies. On n'a qu'à se donner la peine de lire les faits de pratique à l'appui de cette Méthode, et l'on ne manquera point de renseignemens à ce sujet.

En supposant qu'une dose eût été trop active, parce qu'elle aurait été prise trop forte ou en trop grand volume, la *cause* de la maladie n'en resterait pas pour cela moins à évacuer. Ce cas arrivant, il faut diminuer la dose suivante, si le besoin l'exige, ainsi qu'il a été dit ; et il faut continuer le traitement, si l'on ne veut pas s'exposer à de graves accidens. Mais si une dose se trouve trop faible pour expulser suffisamment la plénitude humorale qui existe au moment de l'accident éprouvé, et dont nous venons de faire mention, le malade peut en être plus incommodé que si cette dose eût été plus énergique, et même un peu trop forte : dans ce cas, il faudrait par suite en administrer une autre qui fût plus active, étant plus volumineuse.

COULEURS DES HUMEURS PENDANT LA PURGATION.

Tout effet a sa cause ; nous le répétons encore ici, en vue de fixer l'attention sur une vérité utile, toujours trop peu sentie dans la pratique de la Médecine ou dans les cas de maladie. Ainsi que les humeurs en se corrompant acquièrent toute chaleur brûlante ou corrosive, avec l'odeur infecte qu'on leur trouve dans tous les degrés ou périodes de l'état de souffrance, par rapport à leur nature expliquée, chapitre premier ; de même, en se dépravant, ces matières prennent les couleurs particulières à chacun des degrés de leur dégénération. C'est au temps de la purgation, lorsque les humeurs sortent du corps qui les renferme, que nos sens peuvent nous servir à reconnaître la couleur des humeurs, comme leur infection, et nous faire juger de leur action nuisible pendant leur séjour dans le même corps affecté de maladie. La bile est l'humeur colorante ; sa couleur naturelle dans l'état de santé, est un jaune clair. Ici l'on considère les humeurs en masse, et lors de leur évacuation, on remarque les couleurs ci-après. Au premier degré de corruption, les humeurs présentent une teinte de jaune foncé, tirant sur le vert, mélangée de blanc, de gris, et autres nuances ; au second degré, elles sont verdâtres, ou d'un vert foncé ; au troisième degré, elles sortent d'une couleur de vert brunâtre ; au quatrième degré, on les rend brunes ou noirâtres ; au cinquième, elles sont entièrement noires.

Dans nos premières éditions, nous avons omis de parler de la *bile bleue.* Cette couleur, alors rarement remarquée, peut, comme les autres couleurs, s'établir par l'effet de la corruption. Nombre de nos malades l'ont vu sortir de leur estomac ; et nous-mêmes en avons été attaqués. Elle ressemble assez à cette infusion d'indigo dans laquelle les lingères mettent leur linge au bleu. Les malades qui l'ont rejetée par les voies supérieures, étaient violemment attaqués, et nous savons combien nous fûmes souffrant à cette époque de maladie où nous remarquâmes cette sorte de bile : ce qui prouve qu'elle est d'une très-mauvaise nature. Jusque-là, nous avions, en quelque sorte douté de l'existence de cette couleur, que nous rangeons au moins dans la classe du quatrième degré de corruption.

Si parmi les couleurs de bile dont nous venons de parler, les deux premières ne montrent point de signe de danger, il n'en est pas de même des autres. Les dernières sont redoutables ; elles sont les couleurs de la putridité, de la putréfaction, même contagieuse ou pestilente. Presque toujours ces couleurs sortent mélangées du corps malade qui les évacue, mais souvent celles des derniers degrés sont très-prononcées dans des selles particulières. Il n'est pas plus permis de suspendre le cours des évacuations, quand les malades rendent ces dernières couleurs, que lorsqu'ils évacuent une infection à incommoder gravement les assistans. Jamais dans ces circontances on ne peut être raisonnablement surpris de la gravité de la maladie, ou de l'extrême violence des douleurs.

La sortie visible de ces sortes d'humeurs peut être un sujet de consolation pour le malade ; elle doit le déterminer plus volontiers à activer les évacuations, en suivant rigoureusement l'article 3 de l'ordre du traitement, si de plus, les souffrances sont aignës ; car ce ne peut être qu'après l'expulsion de ces matières qu'elles ne seront plus à craindre. Dans tous les cas, il est toujours prudent, quel que soit celui des articles de l'ordre du traitement qui soit suivi, de ne point ralentir les évacuations, tant que les matières ne se rapprochent point convenablement de leur état naturel, par la crainte des rechutes ou des redoublemens. Tel est le guide qu'il faut suivre ; et ce guide ne trompera point, puisque c'est par les matières évacuées que l'on préjuge de la nature de celles qui restent à expulser : c'est proprement parlant, l'échantillon par lequel on peut juger la pièce.

Dans le chapitre premier nous avons parlé des exhalaisons infectes et nuisibles qui émanent des corps malades. Combien de témoins du traitement de cette Méthode n'attesteraient-ils pas avoir été for-cés, à l'occasion de matières infectes dont il a pro-voqué l'évacuation, d'ouvrir, même précipitamment, portes et fenêtres, tant ils se sentaient près d'être suffoqués par les émanations de ces matières; ils pourraient aussi rendre compte de la peine que l'on a eue pour désinfecter la chambre de ces malades. Les mêmes témoins qui liront cette note pourront affirmer que nous n'exagérons pas.

Nous croyions connaître toute la force et tous les degrés de putréfaction qui pouvaient exister, et ce qui est arrivé à ce sujet, en l'an 1821, à l'un de nos malades, nous a paru grandement étonnant. Il a rendu des matières tellement putréfiées qu'elles ont corrompu des viandes chez un traiteur son voisin. Ce n'est pas tout; l'eau de la fontaine de ce malade a été corrompue aussi. Sans s'en être aperçu, l'on a mis le pot-au-feu; on a vu un bouillon tout noir, et l'on n'a pu voir, sur la décoction, surnager un seul globule de graisse, ainsi qu'il en est ordinairement du bouillon d'un pot-au-feu. Quelle en est la cause?... Comment ce malade a-t-il pu survivre?... A la vé-rité, son physique présentait de grands doutes quant à la guérison; et sans sa courageuse détermination, il n'aurait point usé de notre Méthode; car nous ne la lui conseillâmes pas. Ce qui n'est pas moins éton-nant que la corruption de l'eau de sa fontaine, c'est qu'il se soit guéri quand son corps renfermait une semblable putridité! Avis aux habiles dissertateurs, aux savans, à tous ceux qui ignorent ou qui ne veu-

(373)

lent pas reconnaître que la *cause*, l'unique cause
des maladies, n'est autre que les humeurs plus ou
moins corrompues, qu'il faut évacuer si l'on veut
guérir ou défendre l'existence alors fortement menacée.

Voudra-t-on croire qu'un homme, avec le titre de
médecin, ait dit, dans une maison où il était appelé
en cette qualité, que c'était par un stratagème, ou
à l'aide de parties colorantes employées par moi,
que les malades dont on lui parlait avaient rendu
les couleurs qui étonnaient tant de personnes?... Croi-
rait-on davantage qu'il ait ajouté, à l'égard de l'o-
deur infecte, que ce sont mes évacuans qui, corrompant les alimens, en sont la cause?... Eh bien !
toutes ces sottises ont été débitées chez un malade,
devant bon nombre de personnes, et, bouches béan-
tes, plusieurs en ont cru le docteur sur sa parole.
Disons maintenant que parmi ceux qui écoutaient,
il se trouva un être assez patient pour ne prendre
la parole qu'après que le docteur eut fini de parler.
« J'ai, lui dit-il employé les médicamens de M. Le
Roy, après avoir épuisé pendant long-temps la science
d'hommes qui, comme vous, possédaient à un haut
degré le talent de la parole. Dès le début du traitement, j'ai évacué des matières de toutes les couleurs
et plus ou moins infectes. Mon état de maladie m'em-
pêchait de prendre aucune nourriture ; les évacuans
dont vous parlez n'ont donc pu la corrompre. Après
avoir expulsé la partie la plus gâtée de mes humeurs,
je les ai rendues de la couleur jaune ordinaire de la
bile, et d'une odeur naturelle. J'ai suspendu les évacuations pour satisfaire mon appétit revenu. Pour
l'achèvement de ma guérison, je me suis purgé avec

les mêmes évacuans, et jamais je n'ai rendu de matières semblables aux premières. Donc ces matières causaient ma maladie, puisque depuis que j'en ai purgé mon corps, je jouis d'une bonne santé. Je vous fais cette déclaration, Monsieur, pour que vous ne me comptiez point au rang de vos dupes. » Si ce médecin était de bonne foi, il manquait au moins d'une bien utile expérience; je l'abandonne au jugement du lecteur.

BOISSONS AVEC LES ÉVACUANS DE CETTE MÉTHODE.

BOISSONS AVEC LE VOMI-PURGATIF.

Il n'est pas nécessaire de boire dès l'instant où l'on vomit; mieux vaut laisser agir un peu la dose avant de ne rien prendre. Mais en supposant qu'elle vienne à produire des effets pénibles, et que le malade en soit trop fatigué, il faut dans ce cas qu'il boive à chaque quart d'heure, ou plus souvent, une tasse de l'infusion de thé dont il a été parlé précédemment; ou bien, à défaut de thé, de l'eau pure; l'une et l'autre tièdes, et sucrées si l'on veut. Le thé est préférable, parce que c'est un précipitant qui aide aux évacuations des voies basses, et que celles-ci ayant lieu, elles soulagent les voies supérieures, ainsi qu'il a été dit, article DOSE du vomi-purgatif, page 358. Les breuvages n'étant nécessaires que pour affaiblir l'action vomitive de la dose, et l'aider à opérer par le bas, comme il a déjà été dit, il ne faut donc point boire tant qu'elle opère lentement et doucement, puisque n'étant point trop active, elle ne doit point être affaiblie. Mais si le malade éprouve de l'altération, il peut boire de ce même thé, ou de l'eau, de distance en distance, et pour se rincer la bouche à cause de mauvais goût. Lorsque la dose a cessé d'opérer par le haut, et si la soif continue durant les évacuations par le bas, le malade peut boire pour humecter, et toujours tiède, comme ci-après, avec le purgatif.

Soit par erreur, soit autrement, si une dose de vomi-purgatif avait été prise évidemment trop forte, et qu'elle fût suivie de crampes et d'excessifs vomissemens, on en arrêterait les effets au moyen d'une ou plusieurs tasses de bouillon, avec quelques cuillerées de beurre frais fondu, répétées à quelques distances les unes des autres jusqu'à cessation de l'excès. Cette mésaventure ne peut être une cause légitime de suspension du traitement, qui doit être continué le lendemain, comme si l'accident ne fût point arrivé.

Il est à propos de dire ici, pour que tout le monde le sache, qu'aucun émétique, aucune préparation de l'antimoine ne sont ni peuvent être des poisons par leur nature, parce qu'ils n'ont aucun caractère de causticité. Ils ne peuvent nuire que par une trop forte dose, et en cela leur action est commune avec beaucoup d'autres substances, notamment les spiritueuses en général.

BOISSON AVEC LE PURGATIF.

Avec le purgatif il n'est non plus nécessaire de boire, et il rejette l'usage de toute boisson, avant qu'il ait produit plusieurs évacuations, à peine de s'exposer au vomissement, par la surcharge qu'en pourrait éprouver l'estomac. Une demi-pinte environ de liquide peut suffire durant ses effets , encore doit-on la prendre en plusieurs fois, pour humecter quand le malade a soif , de l'altération , ou de la sécheresse dans la bouche. Cette boisson peut se composer de la même infusion de thé, légère, de bouillon aux herbes , bouillon gras coupé d'eau , petit-lait, eau sucrée , eau panée , avec addition , si l'on veut , à cette eau, pour la colorer seulement , d'un peu de vin , ou autres boissons en usage : le tout pris tiède pendant l'opération de la dose.

C'est ordinairement après que les doses du purgatif ont fini, ou presque terminé leur opération , que les malades sont altérés, quand ils doivent l'être; dans ce cas ils peuvent prendre à discrétion les boissons ci-dessus ; ou autrement, ils se conduisent comme il sera dit ci-après , titre RÉGIME.

Règle générale , toute dose qui laisse beaucoup de soif après ses effets, indique par là le besoin d'en reprendre une autre le lendemain au plus tard, puisque cette forte altération est causée par la chaleur brûlante des humeurs , la même qui fait éprouver la maladie, ainsi qu'il est démontré dans le cours de cette Méthode.

RÉGIME PENDANT L'USAGE DE CETTE MÉTHODE.

Le régime à suivre par les malades en traitement d'après cette Méthode, est fort simple, comme on va le voir ; mais sa simplicité n'en est pas moins coordonnée et parfaitement d'accord avec la Nature , quoi qu'en puissent dire les chauds partisans de la diète.

Si le malade en purgation prenait des alimens , ou seulement un bouillon avant que son estomac pût les supporter, ou fût disposé à les recevoir , il pourrait les rejeter. Mais aux conditions suivantes : 1° lorsqu'une dose, soit vomi-purgative, soit purgative, a produit à peu près les deux tiers des évacuations qu'on en doit attendre par le bas , conformément au nombre que nous avons déterminé ; 2° environ cinq ou six heures après que cette dose a été prise , si elle n'a pas été tardive à opérer ; 3° si elle ne donne plus de rapports ou renvois à la bouche ; 4° plus sûrement encore , et c'est la meilleure indication , si la disposition de l'estomac pour recevoir de la nourriture se fait sentir, le malade réunissant ces quatre conditions, peut au moins recevoir un bouillon gras. S'il se sent en état de prendre un potage ou une soupe en place de ce bouillon , on les compose selon son goût, et il les prend ; autrement , il laisse un intervalle quelconque entre le bouillon et le potage.

Environ une heure après le bouillon ou le potage pris , et même sans laisser aucune distance, si le malade est bien disposé , il peut faire usage de l'espèce d'aliment qui lui fait plaisir ; s'il a de l'appétit il peut le satisfaire et manger de toutes choses avec prudence et sagesse, mais de toutes choses dont il a l'habitude d'user : il doit plutôt multiplier ses repas que de prendre une trop grande quantité d'alimens à la fois. Une nourriture saine est indispensable ; les bons alimens sont préférables à ceux qui ont peu de parties nutritives : les légumes, les fruits, le maigre en général sont de ce nombre. Néanmoins on n'impose pas au malade l'obligation de s'en priver, lorsque le goût les appelle , ou s'il n'a point d'autre nourriture. Les fruits cuits et crus flattent souvent le goût d'un malade; ceux-ci bien mûrs, ne sont pas des crudités nuisibles, comme pourraient l'être les salades le jour même ou la veille d'une purgation. Les alimens âcres, trop salés ou de haut goût, ceux qui sont reconnus échauffans, irritans, et les indigestes doivent être proscrits. Proprement parlant, cette Méthode ne demande, pour la généralité des malades, que le *pot-au-feu*; mais on peut dire qu'elle l'exige impérieusement; car, à peu d'exceptions près, tout le monde se trouve bien d'un bouillon gras, et d'une soupe ou potage de même nature, le jour d'une purgation.

L'usage modéré du vin, le rouge préférablement au blanc, pour les personnes qui peuvent se procurer le rouge, ou qui n'ont pas une entière habitude du blanc, ne peut nuire, à moins que dans l'estomac, une humeur acide dont il a été parlé, titre des AIGRÈURS, page 168, excitée par ce spiritueux, n'incommodât la personne en traitement; alors il faudrait s'en abstenir : néanmoins, à l'égard de presque tous les malades, le bon vin est recommandé. Mais en outre de ce qu'il vient d'être dit à son sujet, l'on doit faire attention à l'effet qu'il produit sur le système général de l'individu. On sait, et il est sensible, que les vineux ou spiritueux agissent sur les fluides, qu'ils remontent la fibre, qu'ils donnent du ton. Il est donc conforme aux règles de la prudence, tant que les fluides sont encore d'une mauvaise qualité, d'user de ce liquide avec modération; sauf à être un peu moins circonspect lorsque le vice des fluides sera évacué. Tout homme de bon jugement concevra que les fluides gâtés qui sont la cause de la douleur, doivent l'augmenter à mesure qu'ils sont excités par un agent quelconque. Généralement parlant, les stimulans, tels le café, les liqueurs fortes ou échauffantes, une trop grande quantité de vin, ne conviennent point aux personnes d'une santé frêle, d'une certaine maigreur ou sans un passable embonpoint; et moins encore aux individus qui en éprouvent l'insomnie, ou tout autre effet incommode, quel qu'il puisse être.

Lorsque dans la maladie il y a une cause capable de produire une soif ardente, ainsi qu'il a été dit en parlant des boissons avec le purgatif, elle se fait ordinairement ressentir vers la fin des effets de la dose évacuante, ou pendant le repas qui la suit; et cette soif est aussi forte que la cause qui la produit peut être chaleureuse ou brûlante, ainsi qu'elle est indiquée, pages 110, 348. Après avoir mangé, le malade n'est plus assujetti à donner à sa boisson le léger degré de chaleur qui est fortement recommandé pendant les effets des doses; néanmoins, plusieurs personnes se trouvent bien de boire tiède. Le malade peut alors boire de l'eau sucrée, ou de l'eau avec un peu de vin; à défaut de vin, sa boisson ordinaire, le cidre, la bière, s'il en a l'habitude; ou autrement, de l'eau panée pure, ou mélangée, soit avec cette même boisson, soit avec du vin; et enfin, pour étancher la soif, il peut prendre avec prudence, toute boisson d'un usage reconnu.

Après avoir pris de la nourriture, le malade non retenu au lit ni à la chambre, et qui est en état de vaquer à ses affaires, peut s'y livrer; il peut sortir de chez lui, en prenant toutefois des précautions contre les deux extrêmes de la température; mais en tout il doit être prudent et réservé. Après le repas il peut s'opérer encore quelques évacuations qui sont la suite des effets de la dose qu'il a précédemment prise, et le résultat probable du ton que les alimens ont donné à ses organes.

A défaut d'appétit, ou de goût pour les alimens solides, comme il arrive dans les maladies caractérisées, surtout au commencement du traitement, lorsque la même dose dont il est parlé plus haut, a produit, comme il est dit, un nombre d'évacuations tel que l'état de l'estomac fasse connaître qu'elle est filtrée dans les voies basses, le malade, pour soutenir ses forces, doit, autant que possible, prendre le bouillon gras, fort et substantiel, sans crainte que l'excès en puisse jamais être nuisible, parce que, outre qu'il est confortant, il adoucit l'acrimonie des humeurs qui restent encore à évacuer. De plus, et autant qu'il est possible, il prendra les soupes ou potages au gras, ou au maigre, ou le chocolat, selon qu'il les aime, sans cependant négliger les alimens gras qui sont préférables généralement.

Dans tous les cas où les alimens solides, ou seulement liquides, seraient vomis, soit parce qu'ils auraient été trop tôt pris après la purgation, soit à cause que l'estomac n'aurait alors pu les supporter, il faudrait, quelque temps après, les réitérer dans l'espérance fondée qu'ils ne seront point rejetés, ainsi qu'il arrive rarement qu'ils le soient à la seconde tentative.

Si le malade, durant une longue maladie, éprouve une altération forte ou prolongée, le même bouillon gras coupé, les bouillons maigres, et la même eau panée ou sucrée, dont nous avons déjà parlé, sont préférables à ces tisanes débilitantes toujours trop généralement employées durant le cours des maladies.

RÉGIME D'APRÈS L'ARTICLE 4.

Les malades auxquels les doses évacuantes produisent promptement leurs effets, comme dans l'espace de six à huit heures, et qui par conséquent peuvent faire une couple de bons repas dans la journée, sont ordinairement en état de réitérer ces doses pendant un assez bon nombre de jours de suite avant de suspendre le cours de la purgation ; ceux au contraire chez lesquels les doses, même renforcées, opèrent lentement, sont loin d'être aussi favorisés. On a vu chez nombre d'individus les doses employer, pour produire leurs effets, le double de temps qu'il vient d'être dit, et permettre trop peu de nourriture au malade pour qu'il lui fût possible de les répéter au bout de vingt-quatre heures. Les premiers malades dont on vient de parler, pouvant accélérer la marche du traitement, sont plus tôt guéris que les autres ; ceux-ci sont forcés de le conduire avec plus de lenteur, et de laisser écouler trente heures, et même plus, d'une dose à l'autre, pour avoir le temps de prendre des alimens, parce que leur individu n'a pas moins besoin de subsistance que s'ils étaient plus faciles à émouvoir.

Il faut, avant tout, avoir égard à cette principale fonction, première base de l'existence ; mais il ne faut pas confondre l'absence de l'appétit, qui provient de la mise en mouvement de la masse des humeurs et des dégoûts que les matières gâtées produisent, avec ce même défaut d'appétit qui peut résulter de la longue durée de la maladie. Dans le premier cas, l'appétit sera établi en expulsant promptement la *cause* qui l'a détruit ; et dans le second, il ne se reproduira qu'avec le temps nécessaire au rétablissement de la santé.

RÉGIME SELON L'ARTICLE 3.

Quand un malade est obligé de répéter les doses évacuantes, comme il est dit à l'article 3 de l'ordre du traitement, il faut mettre à profit tous les momens, de manière à ce que le malade prenne autant de nourriture que possible, sans toutefois nuire à la marche rapide des évacuations, principalement lorsqu'elle est indispensable. En principe général, plus le repas est léger, moins ordinairement il faut de temps pour en faire la digestion, et plus tôt on peut répéter la dose évacuante. Lorsqu'un malade n'a pris qu'un léger bouillon, deux heures peuvent suffire à la digestion, et il peut répéter la dose ; s'il n'a pris qu'une soupe légère, il suffit de trois heures, et la dose peut être prise ; si le repas a été plus fort, il faut qu'il se conduise comme il vient d'être dit, article de la prise des doses.

SOINS GÉNÉRAUX A DONNER AUX MALADES.

Dans tous les cas, les malades seront tenus dans un grand état de propreté. On respectera leur sommeil naturel et on le protégera en usant de toutes précautions analogues ; par là ils récupèreront celui que la maladie, ou la marche active du traitement, aurait pu leur avoir fait perdre. On leur évitera tout ce qui pourrait les affecter au moral ; on les encou-

ragera, on les consolera, on leur procurera autant
que possible de l'agrément, par quelques utiles
diversions, sans les fatiguer en rien que ce soit.
L'air de leur habitation sera souvent renouvelé, en
prenant les mesures convenables pour qu'ils n'en
puissent être incommodés. Le linge sera souvent
changé, et on agira aussi à cet égard avec toutes les
précautions possibles. On écartera de leur chambre
les déjections, et généralement tout ce qui en pourrait infecter l'air. Cette mesure est recommandée
autant pour les assistans que pour les malades ; on
doit se rappeler qu'elle est en harmonie avec ce qui
a été dit à l'égard des causes corruptrices des humeurs, chapitre II ; et, par les mêmes raisons qui
y sont déduites, le malade doit toujours être seul
dans son lit.

NOTE FINALE.

Le public et les hommes de l'art sont habitués à un
langage bien différent de celui qui leur est tenu
dans cet Ouvrage. Ce langage insolite a blessé des
préjugés reçus, et produit d'extraordinaires effets,
dont le moindre, jusqu'à présent, a été, envers son
auteur, l'injure, que ces mêmes hommes appellent
du mépris pour lui. Mais des résultats nombreux
et si bien avérés qu'ils se trouvent, ne sont-ils pas,
en Médecine surtout, préférables à des théories abs-
traites qui n'ont pris naissance que dans le champ des
conjectures ? c'est ce qu'il reste à faire reconnaître
par tout lecteur ; c'est l'affirmative qu'on espère lui
en démontrer par l'énumération des faits positifs et
an alogues au sujet, et rapportés aux autres parties
de la *Médecine curative*, notamment dans son édition, *format in-4°.*

FIN DE LA MÉTHODE.